性病艾滋病
实验室检测 技术及策略

U0235550

主　编　娄金丽　冯　霞

副主编　赵　艳　于艳华

编　委（按姓氏笔画排序）

丁秀荣　于艳华　代芳芳　冯　霞　刘　宁

刘　新　刘　意　孙海青　严　艳　李　宇

张立丽　赵　艳　姜菲菲　娄金丽　袁星星

党　燕

人民卫生出版社
·北京·

图书在版编目（CIP）数据

性病艾滋病实验室检测技术及策略 / 娄金丽，冯霞主编. — 北京：人民卫生出版社，2021.9
ISBN 978-7-117-32021-4

Ⅰ.①性… Ⅱ.①娄… ②冯… Ⅲ.①性病 – 实验室诊断②获得性免疫缺陷综合征 – 实验室诊断 Ⅳ.①R759.04②R512.910.4

中国版本图书馆 CIP 数据核字（2021）第 181308 号

人卫智网	www.ipmph.com	医学教育、学术、考试、健康，购书智慧智能综合服务平台
人卫官网	www.pmph.com	人卫官方资讯发布平台

性病艾滋病实验室检测技术及策略
Xingbing Aizibing Shiyanshi Jiance Jishu ji Celüe

主　　编：娄金丽　冯　霞
出版发行：人民卫生出版社（中继线 010-59780011）
地　　址：北京市朝阳区潘家园南里 19 号
邮　　编：100021
E - mail：pmph @ pmph.com
购书热线：010-59787592　010-59787584　010-65264830
印　　刷：三河市潮河印业有限公司
经　　销：新华书店
开　　本：710 × 1000　1/16　印张：18
字　　数：267 千字
版　　次：2021 年 9 月第 1 版
印　　次：2021 年 11 月第 1 次印刷
标准书号：ISBN 978-7-117-32021-4
定　　价：85.00 元

打击盗版举报电话：010-59787491　E-mail：WQ @ pmph.com
质量问题联系电话：010-59787234　E-mail：zhiliang @ pmph.com

序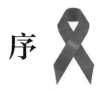

　　性传播疾病是通过性接触传染的一组传染病，常简称为性病。20世纪60年代初，我国基本消灭性病，取得了举世瞩目的成绩。20世纪70年代末以来，随着国际交往日益频繁，我国性病"死灰复燃"，且有逐渐蔓延之势。20世纪80年代初，艾滋病开始在全球肆虐。我国自1985年发现首例艾滋病患者以来，其传播速度惊人，国家应对措施的跟进阻止其进一步流行。截至2020年10月底，我国报告的现存活人类免疫缺陷病毒感染者/获得性免疫缺陷综合征患者（HIV感染者/AIDS患者）约104.5万，当年新增HIV感染者11.2万例。性病、艾滋病在我国防治形势依然严峻，对我国人民身心健康、生殖健康及优生优育均可产生重大影响，已成为一个严重的公共卫生和社会问题，是传染病防控工作的重要一环。

　　《性病艾滋病实验室检测技术及策略》一书是以性病艾滋病实验室诊断为核心的专著，是一本将实验室诊断及临床诊疗相结合的性病艾滋病方面的工具书。本书围绕不同病原体所致性病，系统性介绍了各类性病的临床表现、实验室诊断方法、实验室方法选择和策略及方法评价，并附有实践中的疑难诊断案例分析及经验分享；同时详尽介绍了性病艾滋病实验室诊断相关实验室技术的基本原理、前沿发展及临床应用。本书各章节主题突出、内容丰富、行文流畅，既有经典方法的介绍，又有科技发展带来的新技术、新理念的引入，图文并茂，深入浅出，可读性强。本书适用于全科医生、传染病专科医生、性病艾滋病实验室技术人员、疾病预防控制系统人员及从事相关教学工作的教师学习与参考。相信本书对所有读者均会有所裨益。

　　本书由传染病实验室诊断领域专家娄金丽研究员和冯霞主任医师担任主编。本书副主编和参编作者均是从事传染病实验室诊断的一线专家及业务骨干，具备扎实的理论基础和丰富的临床实践工作经验。各位编者在丰富的临床实践经验基础上，查阅了大量文献，结合前沿进展，精心进行归纳总结撰写成文。

马迎民

2021年6月

前言

性病艾滋病是在全世界范围内流行的一组常见传染病，近20多年来逐渐呈现出流行范围扩大、发病年龄降低、无症状或轻微症状患者增多和耐药菌株数增多的趋势，已成为全人类共同面对的公共健康问题，尤其是艾滋病全球肆虐，给世界各国，特别是发展中国家和经济落后地区带来沉重负担。

随着感染者和临床患者的不断增加、感染人群的变化，性病艾滋病检测工作量逐渐加大，对监测和检测的需求也不断增加，承担性病艾滋病检测的实验室已遍及全国各级医疗、疾病预防控制、采供血、妇幼保健、出入境检验等各个系统。实验室检测在性病艾滋病诊治中发挥着重要的作用，特别是当性传播疾病在人群中表现为无症状或临床症状不明显时，其不仅可引起感染个体的不良健康结局，且由于其仍具有传染性，可导致性病病原体在人群中的传播。通过实验室检测确定病原体对疾病诊治和防控均具有不可替代的作用。随着基础学科的发展，特别是在分子生物学技术革新基础上，新方法新技术迅猛发展，客观上丰富了性病学的研究手段，使得人们对性病艾滋病的病因、发病机制、治疗方法等研究逐渐深化。性病艾滋病相关的实验室诊断技术涉及微生物学、免疫学、分子生物学等多个学科，实验方法也较为庞杂，不同的疾病、不同的疾病时期、不同的检测目的也会给临床医务工作者带来选择和判断上的困扰，因此，撰写一本性病艾滋病相关的实验室诊断技术及应用的专业书籍非常必要。

《性病艾滋病实验室检测技术及策略》是一本实验室诊断及临床诊疗相结合的性病艾滋病方面的专业工具书。本书分为两篇，上篇围绕不同病原体所致性病及临床表现、实验室诊断方法、方法学评价和策略，并附上实践中遇到的典型诊断案例及经验分享，书中涉及的主要疾病谱按照我国卫生部（现卫生健康委）1991 年颁布的《性病防治管理办法》规定的重点防治和检测的性病，包括艾滋病、梅毒、淋病、生殖道支原体感染、沙眼衣原体感染、生殖器疱疹和尖锐湿疣 7 种常见性病，以及其他 4 种疾病：软下疳、生殖道滴虫病、生殖道念珠菌病、细菌性阴道病；下篇重点介绍了性病艾滋病实验室诊断相关检测技术的原理、进展及应用。期待本书可以为临床医生及实验室技术人员提供有应用价值的参考。

本书编写历经 2 年、7 次修改方成书稿。在编写过程中，各位编写人员根据所学知识，精心凝练在本领域的临床工作经验，并结合科研成果及最新文献进展，认真对待文中的每一个细节。衷心感谢各位编者认真、科学、严谨的编撰态度，并真诚地希望编者们的劳动付出可以为临床医生和实验室技术人员提供有效的帮助！

由于编写的水平和时间所限，书中难免有疏漏和不妥之处，恳请专家和广大读者不吝批评指正！

编者

2021 年 6 月

目录

上篇　常见性病艾滋病实验室检测技术及策略

下篇 **性病艾滋病常用实验室检测技术及进展**

绪论

第一节　性病艾滋病定义及范畴

性病（venereal diseases，VD）是指通过性接触传播的一组传染性疾病。传统性病专指经性交传播，具有明显生殖器炎症的疾病，不仅引起泌尿生殖器官病变，还可以通过淋巴系统侵犯泌尿生殖器官所属的淋巴结，甚至通过血行播散侵犯全身各重要组织和器官，主要包括梅毒、淋病、软下疳、性病性淋巴肉芽肿（第四性病）和腹股沟肉芽肿等五种，亦称为经典性病。性传播疾病（sexually transmitted diseases，STD）扩展了经典性病的概念，指凡能通过性行为或类似性行为将病原体传播给对方的传染病，包括经典性病在内的 30 余种疾病和 10 个综合征。1975 年世界卫生组织以性传播疾病取代性病这个旧名词。随着人们对性传播疾病的认识不断加深，发现许多性传播疾病，如衣原体感染等，在人群中常表现为无症状或临床症状不明显，但仍具有传染性，是导致性病病原体在人群中传播的重要传染源。此人群虽然感染性病病原体，但因其具有隐匿性而往往被忽视，需要通过实验室检测才能被发现，因此，近年来有学者提出以性传播感染（sexually transmitted infection，STI）替代性传播疾病概念，认为 STI 能更全面地体现有症状和无症状性病感染者在性病流行中的作用。

尽管如此，国内许多医疗机构和报刊文件，如性病控制中心、皮肤性病科、性病专科门诊、性病防治管理办法、性病防治手册等，大多以性病作为性传播疾病的统称，其内涵与包括获得性免疫缺陷综合征（acquired immunodeficiency syndrome，AIDS）在内的性传播疾病等同。本书中亦用性病代替性传播疾病这个名词。此外，由于 AIDS 的病死率极高，危害严重，且在传播途径方面除性传播外，血液传播和母婴传播亦为重要传播途径，通常将其与性病并列，国外常用 AIDS/STD 来表示，我国成立的中国性病艾滋病防治协会和国务院建立的防治艾滋病性病协调会议制度就是将两病并列的范例。为突现 AIDS 重大传染病特点，本书亦将 AIDS 单独列出与 STD 并列。

性病严重危害患者身心健康，给患者个人、家庭和社会带来极大影响。1991 年，卫生部（现卫健委）颁布的《性病防治管理办法》规定重点防治和检测的性病包括艾滋病、淋病、梅毒、软下疳、性病性淋巴肉芽肿、非淋菌性尿道炎、尖锐湿疣和生殖器疱疹 8 种疾病。之后，随着我国性病流行疾病谱不断变化，人们对生殖道沙眼衣原体感染的认识进一步加强，将其从非淋菌性尿道炎中分出，作为单独一种性病。2012 年 11 月 23 日，我国卫生部（现卫健委）公布重新修订的《性病防治管理办法》，并于 2013 年 1 月 1 日开始实施。该办法规定我国目前重点防治的 STD 有以下 5 种：梅毒、淋病、生殖道沙眼衣原体感染、尖锐湿疣和生殖器疱疹，其中前 2 种属于《中华人民共和国传染病防治法》规定管理的乙类传染病，其他 3 种是需要进行监测和疫情报告的传染病。AIDS 由于其危害大、死亡率高，被单独列为重点防治的传染病，依照《艾滋病防治条例》管理。

第二节　我国性病艾滋病发展历程及流行病学

一、性病艾滋病发展历程及流行趋势

性病艾滋病是在全世界范围内流行的一组常见的传染病，21 世纪初的近 20 年来逐渐呈现出流行范围扩大、发病年龄降低、无症状或轻微症状患者增多和耐药菌株数增多的趋势，已成为全人类共同面对的公共健康问题，尤其是艾滋病全球肆虐，给世界各国，特别是发展中国家和经济落后地区带来了沉重负担。

性病在我国早有记载，明代韩懋所著《杨梅疮论治方》是我国最早的梅毒领域的专著。新中国成立前我国 STD 流行十分猖獗，除梅毒外，淋病、软下疳和腹股沟肉芽肿等病种也普遍存在，对人民健康构成严重威胁。新中国成立后在政府部门的努力下，我国 STD 流行基本得到控制。20 世纪 80 年代后 STD 再度复燃。监测数据表明我国 STD 的发病率逐年增高，其构成比已发生明显变化。淋病、尖锐湿疣和梅毒略有下降，非淋菌

性尿道炎和生殖器疱疹呈小幅增长，而艾滋病则大幅增加，目前已进入快速增长期。中国疾病预防控制中心报告显示：至 2019 年 10 月底，全国报告现存活艾滋病患者和 HIV 感染者 95.8 万人。2019 年梅毒和淋病两类性病报告发病数在全国乙类传染病中分别居第三位和第四位，排位均有上升。

二、性病艾滋病的特点

STD 与其他传染性疾病相比，其最大的特点是病原体可经性行为或类似性行为传播，其流行特点在病原体、传播途径、易感人群等方面显著不同。

（一）性病病原体种类繁多

可通过性行为或类似性行为传播的病原体，种类繁多。细菌、病毒、原虫、真菌和寄生虫等均可引起 STD（绪论表 1-1）。

绪论表 1-1　常见性病病原体

种类	常见病原体
细菌	梅毒螺旋体、淋病奈瑟菌、支原体、衣原体、阴道加特纳菌以及杜克雷嗜血杆菌等
病毒	HIV、单纯疱疹病毒、人乳头瘤病毒、甲型肝炎病毒、乙型肝炎病毒、丙型肝炎病毒、巨细胞病毒、传染性软疣病毒、人类嗜 T 细胞病毒（HTLV-Ⅰ、Ⅱ型）
原虫	阴道毛滴虫、溶组织内阿米巴、蓝氏贾第鞭毛虫
真菌	白念珠菌
寄生虫	阴虱、疥螨

（二）多种传播途径

性传播疾病主要通过性行为或类似性行为传播，但性传播并非性传播疾病的唯一传播途径，亦可通过其他方式进行传播。

1. 性传播　性传播是 STD 的主要传播方式，其中同性性接触特别是男男同性性接触，如阴茎 - 肛门、口 - 阴茎、口 - 肛门等性行为将增加STD 的传播机会，引起生殖器外感染。

2. **间接接触传播** 如通过接触被污染的衣服、公共物品或共用卫生器具等感染；血液和血液制品传播：输入受性病病原体污染的血液或血液制品以及静脉成瘾者共用注射用具等造成感染。

3. **医源性传播** 被病原体污染的医疗器械经体格检查、注射、手术等方式感染他人（包括医护人员和其他患者）。

4. **其他方式传播** 垂直传播，也称母婴传播，可将某些病原体，如HIV、HBV、HCV、梅毒等由感染的母亲在孕期、围生期、哺乳期传染给下一代，造成下一代的感染。

（三）人群普遍易感

一般说来，人体对 STD 病原体既无先天免疫也无持久的获得性免疫，因此人群普遍易感，既可以反复感染某种病原体，亦可以同时感染多种病原体，反复发作，迁延不愈，时隐时现并间歇排出病原体。

（四）临床诊疗复杂

临床上某种病原体感染可表现为多种临床症状，多种病原体感染可引起相似的临床表现，使性病的诊疗复杂化。

（五）传播速度快，流行范围广

STD 主要通过性传播的特点决定了其传播速度快，流行范围广的特性。几乎所有国家都有 STD 流行，并且能够引起并发症和后遗症，如梅毒引起神经及心血管系统的疾病，AIDS 引起机会性感染及恶性肿瘤等。

第三节 性病艾滋病实验室诊断的意义及技术进展

20 世纪下半叶，各基础学科得到长足发展，客观上丰富了性病学的研究手段，使得人们对 STD 的病因、发病机制、治疗方法等研究逐渐深化。近年来，以分子生物学技术革新为先导，生命科学各领域均取得迅猛发展，它们与性病学不断发生交叉和融合，不仅提供了更为先进的研究手段，而且引导很多非医学领域科学家投身到性病学研究中，使相关研究工作水平显著提高。

一、性病艾滋病实验室检测的意义

实验室检测可以为性病艾滋病的诊断和临床疗效观察提供依据；在特定人群中开展某些项目的检测可以起到疫情评估的作用，为进一步防控措施的制定提供理论基础。

（一）为性病艾滋病临床诊断和疗效观察提供依据

实验室检查对传染病的诊疗具有特殊意义，病原体的检出或分离培养阳性可直接确诊相关疾病，免疫学检查可为临床诊断提供重要依据，某些特定的检测项目可为疗效和预后判断提供重要信息。

1. 确诊有症状病例 同种病原体感染可引起不同的临床表现，不同的病原体感染可以引起相似的临床症状和体征。同一患者可同时患有多种STD，特别是女性的生殖道感染，医生仅根据临床表现及体征难以正确判断是何种病原体引起，无法得出正确的诊断。实验室检测可提供有症状的性病患者临床诊断依据，达到明确诊断、对症治疗的目的。

2. 发现无症状感染 部分 STD 患者感染了性病病原体后，临床症状轻微或无症状。因其无任何不适或症状轻微，患者不易主动就诊，容易被忽略而造成漏诊。另一方面，此类患者因具有隐秘性而常导致其性伴侣及周围直接或间接接触者因未采取有效预防措施而感染，是最危险的传染源之一。实验室通过开发新技术，提高无症状性病感染者的筛查诊断水平，扩大对潜在易感人群（性工作者、男男性行为者、吸毒人员、供血者、青少年、流动人员等）及某些特定的人群（孕产妇、婚前检查人员）的筛查，以便主动及早发现这类无症状的性病感染者并进行规范性治疗，从而减少由于感染后未能得到及时治疗而引起严重的并发症及后遗症，以及由此引起的新的传播。

3. 指导临床用药及耐药监测 使用抗菌药物是性病治疗的主要手段之一，实验室药敏结果可为临床合理用药提供指导；开展耐药监测工作，可提供当地菌株敏感性趋势的资料，及早提出预防措施。

4. 观察疗效及判断治愈 性病治疗效果的正确评价，有助于尽早控制传染源、预防并发症及后遗症的发生。临床疗效的判断往往需要借助于实验室的检测，如对接受治疗的梅毒患者，定期进行非特异性梅毒螺旋体抗体定量试验（如 RPR 滴度试验）检测，如果滴度随治疗进程逐渐下降，则判断为治疗有效。此外，性病治愈与否往往亦需要通过实验室检测进行判断，如淋病治疗后，治愈的标准是通过尿道或宫颈取材涂片培养证实淋球菌的消除。

（二）为性病艾滋病防治策略提供依据

性病监测系统是通过综合的方法对特定地区和人群的性病流行病学、临床和实验室资料进行连续收集，分析性病的流行状况和趋势，是我国公共卫生监测系统的一个重要组成部分。从 20 世纪 80 年代起，我国开始开展性病监测工作。目前主要有两种方式：全国的传染病报告系统和性病监测哨点系统。其中性病疫情监测哨点系统的优点在于通过加强人员培训，提高实验室检测水平，更加规范地开展实验室诊断，使监测哨点的资料更加客观可靠，从而能够较准确地反映当地的流行情况。同时在性病监测哨点针对不同人群，采用高敏感性、高特异性的实验室检测技术开展感染率调查，可以为制定当地及全国的性病控制策略提供重要的科学依据。

二、性病实验室诊断技术进展

随着微生物学、生物化学、血液学、病理学以及分子生物学等领域研究技术的发展，相继形成了显微镜检查、病原体培养、血清学检测和分子生物学检测等基础的性病实验室诊断方法。

（一）病原学检查

1. **显微镜检查** 显微镜下观察到致病病原体是微生物感染的确凿证据。早在 1875 年 Edwin Klebs 应用显微镜及细胞染色技术首先观察到了梅毒螺旋体。1879 年，Albert Neisser 在临床标本中发现了淋球菌。1889 年 Ducey 发现了软下疳病原体杜克雷嗜血杆菌。1910 年，Heymann 在女性宫颈标本的上皮细胞内发现了衣原体包涵体，与此同时，Linder 在非淋菌性尿道炎的男性尿道上皮中也观察到此包涵体的存在。1906 年 Lansteriner 发明暗视野显微镜检查梅毒螺旋体；1913 年 noguchi 和 Moore 发明镀银染色用于梅毒螺旋体的检查。至今显微镜检查仍然是淋球菌、梅毒螺旋体等病原体检查的重要手段之一。电子显微镜技术的发展为 STD 病原体提供了高度敏感、特异的形态学检测手段，但因其设备昂贵、操作复杂，目前仅用于病原的微生物学研究。

2. 病原体培养 除病毒、衣原体和立克次体外，一般的病原体都可用无生命的培养基培养和分离。病原体分离培养目前仍然是多种性病实验室诊断的"金标准"。1882 年，Leistikow 和 Loeffler 最先报道了淋球菌的人工培养，但直到 20 世纪中期才开始用人工培养基分离培养临床标本中的 STD 病原体。1957 年，我国汤飞凡教授等首次利用鸡胚卵黄囊分离培养出沙眼衣原体。20 世纪 60 年代以来，细胞培养亦被广泛用于病毒分离，通过观察细胞病变效应来判断活病毒的存在与否，如单纯疱疹病毒培养。

3. 抗原检测 20 世纪 70 年代，多数 STD 通过镜检、培养或抗体检测进行临床诊断。1975 年 Kohler 和 Milstein 发明了单克隆抗体，从而进入性病抗原检测的时代，既可用于酶免疫测定，也可用于直接免疫荧光试验。血清抗原检查目前是生殖器疱疹病毒感染常用的试验诊断方法。采用免疫荧光和酶免疫法检测标本中生殖器疱疹病毒抗原敏感性可达 70%～90%，特异性可达 90%～100%。用酶联免疫吸附试验（enzyme linked immunosorbent assay，ELISA）在皮损中直接检测到生殖器疱疹病毒抗原，能更准确地反映生殖器疱疹病毒的感染状态及感染部位，对诊断生殖器疱疹的活动性感染具有更直接的意义。

（二）血清学抗体检测

20 世纪初期，Wassermann 研制出补体结合血清学试验的方法，从而开始了梅毒血清学诊断方法的研究。20 世纪 40 年代至 50 年代期间，免疫荧光被用于抗原和抗体检测。Coons 于 1950 年介绍了荧光螺旋体抗体检测；1959 年 Deacon 用免疫荧光法在患者分泌物中检测出了淋球菌抗体。1949 年 Nelson 和 Mayer 的免疫固定技术、1953 年 Nelson 的免疫黏附技术、1953 年 Mcleod 和 Magna 的凝集技术等都被用于梅毒血清学检测。Dobson 等证明新生儿梅毒患儿经适当青霉素治疗 3 个月后血清中 IgM 反应性即可消失，IgM 抗体阳性可以作为梅毒活动性感染的标志。目前已开发的梅毒螺旋 IgM 抗体检测方法包括 19s-1gM 荧光抗体吸收试验、IgM 固相血凝试验、梅毒螺旋体特异性 lgM 血凝试验和梅毒特异性 IgM 抗体捕捉 ELISA 试验等。TP-IgM 蛋白印迹试验（Western blot，WB）则在 WB 基础上检测特异性 lgM 抗体，结合了免疫学和分子生物学的特点，具有较高的敏感性和特异性。

20 世纪 90 年代以后发展了多种生殖器疱疹血清型特异性诊断方法，如针对特异性糖蛋白 gG21、gG22 的 IgG 血清抗体的蛋白印迹法（又称免疫印迹法）、ELISA 法、竞争性 ELISA 等方法。对于无皮损者，血清学试验是判断是否感染生殖器疱疹病毒的最好方法。型（HSV-1 型和 HSV-2 型）特异性血清抗体检测是发现亚临床无症状感染者的最可行手段，对于防止生殖器疱疹的性传播和母婴传播有着重要意义，并在生殖器疱疹的临床研究、流行病学研究及监测中正发挥重要作用。

目前，抗体可以用多种方法进行检测，如 ELISA 法、化学发光法和酶联荧光法等，也可以用快速检测方法，包括凝胶颗粒凝集法、免疫斑点法、免疫层析法等检测。这些方法的共同特点为采样方便、操作简单、不需要特殊仪器、判断快速，有的只需要几分钟即可看结果，特别适用于不发达地区以及现场大规模的流行病学调查等。

（三）分子生物学实验诊断技术

利用分子生物学方法对各种性传播疾病进行病原学诊断，是近年来诊断技术发展的主流，特别是聚合酶链反应技术，因其具有 3S 特点，即敏感、特异、高效快速，现已广泛地用于病原微生物的检测，尤其是检测那些培养困难的病原微生物。

1. **核酸探针** 核酸探针试验是一种用杂交法来检测病原体 DNA 中特异序列的方法，是最早用于性病诊断的重组 DNA 技术。其原理是具有一定同源性的两条核酸单链在一定条件下可按碱基互补原则形成双链。此杂交过程是高度特异的。杂交的双方是探针和待测核酸。待测核酸序列为病原体基因组或质粒 DNA，它被固定在硝酸纤维膜、尼龙膜或其他载体上。探针以放射性核素或非放射性核素标记，使得杂交信号得以检测。在我国，核酸探针技术主要用于淋病奈瑟菌、沙眼衣原体、人乳头瘤病毒和生殖器疱疹的实验研究，临床检测尚不普遍。

2. **核酸扩增试验**　核酸扩增试验是继核酸杂交试验之后又一重要的检测手段。这种试验通过扩增特定对象，如靶 DNA 或 RNA、探针或杂交后产物的扩增，而使检测的敏感性大大提高。这方面研究最充分、应用最广泛的是聚合酶链反应（polymerase chain reaction，PCR），以及与之相关的免疫 PCR、定量 PCR 以及多重 PCR 等。PCR 可用于各种病原体的检测，临床主要用于沙眼衣原体感染、HIV 感染、梅毒以及 HPV 感染的检测，并且是目前 HPV 的主要实验诊断技术和研究方法。目前实时荧光 PCR 越来越受到重视，国内已经开发了沙眼衣原体、支原体等实时荧光 PCR 检测试剂盒。

3. **分子生物学诊断方法的不足**　分子生物学诊断方法亦有其不足之处：所需的仪器设备和试剂价格比较昂贵，且对实验室空间设置有严格要求，普通实验室尚不能配备，难以在全国范围内普遍开展；实验过程中有可能因外界污染而出现假阳性结果，实验室一旦污染，难以去污染；某些抑制物能影响 PCR 反应，如血红素、去污剂、肝素以及尿中的亚硝酸盐和结晶等，从而出现假阴性结果；只能鉴定病原体，为临床诊断提供帮助，但不能获得药物敏感性信息。因此，加强 PCR 的质量控制，包括规范的实验室配置，严格无菌操作、选用特异性引物、高纯度试剂及设置对照，是保证试验成功的必要条件。

三、性病实验室检查方法与检测策略

通常在理想状态下，某种疾病具有诊断的"金标准"（gold standard）。该"金标准"为公认的最可靠、最权威，能够反映"有病"和"无病"状态的方法。如活检、尸检、手术发现、微生物培养、影像诊断以及长期随访结果等能确证某种疾病或感染病原体存在。性病艾滋病实质为感染性疾病，微生物培养出病原体或直接观察到病原体是其诊断的"金标准"。但在实际工作中，"金标准"往往难以获得，因此实验室需要采用其他方法对其进行诊断或辅助诊断（绪论表 1-2）。

绪论表 1-2　常见性病诊断的实验室诊断方法

性病名称	目前的"金标准"	目前国内临床常用方法
梅毒	暗视野检查	非梅毒螺旋体血清学试验 + 梅毒螺旋体血清学试验
淋病	细菌培养	显微镜检 / 培养
沙眼衣原体感染	细胞培养	抗原检测 +PCR
生殖器疱疹	病毒培养	抗体检测 /PCR
尖锐湿疣	PCR	组织病理检查 /PCR
HIV 感染 / 艾滋病	补充实验阳性	蛋白印迹试验或 HIV 核酸检测
支原体感染	液体培养 + 固体培养	液体培养 +PCR
念珠菌阴道炎	KOH 湿片法显微镜检 + 真菌培养	KOH 湿片法显微镜检 / 真菌培养
滴虫阴道炎	显微镜检 + 培养	悬滴法显微镜检

　　除"金标准"外，其余的试验方法按照用途可以分为筛查试验和诊断试验。一般用于筛查的方法灵敏度越高，越有可能将患病可能的病患区分出来。而用于诊断的方法，要求其特异性越高越好，以保证没有患病的人尽可能少的被误诊为有病。两者是相对的，在不同的场合下，同一试验既可以被用作筛查试验，亦可以被用于诊断试验。如化学发光法检测 HIV 抗体，由于灵敏度高，可用于普通人群的 HIV 感染者 /AIDS 患者（人类免疫缺陷病毒感染者 / 获得性免疫缺陷综合征患者）筛查。同时，亦可以作为感染率高于 30% 人群 HIV 感染者 /AIDS 患者诊断试验。

　　实验室方法的灵敏度和特异性两方面的特性是该方法区分疾病和非患病的重要指标。但这两个指标难以得兼，往往灵敏度高的方法，其特异性较低，相反，灵敏度低的方法，特异性高。用于疾病诊断的情况下，一种方法灵敏度越高，其将有病的人检出的可能性越大，但与此同时，将非患病人群误诊为患病的概率也增加。

　　实际上，没有任何一种实验室检测方法可谓绝对的"金标准"。针对某一具体性病实验诊断的"金标准"往往是相对的。随着科技的发展，各种性病实验室诊断的"金标准"也会不断更新。因此，性病的防治实践中有时会将多种实验室检测方法联合使用，形成检测策略以达到不同的检测目的，如诊断、疫情评估、献血安全筛查、婴幼儿感染的早期诊断等。检测策略一般以多种方法的串联或并联形式展开。①串联策略：串联策略一般分为筛查试验、诊断试验，某些情况下可能设置确证试验，且按序次展开，只有诊断试验/确证试验均为阳性时方可进行确诊，其特异性高，艾滋病和梅毒诊断策略属于此类。②并联策略：并联策略常为多种敏感度高的方法平行检测，以筛查出可疑检测对象，故并联策略敏感度高，如采供血系统为保证用血安全，常采用核酸、血清学等多种方法同时检测，一种或一种以上的阳性予以排除，以尽最大可能筛查出不安全的献血者。③串联、并联混合的策略。因此，应依据不同的检测目的，采用不同的检测策略。另外，针对不同的检测对象，如母婴传播时的婴幼儿、高危人群等，也应采用不同的检测策略。

参考文献

［1］ 杨绍基. 传染病学［M］. 8 版. 北京：人民卫生出版社，2013.

［2］ 吴移谋，王千秋. 性传播疾病［M］. 北京：人民卫生出版社，2016.

［3］ 叶顺章，邵长庚. 性病诊疗与预防［M］. 2 版. 北京：人民卫生出版社，2013.

［4］ CDC. Sexually Transmitted Diseases Treatment Guidelines. MMWR Rep，2015，64（RR3）：1-137.

［5］ 张学军. 皮肤性病学［M］. 8 版. 北京：人民卫生出版社，2013.

［6］ LEVY SB，GUNTA J，EDEMEKONG P，et al. Screening for Sexually Transmitted Diseases［J］. Prim Care. 2019，46(1)：157-173.

（冯霞）

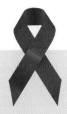

上篇

常见性病艾滋病实验室检测技术及策略

第一章

艾滋病实验室检测技术及策略

第一节　疾病概述

艾滋病又叫获得性免疫缺陷综合征（acquired immunodeficiency syndrome，AIDS），因感染人类免疫缺陷病毒（human immunodeficiency virus，HIV）引起以 T 淋巴细胞免疫功能缺陷为主的一种免疫缺陷疾病。HIV 本身不会引发疾病，但因造成人体免疫系统 $CD4^+T$ 淋巴细胞破坏，免疫功能逐渐降低甚至最终丧失免疫功能，致使人体感染其他疾病甚至死亡。

一、流行病学

1981 年，在美国西海岸最大的城市洛杉矶出现了 4 个临床上诊断为严重免疫缺陷伴多重感染的病例。流行病学调查显示，这几个病例均为男性同性恋者，既往一直都很"健康"，都患有卡氏肺囊虫肺炎（pneumocystis carinii pneumonia，PCP）、黏膜白念珠菌感染，且外周血几乎检测不到 $CD4^+T$ 淋巴细胞，而 $CD8^+T$ 淋巴细胞明显上升，使 $CD4^+/CD8^+T$ 淋巴细胞比值倒置。同期，在美国东海岸的纽约市也发现了类似病例。由此这种罕见的病例被重视，揭开了艾滋病被发现的序幕。1983 年法国巴斯德研究所的 Montagnier 及其同事从一名男性同性恋者的淋巴结中分离到一株新反转录病毒，命名为淋巴结病相关反转录病毒（lymphadenopathy associated virus，LAV）。1983 年秋天美国国立癌症研究所 Gallo 从一名患者的活体组织中分离到一种新的反转录病毒，命名为人类 T 细胞白血病病毒Ⅲ型（human T-cell lymphotropic virus type 3，HTLV-3）。同一年美国加州大学 Levy 等也宣布从患者的末梢血中分离到新的病毒，并命名为艾滋病相关反转录病毒（AIDS-associated retrovirus）。后来发现，以上 3 位学者分离出来的病毒实际上是同一种病毒，1986年国际微生物学会及病毒分类学会将这些病毒统一命名为人类免疫缺陷病毒。

自1981年以后，艾滋病由美国逐渐向全球蔓延。1985年，自非洲性工作者体内分离出2型HIV（HIV-2）。1985年，我国首例输入性艾滋病病例在协和医院确诊。据中国疾病预防控制中心（Chinese Center for Disease Control and Prevention，CDC）、联合国艾滋病规划署（Joint United Nations Programme on HIV/AIDS，UNAIDS）、世界卫生组织（World Health Organization，WHO）联合评估，截至2018年底，我国估计存活HIV感染者/AIDS患者约125万，截至2020年10月底全国报告实际存活HIV感染者/AIDS患者104.5万例。

HIV主要存在于感染者的血液、精液、阴道分泌物、组织液、淋巴液、脑脊液、乳汁等体液中，其主要传播途径为性传播、血液传播及母婴传播，目前没有证据证明HIV可以通过上述3种传播途径以外的其他途径传播。

1. **性传播** 在没有保护措施的情况下，与感染HIV的同性或异性发生有体液交换的性交，可导致HIV经性接触传播。2020年，中国疾病预防控制中心公布的数据显示，性传播途径占艾滋病传播方式的95%以上。性传播效率受性伴侣的性行为方式、性伴侣的数量、安全套的使用与否、性伴侣的性病感染情况影响。

2. **血液传播** 血液传播是20世纪末我国艾滋病开始流行时期的主要传播方式，也是HIV传播效率最高的方式。包括输入含有HIV血液（成分）或血液制品、或接触被含有HIV血液污染的相关器械造成的传播；共用未经消毒的注射器和针头静脉注射毒品等，其中输入受HIV污染的血液制品及器官移植造成的HIV感染率为100%。另外，医务人员以及公检法干警在工作的过程中，因接触到含有HIV的血液或体液而造成职业暴露感染，也是HIV经血传播的一个途径，但此种方式发生感染的概率很小，国外报道HIV职业暴露感染的可能性为0.5%。

3. **母婴传播** 感染HIV的妇女将HIV传染给其孩子称为母婴传播。母婴垂直传播是儿童和婴幼儿感染HIV的主要方式。感染HIV的妇女可通过妊娠、分娩和哺乳将 HIV 传染给婴幼儿。研究证实，母婴传播的危险性为 20% ~ 50%，在采取有效母婴阻断措施的情况下，传播率可降低至 10% 以下。

艾滋病被发现到现在的 40 年间，其传播途径、流行地域和感染人群等方面都发生了巨大的变化。目前我国艾滋病疫情传播方式已经由经血传播为主转变为经性传播为主，流行地区由边境和农村地区扩散至全国和大中城市，感染人群由高风险人群扩散到全人群，并在青少年和老年男性人群快速增长，分子流行病学研究显示，我国 HIV 毒株亚型众多，重组频发，我国艾滋病预防面临严峻挑战。

二、病原学

HIV 属于逆转录病毒科、慢病毒属中的人类慢病毒组，为直径 100 ~ 120nm 的球形颗粒，由核心和包膜两部分组成。核心由衣壳蛋白（CA，p24）组成，衣壳内包括两条完全一样的病毒单股正链（RNA）、核壳蛋白（NC）和病毒复制所必需的酶类，如含有转录酶（RT，p51/P66）、整合酶（IN，P32）和蛋白酶（PR，p10）等；HIV 的包膜来源于宿主细胞膜，其上嵌有病毒编码的包膜蛋白（envelope，Env）由跨膜的 gp41 与暴露在膜外的 g120 组成，自然状态下，每 3 个 Env 分子在病毒膜上组成一个有功能的三聚体，能与 3 个 CD4 受体特异结合，从而启动病毒感染靶细胞的过程。除 Env 外，病毒膜上还携带有宿主细胞源性的蛋白质，如 I 类组织相容性抗原（MHC-1），病毒膜的内侧面黏附有约 2 000 个病毒编码的基质蛋白 p17（matrix protein，MA），构成基质壳（matrix shell）围绕在病毒核心结构的外面，基质蛋白在维持病毒结构和组装中起重要作用。HIV 基因全长约 9.8kb，含有 gag、pol、env 3 个结构基因、2 个调节基因（tat 反式激活因子、rev 毒粒蛋白表达调节子）和 4 个辅助基因负性因子（nef）、病毒蛋白 r（vpr）、病毒蛋白 u（vpu）和病毒感染因子（vif）。

根据 HIV 血清学反应和病毒核酸序列测定可将 HIV 分为二型，HIV-1 型和 HIV-2 型。经分子流行病学研究证实，HIV-1 和 HIV-2 均起源于非洲，其核苷酸序列只有 40% ~ 60% 的同源性。目前全球流行的主要是 HIV-1，根据编码包膜蛋白的 env 基因和编码壳蛋白的 gag 基因序列的同源性，HIV-1 型又进一步分为 3 个组，M 组、O 组和 N 组（new, or non-M, non-O），每种各有不同源头，其中传播最广的 M 和 N 早已证实来自黑猩猩，其中 M 组至今有 A、B、C、D、E、F、G、H、I、J、K 共 11 个亚型。此外，近年来发现多个流行重组型。O 组是 1990 年从喀麦隆和加蓬分离得到，与 M 组其他亚型的氨基酸序列只有 50% 的同源性，N 组是最近从两名喀麦隆患者分离得到，在系统进化树上，既不属于 M 组，也不属于 O 组的一组新病毒，故称 N 组。HIV-2 的生物学特性与 HIV-1 很相似，但其传染性较低，引起的艾滋病临床进展较慢，症状也较轻。HIV-2 型至今至少有 A、B、C、D、E、F、G 共 7 个亚型。我国以 HIV-1 为主要流行株，目前已发现的有 A、B（欧美 B）、B'（泰国 B）、C、D、E、F 和 G 共 8 个亚型，以 HIV-1 型 M 组中的 BB'、BC、CE 和 AE 亚型流行为主。HIV-2 型在发现早期仅在非洲局部地区流行，但随着经济发展全球化带来的人口流动增加也使 HIV-2 得以传播，1998 年我国首次在福建省发现 HIV-2 感染者，目前呈点状散在分布，其中大部分病例为 HIV-1 和 HIV-2 混合感染。至今我国尚未发现有 O 型及 N 型的报道。

HIV 在人体细胞内的感染过程主要包括：

1. **吸附、膜融合及穿入** HIV-1 感染人体后，病毒通过其表面的 gp120 与靶细胞的 CD4 受体相结合，使 gp120 的构象发生改变，暴露出结合位点，再次诱发 gp41 的构象变化，在辅助受体的帮助下进入宿主细胞。

2. **反转录、入核及整合** 在宿主细胞胞质中病毒以 RNA 为模板合成 DNA 负链，在反转录酶作用下，形成互补 DNA，在 DNA 聚合酶作用下合成病毒双链线性 DNA。在整合酶的作用下整合到宿主细胞的染色体 DNA 中，这种整合后的病毒 DNA 即被称为"前病毒"，又称病毒储存库。

3. **转录及翻译** 前病毒在细胞 RNA 聚合酶的催化下，病毒 DNA 转录形成 RNA，一些 RNA 经加帽加尾成为病毒的子代基因组 RNA；另一些 RNA 经拼接而成为病毒 mRNA，在细胞核蛋白体上转译成病毒的结构蛋白（Gag、Gag-Pol 和 Env 前体蛋白）和各种非结构蛋白，合成的病毒蛋白在蛋白酶作用下裂解，产生子代病毒的蛋白和酶类。

4. **装配、成熟及出芽** 前体蛋白与病毒子代基因组 RNA 在细胞膜的内面进行包装，gp120 和 gp41 转运到细胞膜的表面，通过芽生与正在出芽的 Gag 和 MA 相结合从细胞膜上获得病毒体的包膜，形成独立的病毒颗粒，这些病毒蛋白与子代基因组 RNA 再进一步地组合，最后形成具有传染性的、成熟的病毒颗粒。

HIV-2 的超微结构及细胞嗜性与 HIV-1 相似，在分子学特性方面，HIV-2 与猴免疫缺陷病毒（simian immunodeficiency virus，SIV）相近，与 HIV-1 的结构蛋白差异较大，尤其是外膜蛋白。其核苷酸和氨基酸序列与 HIV-1 相比明显不同。

三、致病机制

HIV 主要侵犯人体的免疫系统，包括 $CD4^+T$ 淋巴细胞、单核巨噬细胞和树突状细胞等，主要表现 $CD4^+T$ 淋巴细胞数量不断减少，最终导致人体细胞免疫功能缺陷，引起各种机会性感染和肿瘤的发生。HIV 进入人体后，在 24～48h 到达局部淋巴结，并在局部感染宿主细胞，与宿主细胞 DNA 整合形成前 DNA。并通过转录和翻译产生新的病毒颗粒，5d 左右在外周血中可以检测到病毒成分，继而产生病毒血症，导致急性感染，以 $CD4^+T$ 淋巴细胞数量短期内一过性迅速减少为特点。大多数感染者未经特殊治疗，$CD4^+T$ 淋巴细胞数可自行恢复至正常水平或接近正常水平。由于机体免疫系统不能完全清除病毒，形成慢性感染，包括无症状感染期和有症状感染期。无症状感染期持续时间变化较大（数月至数十年不等），一般 6～8 年，且有逐渐减少的趋势，表现为 $CD4^+T$ 淋巴细胞数量持续缓慢减少（多为 800～350 个 /μl）；进入有症状期后 $CD4^+T$ 淋巴细胞再次快速减少，多数感染者 $CD4^+T$ 淋巴细胞计数在 350 个 /μl 以下，部分晚期患者甚至降至 200 个 /μl 以下并快速减少。

HIV 感染导致 $CD4^+T$ 淋巴细胞下降的主要原因包括：①病毒引起的 $CD4^+T$ 淋巴细胞凋亡；②病毒复制所造成的直接杀伤作用，包括病毒出芽时引起细胞膜完整性的改变等；③病毒复制所造成的间接杀伤作用，包括炎症因子的释放或免疫系统的杀伤作用；④病毒感染导致胸腺组织的萎缩和胸腺细胞的死亡等。

HIV 引起的免疫异常除了 $CD4^+T$ 淋巴细胞数量减少，还包括 $CD4^+T$ 淋巴细胞、B 淋巴细胞、单核巨噬细胞、自然杀伤细胞（natural killer cell，NK cell）和树突状细胞的功能障碍和异常免疫激活。人体通过固有免疫和适应性免疫应答对抗 HIV 的感染，黏膜是 HIV 侵入机体的主要门户，又是 HIV 增殖的场所，是 HIV 通过性途径传播的重要通道。女性宫颈、阴道和男性包皮上皮组织中有大量的朗格汉斯细胞，它们表达 HIV 识别的细胞表面受体 CD4、CCR5 和不同模式识别受体（pattern-recognition receptors，PRRs）。朗格汉斯细胞通过模式识别受体捕获 HIV 传递给 T 淋巴细胞，发挥"特洛伊木马"的作用。绝大多数患者经抗病毒治疗后，HIV 所引起的免疫异常改变能恢复至正常或接近正常水平，即免疫功能重建，包括 $CD4^+T$ 淋巴细胞数量和免疫功能的恢复。

相对 HIV-1 感染者来说，HIV-2 感染者的疾病进展缓慢，$CD4^+T$ 淋巴细胞计数下降缓慢。通过性传播和垂直传播概率较低，病毒载量低，对非核苷酸类反转录酶抑制剂和几种蛋白酶抑制剂天然耐药，而这些药物是 HIV-1 基础治疗药。

四、临床表现

根据 HIV 感染后的临床表现及症状体征，可将 HIV 感染的全过程分为急性感染期、无症状期和艾滋病期。

1. **急性感染期**　通常发生在初次感染 HIV 后 4 周内。部分感染者出现 HIV 病毒血症和免疫系统急性损伤所产生的临床表现。大多数患者临床症状轻微，持续 1～3 周后缓解。临床表现以发热最为常见，可伴有咽痛、盗汗、恶心、呕吐、腹泻、皮疹、关节疼痛、淋巴结肿大及神经系统症状。此期在血液中可检出核酸（RNA）和 p24 抗原，HIV 前 DNA 病毒储存库阳性，而 HIV 抗体则在感染后 2 周左右开始出现，一般在感染后 2～3 个月均能检测到阳性，最长者 6 个月抗体才发生阳转。外周血淋巴细胞计数下降，随后淋巴细胞总数上升并可见异型淋巴细胞，$CD4^+/CD8^+T$ 淋巴细胞比值亦可倒置。部分患者可有轻度白细胞和血小板减少或肝功能异常。快速进展者在此期可能出现严重感染或者中枢神经系统症状体征及疾病。此时期，在 HIV 抗体阳转之前，可通过 HIV-RNA 检测或 P24 抗原检测，结合流行病史来明确是否感染 HIV。

2. **无症状期**　可从急性期进入此期，或无明显的急性期症状而直接进入此期。此期持续时间一般为 6～8 年。其时间长短与感染病毒的数量和型别、感染途径、机体免疫状况的个体差异、营养条件及生活习惯等因素有关。在无症状期，由于 HIV 在感染者体内不断复制，免疫系统受损，CD4$^+$T 淋巴细胞计数逐渐下降。可出现无其他原因引起的腹股沟以外两处或两处以上的淋巴结肿大，直径 > 1cm，持续 3 个月以上，但一般不易引起重视。此时期，患者血清中 HIV 抗体和核酸均可检测到阳性，但经过规范性抗病毒治疗的患者，其外周血病毒可以很快被完全清除，导致 HIV-RNA 降低到检测限以下。

3. **艾滋病期**　为感染 HIV 后的最终阶段。患者 CD4$^+$T 淋巴细胞计数多小于 200 个 /μl，HIV 血浆病毒载量明显升高。HIV 感染者或 AIDS 患者在半年内出现体重减少超过 10%，伴有持续发热超过 1 个月，或者持续腹泻超过 1 个月、食欲缺乏、体虚无力等症状和体征，还可进一步出现相关神经认知障碍等症状。此时期，部分患者血清中可检测到抗原，极少数患者可能因为免疫力极度低下导致 HIV 抗体不确定。

五、诊断

　　HIV 感染者 /AIDS 患者的诊断原则是以实验室检测为依据，结合临床表现和参考流行病学资料（包括不安全性生活史、静脉注射毒品史、输入未经 HIV 检测的血液或血液制品、HIV 抗体阳性者所生子女或职业暴露史等）综合进行。HIV 抗体和病原学检测是确诊 HIV 感染的依据；流行病学史是诊断急性期和婴幼儿 HIV 感染的重要参考；CD4$^+$T 淋巴细胞检测和临床表现是 HIV 感染分期诊断的主要依据；AIDS 指征性疾病是 AIDS 诊断的重要依据。目前，我国 HIV 感染者 /AIDS 患者执行诊断标准为中华人民共和国卫生行业标准 WS 293—2019 版，其中规定如下：

1. 诊断 HIV 感染标准如下

（1）成人、青少年及 18 个月龄以上儿童符合下列一项者即可诊断：

1）HIV 抗体筛查试验有反应和 HIV 抗体确证试验阳性；

2）HIV 抗体筛查试验有反应和核酸定性试验阳性；

3）HIV 抗体筛查试验有反应和核酸定量试验 >5 000copies/ml；

4）有流行病学史或艾滋病相关临床表现，两次 HIV 核酸检测均为阳性；

5）HIV 分离试验阳性。

（2）18 个月龄及以下儿童符合下列一项者即可诊断：

1）为 HIV 感染母亲所生和两次 HIV 核酸检测均为阳性（第二次检测需在出生 4 周后采样进行）；

2）有医源性暴露史，HIV 分离试验结果阳性或两次 HIV 核酸检测均为阳性；

3）为 HIV 感染母亲所生和 HIV 分离试验阳性；

2. 诊断 AIDS 标准如下

（1）成人及 15 岁（含 15 岁）以上青少年符合下列一项者即可诊断：

1）HIV 感染和 CD4$^+$T 淋巴细胞计数 < 200 个 /μl；

2）HIV 感染和伴有至少一种成人 AIDS 指征性疾病；

（2）15 岁以下儿童符合下列一项者即可诊断：

1）HIV 感染和 CD4$^+$T 淋巴细胞百分比 < 25%（< 12 月龄），或 < 20%（12 ~ 36 月龄），或 < 15%（37 ~ 60 月龄）或 CD4$^+$T 淋巴细胞计数 < 200 个 /μl（5 ~ 14 岁）；

2）HIV 感染和伴有至少一种儿童 AIDS 指征性疾病。

六、治疗及预后

目前我国对 HIV 感染者 /AIDS 患者实行免费治疗的政策，旨在通过提供免费艾滋病抗病毒药物治疗，抑制 HIV 感染者 /AIDS 患者体内 HIV 复制，达到重建免疫系统目的，从而降低我国 HIV 感染者的发病率和病死率，并通过有效抗病毒治疗减少 HIV 传播。我国艾滋病治疗已取得突破性发展，发现大量抗病毒药物和联合用药疗法，大大降低艾滋病发病率和死亡率，艾滋病已有从超级癌症转变为慢性病的发展趋势。

第二节 实验室检测技术

一、实验室检测的作用

我国发现首例艾滋病患者以来的近 40 年里，艾滋病实验室检测的作用随着艾滋病防控策略的改变发生了很大的变化。在我国艾滋病流行早期，由于没有很好的预防措施和治疗方法，实验室检测是了解艾滋病疫情在重点人群中动态变化的重要手段。1995 年自愿咨询检测（voluntary counseling and testing，VCT）首次被提出，鼓励有潜在感染 HIV 高风险的人群，如静脉吸毒人群、男男同性性行为者，性工作者等主动到有资质的 VCT 点进行 HIV 相关咨询和检测，当时能够提供 VCT 检测的机构主要为疾病预防控制系统和少数医疗机构；随着艾滋病疫情由重点人群向普通人群扩散，为扩大检测范围，进一步发现 HIV /AIDS 患者，2006 年开始实施医务人员主动提供的艾滋病咨询检测（provider-initiated HIV testing and counseling，PICT），实行知情不拒绝检测原则，即对来医疗机构就诊的患者，特别是接受手术治疗或有创操作的患者，当医护人员告知其 HIV 检测的内容时，如果患者不特别提出拒绝接受 HIV 检测，则均需要进行 HIV 抗体筛查。此策略的实施，淡化了艾滋病的特殊性，使艾滋病检测常规化，有利于筛查出感染者，并降低感染的发病率和病死率，检测机构逐渐从疾病预防控制系统向医疗机构扩散。2016 年，国家卫生计生委发出通知，推行"发现即治疗"的免费治疗标准，要求在自愿基础上，确诊患者均进行免费治疗。此时"早发现、早诊断、早治疗"的防控策略对实验室检测提出了更高的要求，要求实验室技术能够做到准确、早期、及时、快速。

二、艾滋病实验室检测技术

人体感染 HIV 以后，血清中相继出现 HIV 相关标志物，分别为 HIV 核酸、HIV 抗原，以及 HIV IgM 抗体和 IgG 抗体。人们通过检测血清中标志物了解感染状态。窗口期的存在使实验室检测到 HIV 标志物的时间迟于其在血液中出现的时间。窗口期的概念早期源于 HIV 抗体检测，为人体感染 HIV，到血清中能够检测到 HIV 抗体的一段时间。后来窗口期的概念被拓展，不同的标志物有相应的窗口期，如抗原有抗原的窗口期，核酸有核酸的窗口期等。窗口期的长短与试剂的性能和个体的差异密不可分。试剂灵敏度越高，窗口期越短，如 4 代试剂的窗口期比 3 代试剂缩短至约 1 周；就 3 代试剂而言，通常窗口期为 3 周，但最长的可达 6 个月。

艾滋病检测技术按检测对象分为以下几类：抗体检测、病原学检测、核酸检测、淋巴细胞亚群检测以及耐药检测技术。按检测目的可分为不同类型：①诊断目的的检测技术，如抗原抗体检测、病毒培养、病毒核酸检测等；②免疫功能检测，如 $CD4^+T$ 淋巴细胞计数；③规范性抗病毒治疗疗效检测，如耐药检测、病毒载量检测、淋巴细胞亚群检测等；④新发感染检测，如亲和力抗体检测；⑤居家自检，如居家传递检测等。不同检测技术可以用于相同的目的，如抗原抗体检测和核酸检测均可用于实验室诊断；相同检测技术可以用于不同的检测目的，如核酸检测既可以作为早期感染诊断的补充试验，亦可作为治疗后疗效的判断指标。

三、抗体检测

HIV 抗体检测可用于实验室诊断、血液筛查、监测 HIV 感染率及变化趋势等，是 HIV 感染实验室诊断的主要方法。机体感染 HIV 后，机体免疫系统被激活产生抗体，抗体达到一定数量时可在血液及其他体液中检测出。根据检测目的不同可分为筛查试验和确证试验。筛查试验主要包括酶联免疫吸附试验（ELISA）、胶体金快速检测试验（rapid tests，RT）和化学发光免疫分析（chemiluminescent immunoassay，CLIA）等；确证试验主要包括蛋白免疫印迹试验（Western blot，WB）、线性免疫试验和免疫荧光试验等，其中 WB 法是我国应用时间最长，使用最广泛的 HIV 抗体确认方法，是 HIV 感染者 /AIDS 患者实验室诊断的金标准。

（一）筛查试验

1. **抗体检测试剂的发展**　HIV 实验室诊断的发展与试剂的研发和检测技术的进步密不可分。1985 年，用于 HIV 抗体检测的 ELISA 试剂被研发并投入使用，掀开了 HIV 实验室诊断的序幕。随后建立了 HIV 抗体检测 WB 法等确证试验方法，其他 HIV-1 抗体快速检测技术如乳胶、明胶颗粒凝集试剂等也陆续研制成功。按照检测试剂使用捕获抗原的性质以及检测抗体的范围将试剂进行了分级，目前，HIV 血清学试剂已发展到第 5 代。

（1）第 1 代试剂：采用间接法检测 HIV-1 型 IgG 抗体。包被抗原为全病毒阳性培养的裂解物。因该抗原为粗抗原裂解物，其中存在杂质，导致低特异性和高假阳性，窗口期长，人体感染 HIV 后 6 ~ 8 周可检测到抗体阳性。

（2）第 2 代试剂：采用间接法检测 HIV-1 和 HIV-2 抗体。使用合成衍生物作为包被抗原，该抗原来自免疫显性区（IDR）的肽或重组蛋白 HIV-1 蛋白和 HIV-2 的 gp36，增加了试剂的敏感性和特异性，可在人体感染 HIV 后 4 ~ 5 周检测到抗体，比第 1 代试剂窗口期缩短 20.3 天。

（3）第 3 代试剂：在 2 代试剂的基础上，将酶标记物由抗人 IgG 改变为特征性 HIV 抗原，由之前的间接检测法改进为双抗原夹心法，检测范围得到拓展，可以检测 HIV 不同种类的抗体亚类，包括 IgG、IgM、IgA 等。窗口期进一步缩短至 3 周。

（4）第 4 代试剂：最显著的特征是增加了抗原的检测，不仅能检测 HIV-1（M、N 和 O 组）和 HIV-2 的抗体，而且可以同时检测 HIV-1 p24 抗原。检测 p24 抗原缩短了窗口期并增加早期发现 HIV 感染的机会，此时窗口期被缩短至 2 周。但 p24 抗原和 HIV-1/2 抗体检测在一个体系中完成，阳性结果不能区分是抗原还是抗体阳性。

（5）第 5 代试剂：在第 4 代试剂基础上，一个反应体系中将 p24 抗原、HIV-1、以及 HIV-2 抗体分别进行检测，并分别报告结果。可以筛查出急性期感染者及 HIV-2 型感染病例。

2. 酶联免疫吸附试验（ELISA）

（1）原理：本方法既可检测 HIV 抗体，也可联合检测 HIV 抗体抗原（同时检测血液中 HIV-1 p24 抗原和 HIV-1/2 抗体）。采用间接法或夹心法检测血清或血浆标本中 HIV 1/2 型抗体，预包被高纯度基因重组 HIV 1/2 型抗原及含有 p24 的单克隆抗体和对 HIV-1（M、N 和 O 组）和 HIV-2 特异的片段（包被固相载体时用 HIV-1 和 HIV-2 这 2 种抗原的混合物替代单一的 HIV-1 抗原），可与标本中的抗 -HIV 抗体或抗原形成抗原抗体复合物，加入底物产生显色。联合测定的 ELISA 模式与 HIV-1 抗体测定相同，不同的是在包被固相载体时用 HIV-1 和 HIV-2 这 2 种抗原的混合物替代单一的 HIV-1 抗原。

（2）检测样本类型：血清、血浆、滤纸干血斑（dried blood spots，DBS）和尿液。

（3）影响检测因素：①标本严重溶血、脂血或细菌污染状态不能检测。②严格按照试剂说明书操作，使用双波长比色时不设空白孔。③仪器均需定期进行校准及保养。

（4）方法学评价：①试剂成本低、准确性高、避免漏检，可出具定性或半定量报告。②使用手工或全自动、半自动酶标仪均可检测。③目前医疗机构大多采用第 4 代试剂，特点是可提高早期感染检出率，但 p24 抗原和 HIV-1/2 抗体检测不能单独区分。

ELISA 法是最早应用于 HIV 实验室诊断的抗体检测方法，经过近 40 年的发展，具有稳定的检测性能，检测灵敏度和特异度高，适用于大量样本同时检测。但相较其他 HIV 抗体筛查方法而言，每批次检测耗时较长。

目前美国新研究了一种可以结合金纳米颗粒的超灵敏 ELISA 试剂，原理是过氧化氢酶对过氧化氢高度敏感，能立刻把过氧化氢催化成水和氧气，高浓度的过氧化氢能促使溶液中的金纳米颗粒处于离散状态，溶液显红色，低浓度的过氧化氢能促使溶液中的金纳米颗粒聚集，溶液呈蓝色。针对传统的酶联免疫吸附试验，因引入了一种新的更为敏感的显色反应，使其灵敏性显著增强 10 倍。

3. 化学发光实验（CLIA）

1977 年，Halman 等将化学发光与抗原抗体反应相结合，创建了 CLIA，并应用于病原学抗原抗体检测。ELIA 可分为直接化学发光法、酶促化学发光法和电化学发光法（electrochemiluminescence immunoassay，ECLIA）。以下以 ECLIA 为例。

（1）原理：本方法既可检测抗体，也可联合检测抗体抗原（同时检测血液中 HIV-1/2 抗体和 HIV-1p24 抗原），待测样本的 p24 抗原与包被抗体的磁性微粒和发光剂标记的抗体在反应管中温育，形成磁性微珠包被抗体 - 抗原 - 发光剂标记抗体复合物。将复合物吸入流动室用三丙胺（tripropylamine，TPA）缓冲液冲洗，流经电极表面时，结合了的磁性微珠被电极下的磁铁吸附，而游离的磁性微珠及发光剂标记抗体被冲走。同时在电极加电压，启动电化学发光反应，使发光试剂标记物和 TPA 在电极表面进行电子转移，产生电化学发光。仪器根据发光值（COI）判读结果。本实验通常在全自动仪器上完成。

（2）检测样本类型：血清、血浆、尿液。

（3）方法学评价：目前 HIV 化学发光试剂都是 HIV-1/HIV-2 抗体联合检测试剂，当实验显示阳性反应时，不能单独区分是 p24 抗原和 HIV-1/2 抗体阳性，需进一步采用补充实验予以诊断。该方法的优点是检测时间短，理论上避免了脂血、溶血、黄疸的干扰，灵敏度高、稳定性强且重复性好、交叉污染小、线性范围广，标记物保存时间长，可满足处理大量样本的血站及标本检测量大的检测机构的需求。与 ELISA 法比，检测周期短，可实现单独实时样本检测，适用于急诊样本。

4. 酶联荧光试验（enzyme-linked fluorescence immunoassay，ELFA）

（1）原理：本方法可分别检测 HIV 抗体及 HIV 抗原（同时检测血液中 HIV-1/2 抗体和 HIV-1p24 抗原），是一种联合 2 个免疫测定反应、有 2 个最终荧光检测单元的检测系统。固相管（SPR）上部区段表面用 3 种不同的单克隆抗 p24 抗体混合包被，能够检测 p24 抗原。SPR 下部表面包被了完整的 gp160 蛋白、能代表 HIV-1 的 O 亚型组的 gp41 及 HIV-2 的 gp36 的免疫显形区域的 2 种肽，可以检测抗 HIV-1 和抗 HIV-2 免疫球蛋白。

（2）检测样本类型：血清、血浆。

（3）影响检测因素：①不能使用再钙化后的血浆样本检测，会产生假阳性。②不能使用样本混合物，会造成结果干扰。

（4）方法学评价：实验结果不受溶血、脂血样本影响，HIV-1 p24 抗原有反应的样本，用于验证考虑急性期感染样本抗原阳性或不确定样本的重复检测时，须经过中和试验确证以后才能判断阳性或阴性。HIV-1 p24 抗原阳性仅作为 HIV 感染的辅助诊断依据，且 HIV-1 p24 抗原阴性结果不能排除 HIV 感染。

本方法联合检测可分别显示抗原抗体结果，结果直观有助于临床诊断，其检测结果均较为敏感，能够减少实验人员等待时间，缺点是检测通量较小，每次检测约 30 个样本，用时约为 2h，不适用进行大批量检验待测标本，适用于对检测结果准确性、特异性要求较高的传染病专科门诊。酶联免疫荧光实验原理见图 1-1。

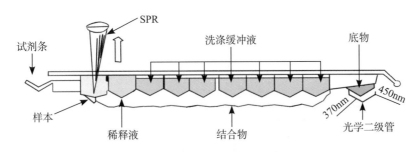

图 1-1　酶联免疫荧光实验原理示意图

5. 斑点 ELISA 和斑点免疫胶体金（或胶体硒）快速试验

（1）原理：可检测抗体和抗原。以硝酸纤维膜为载体，包被 HIV-1/2 重组抗原及合成肽，加入待检样本，与胶体金（或胶体硒）标记物 - 抗原结合物结合，若标本中含有抗体，将与胶体金（或胶体硒）标记物 - 抗原结合物结合，并被合成肽和重组抗原捕获，形成红线或斑点。

（2）检测样本类型：全血、血清、血浆、口腔黏膜渗出液。

（3）口腔采集注意事项：①口腔黏膜渗出液拭子不可重复使用。②需注意口腔黏膜渗出液与唾液的区别，唾液为口腔内唾液腺分泌出的液体，口腔黏膜渗出液为牙龈沟底黏膜下毛细血管渗出的液体，是一种血清渗出液，唾液会降低 HIV 抗原 / 抗体检出率。③手持拭子时需注意不要污染触碰布垫处。

（4）方法学评价：血液快速检测目前是医疗单位较为常用的检测方法，分为免疫渗滤和免疫层析试验。优点是无需设备，操作简单，可实现即来即检，适用于应急检测、门诊急诊检测、VCT 门诊等，缺点为受干扰因素（免疫系统疾病、黄疸标本、注射流感等疫苗）影响可能造成假阳性。口腔渗出液检测可居家进行，相对隐私性强，结果不受牙菌斑、牙周疾病干扰，并且不受碳酸饮料、果汁、咖啡、吃饭等影响。缺点是产品质量相差较大、不易质控，只能定性不能定量，只作为初筛的诊断试剂。目前已有多家可区分 HIV-1 和 HIV-2 的免疫层析法快速试剂获批上市。快速胶体金试剂原理见图 1-2。

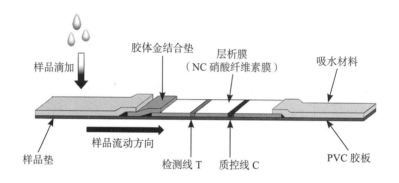

图 1-2　快速胶体金法试剂原理示意图

（5）影响检测因素：如用口腔黏膜渗出液检测时需注意口腔拭子取样尽量伸到牙龈沟处，样本采集不到位影响检测结果；最佳检测温度 15～30℃之间；刷牙、漱口 30min 后方可采集检测，如需二次检测需在第一次采集 30min 后采集；需按照试剂说明书规定时间判读结果。

6. 明胶颗粒凝集试验（gelatin particle agglutination，GPA）

（1）原理：将 HIV 抗原致敏的明胶颗粒与待检样本作用，当待检样本含有 HIV 抗体时，明胶颗粒与抗体发生凝集反应，根据明胶颗粒凝集情况肉眼判读结果，是 HIV 抗体检测的一种简便方法。GPA 试剂有两种：同时检测 HIV-1 和 HIV-2 抗体以及分别检测 HIV-1 和 HIV-2 抗体。

（2）检测样本类型：血清、血浆。

（3）方法学评价：适合少量标本，因肉眼判读结果，人为影响因素较大容易造成误判，结果仅供参考，目前开展此项目的医疗单位极少。

7. HIV 抗体筛查试验的局限性

（1）可能出现假阳性或假阴性结果。

（2）初筛试验发现结果阳性反应者，需进一步做补充试验，补充试验阳性方能诊断为阳性。

（3）阴性结果不能排除 HIV 感染。HIV 感染后血清阳转前的"窗口期"，HIV 抗体检测为阴性；晚期艾滋病患者某些抗体（如 p24 等）可能检测不到；此外反应中抗体量过多，抗原抗体比例不适而不能形成复合物，可出现凝集抑制或"前带"现象导致的假阴性。

（4）不能诊断小于 18 个月龄新生儿的母婴垂直传播感染。

（二）抗体确证实验

1. 蛋白免疫印迹试验（WB）

（1）原理：采用间接法检测样本中的抗 HIV-1/2 特异性抗体。采用聚丙烯酰胺凝胶电泳把分子量大小不等的 HIV-1 蛋白分离开来，然后再把这些分离的不同蛋白带转移到硝酸纤维素膜上（或 PVDF 膜）（图 1-3A）。将此膜切割成条状，每一膜条上均含有经电泳分离过的 HIV 抗原。待测样本经适当稀释后，加至硝酸纤维素膜上，恒温震荡，使其充分接触反应，血清中若含有 HIV 抗体，就会与膜条上抗原带相结合。加入抗人-IgG 酶结合物和底物。按照试剂盒说明书的判定标准，判断待测样本为 HIV 抗体阳性、阴性或不确定。

（2）样本类型：血清、血浆和 DBS。

（3）临床意义：WB 法目前是国内常用的 HIV 抗体确证试验，WB 法特异性高，这主要是基于 HIV 不同抗原组分的分离以及浓缩和纯化，能够检测针对不同抗原成分的抗体，因而能够用 WB 方法鉴别初筛试验的准确性。常用于对筛查试验检测结果为阳性样本的补充试验，以进一步确证待测样本是否为 HIV-1 抗体阳性和 / 或提示 HIV-2 抗体阳性，如果出现 HIV-2 的特异性指示带，需要用 HIV-2 型 WB 试剂再做进一步 HIV-2 的抗体确认。

（4）注意事项：实验前需用清洗缓冲液润湿反应膜条，且以脱脂奶粉封闭膜条，以提高反应的特异性。

（5）方法学评价：采用灭活病毒全抗原制备，抗原纯度不高受干扰因素影响较大，不确定情况较多。作为抗体的补充试验不能检测抗原，如果初筛试验抗原阳性、蛋白印迹试验阴性情况，考虑急性期感染可能。本方法具有特异性高、灵敏度不强的特点，需要经验丰富的检验人员结合流行病学资料出具报告。

虽然我国已有经国家药品监督管理局注册批准条带免疫试剂，可以单独区分 HIV-1 和 HIV-2 抗体，但由于 HIV-2 与 HIV-1 在氨基酸水平上的同源性为 40%～50%，进行 WB 实验时可能会出现交叉反应。我国目前的《全国艾滋病检测技术规范（2020 年修订版）》中指出，如果 HIV-2 抗体阳性，同时合并 HIV-1 抗体阳性，报告 HIV-1 抗体阳性。只有经过核酸分析后才能确证为 HIV-2 感染。目前在我国许多可疑 HIV-2 感染的样本绝大部分同时呈现 HIV-1 阳性。

2. 重组 / 线性免疫印迹试验（recombination immunoblotassay/Line Immunoassay，RIBA/LIA）

（1）原理：采用间接法检测样本中的抗 HIV-1/2 特异性抗体，试剂盒的膜条上包被有 HIV-1/2 不同的重组抗原片段（图 1-3B），加入待测样本后，其中的相应抗体与抗原发生特异性的免疫反应；随后加入抗人 -IgG（碱性磷酸酶标记）与 HIV 特异性 IgG 抗体相结合；加入显色底物后，在碱性磷酸酶的催化下，特异性抗体的结合部位出现肉眼可见的条带，按照试剂盒说明书判定标准，判断待测样本为阳性、阴性或不确定。

（2）样本类型：血清、血浆和 DBS。

（3）方法学评价：方法的原理和 WB 相同，只是由于膜条包被的是基因工程表达的或合成肽 HIV 重组抗原片段，与 WB 上包被的自然灭活全病毒抗原不同，由于人工重组后，抗原的纯度较高，减少了一些干扰物质，特异性较好，不确定结果相对减少 30%～60%，但同时由于只是选取了一些相对特异高的条带，而不是全病毒的所有条带，其敏感性相对较低，假阴性较高。

3. 快速抗体确证实验

2013 年，美国 CDC 提议使用对第 3 代或第 4 代 EIA 反应的样品进行

Multispot 测试以确认和区分 HIV-1 和 HIV-2 感染。Bio-Rad Multispot 公司生产多点测试的试剂盒仅包含四个斑点：内部对照、HIV-1 重组 gp41 蛋白、HIV-1 p24 多肽和 HIV-2 gp36 多肽，以简化结果的解释。Bio-Rad 最近开发了 Geenius HIV-1/2 补充试验以取代多点 Multispot 试验。新的 Geenius 分析使用具有双通道的封闭侧向流动平台检测针对 HIV-1 的 p31、gp120、p24 和 gp41 以及针对 HIV-2 的 gp36、gp140 重组或合成肽的抗原。Geenius HIV-1/2 实验示意图见图 1-3C。

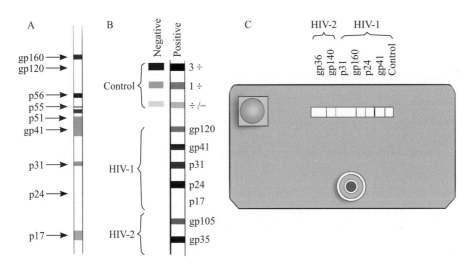

图 1-3　抗体确证实验示意图

（三）新发感染检测

HIV-1 新发感染检测用于区分新近感染者和长期感染者，HIV-1 新发感染检测可用于估计国家和地区、特定人群及监测哨点的新发感染率，为分析艾滋病流行特点和变化趋势提供科学依据。此外，新发感染检测还可用于评估干预措施的效果、分析新发感染的热点地区和热点人群、以及指导对新近感染者进行溯源等防控工作。

1. **HIV 抗体亲和力检测**　已被公认为可靠的标记抗体成熟标志，并已被用来区分新近感染（低抗体亲和力）和长期感染（高亲和力）。以前的检测大部分使用不同的链状或离解试剂的亲和力指数，虽然这些检测提供了有用的信息，但因抗原衍生物受限，为解决抗原多样性问题，使用一种嵌合重组蛋白（在蛋白中加入多个序列），限制抗原的数量强迫二价抗体结合单价，从而促进最近的感染（弱抗体）与长期感染（强抗体）的分离。

2. HIV-1 BED-CEIA 试验　将近期感染与长期感染区分开来有助于测算发病率，可以获得监测方案的分析数据。BED-Capture EIA 是第一个被开发用于 HIV-1 新发感染检测的 de novo 诊断分析系统。人体感染 HIV 以后，体内产生特异性 HIV-IgG 抗体，且随着感染时间延长，特异性 HIV-IgG 抗体的量不断增加，通过检测血液中特异性 HIV-gp41 IgG 抗体占总 IgG 的比例，来区分近期感染和长期感染。该试验包括设计多亚型分支 gp41 肽（称为"BED"）解决 LosAlamos 序列数据库数据的亚型抗原可变性这个问题。另一个特征是捕获的测定 HIV 特异性 IgG（HIV-IgG）和非 HIV-IgG，然后检测 gp41- 生物素标记的 BED 肽的特异性抗体。可以捕获格式测量抗体成熟期间 HIV-IgG 比例是否增加。这个与诊断分析相比，改变了分析的动态范围，使其在血清转换的早期阶段不那么敏感，HIV-IgG 比例要比总 IgG 的比例低很多。由于该方法采用 HIV-IgG 占总 IgG 的比例表示检测结果，其结果不受标本稀释的影响，而本方法要求 1∶20 000 的精确度稀释成其主要优势。经过优化和校准测定，BED-CEIA 作为试剂盒商业化并在美国得到广泛应用。非洲和中国也引进了该方法。

四、病原学实验

HIV 病原学检测方法指能检测到 HIV 或其组分，如 HIV 抗原、HIV 培养，各种检测方法在敏感度和特异性方面存在差异。

1. HIV p24 抗原检测　p24 抗原是人体感染 HIV 后最早出现于血液中的病毒组分，通常在感染 HIV 后约 2 周即开始在血液中出现，3 ~ 4 周达到高峰，此时感染者具有高度传染性。随着 p24 抗体产生，p24 抗原与 p24 抗体结合成免疫复合物，9 ~ 10 周后血液中 p24 抗原可消失，并进入潜伏期。在艾滋病晚期，p24 抗原又重新出现于血液中，此时患者免疫功能严重损坏，HIV 抗体浓度下降。临床上 p24 抗原检测主要用于 HIV 抗体阳转之前 HIV 感染的早期诊断，美国已把它用于献血员的筛查。p24 抗原检测可使

HIV 感染的窗口期缩短近 1 周，但由于 p24 抗原在血液中存在时间短，通常只有部分感染者在早期和艾滋病晚期才能检测出来，因此其检测意义有限。

（1）筛查试验

HIV p24 抗原筛查试验包括 ELISA、ELFA、ECLIA 等，其原理同 HIV 抗体检测，所不同的是包被物为抗体，一般都采用抗体夹心法。目前 4 代及以上试剂将 p24 抗原和 HIV-1/2 抗体放在同一反应体系中检测。

筛查试验依据试剂盒说明书提供的标准，判断有反应或无反应。

（2）p24 抗原确证试验

中和试验是 p24 抗原的确证方法。其原理与 HIV-1 p24 抗原筛查试验相同。即待检样本先与中和抗体（p24 抗原的抗体）共同孵育，如果样本中存在 p24 抗原，中和抗体将与之结合形成复合物，而不能与固相载体上的捕获抗体结合。根据试剂盒说明书提供的方法计算中和率，一般判定原则是如果中和率大于 50%，认为样本中的 p24 抗原是真阳性；如果中和率小于 50%，认为 p24 抗原的反应性可能是假阳性，需要做 RNA 检测或随访做进一步确证。

（3）p24 抗原快速检测方法

LYNX p24 抗原即时检测系统（point-of-care test，POCT）是 2013 年由 NW 全球基金（Northwestern Global Health Foundation），针对非洲条件落后地区推出的一款快速 HIV p24 检测方法，主要用于 HIV 阳性母亲所生新生儿的 HIV 筛查，全血标本和 DBS 均可作为标本进行检测。该方法是一种基于电池驱动的条带免疫方法，操作简单，无需专业人员完成，可由婴儿父母或是监护人完成检测，并且无需进行血液前期处理，结果特异性高，适用于 HIV 高感染发生率地区婴幼儿 HIV 感染或 HIV 早期感染的筛查。

2. 病毒培养　从 HIV 感染者的细胞、组织和体液中分离出病毒是确立 HIV 感染的最可靠的诊断标准。一般采用靶细胞（HIV 阴性者外周血淋巴细胞，PBMC）与受检者样本（PBMC、全血、血浆、精液及其他体液）共培养的方法，最常用的方法是 PBMC 共培养。

（1）样本：首选 PBMC，也可以使用全血、血浆、精液及其他体液。

（2）靶细胞制备：取 HIV 阴性者的抗凝全血，采用密度梯度离心的方法分离 PBMC，并在含有适量天然白介素 -2（IL-2）和植物血凝素（PHA-P）的培养基中培养 3d，使淋巴细胞由静止状态充分活化。

（3）建立共培养：将靶细胞与待检样本混合，在合适的条件下培养，培养过程中适时换液或补加新鲜靶细胞，维持培养 28d。

（4）监测病毒生长：定时取适量培养上清液，检测 HIV-1 p24 抗原或逆转录酶活性。也可定期观察细胞的形态，看有无 HIV 特征性的合胞体或其他细胞病变。

（5）病毒鉴定：取培养上清液提取纯化 RNA，或取共培养的 PBMC 提取纯化基因组 DNA，用 PCR 方法扩增 HIV-1 特征性基因片段，对扩增阳性的片段进行基因序列测定。

（6）判定结果和解释：①培养上清液 p24 抗原或逆转录酶连续 2 次呈阳性反应、并有 p24 抗原含量 / 逆转录酶活性升高，或同时出现 HIV 特征性细胞病变，并经鉴定为 HIV 基因序列，判为 HIV-1 分离阳性。②培养上清液 p24 抗原或逆转录酶始终为阴性，判为 HIV-1 分离阴性。③ HIV-1 分离培养阳性可以确证为 HIV-1 感染，分离培养阴性不能排除 HIV-1 感染。

目前 HIV 培养对不同感染阶段者的 HIV 分离率约为 90%。但该试验需要在生物安全 P3 级的实验室中进行，技术要求高、费用昂贵，并且耗时，仅限于在研究中使用。

五、分子生物学检测

分子生物学检测在 HIV 感染者 /AIDS 患者诊断、病情监测和预后判断以及分子流行病学中起重要作用，并且越来越被重视。《全国艾滋病检测技术规范》（2020 年修订版）更是完善了核酸检测策略，强化了核酸检测的诊断价值。感染诊断包括作为补充试验用于筛查试验有反应但抗体确证试验不确定或阴性样本的判定，或作为筛查有反应样本的直接补充试验、急性期感染诊断及 HIV-1 暴露婴儿感染早期诊断。血液筛查包括对献血者及采供血机构的原料血浆进行核酸检测，可及时发现窗口期感染。定期对抗病毒药物治疗后人群进行 HIV-1 病毒载量检测，监测抗病毒药物疗效。

（一）核酸检测

HIV 为 RNA 病毒。在感染前期，侵入人体的 HIV 在局部组织扩散，血液中 HIV-RNA 含量少，同时人体固有免疫系统可清除部分 HIV，导致血液中 RNA 病毒含量进一步下降。此时无法通过 RNA 检测判断是否感染 HIV。随后病毒进入宿主细胞，大量复制并整合到宿主细胞 DNA 中形成前病毒 DNA，此时可以通过检测 HIV 前 DNA 判断是否感染。之后，病毒在体内快速复制，血液中可检测出 HIV-RNA。因此，前病毒 DNA 是 HIV 进入人体后最早产生的生物标记物，理论上感染后 3d 左右即可被检测到，而 HIV-RNA 在 1 周左右出现。

感染 HIV 以后，病毒载量的检测方法已取得了很大进展，在早期阶段，多采用外周血单核细胞或血浆定量培养测量病毒载量，这些方法操作烦琐，缺乏可重复性，CD4 细胞计数 < 200 个 /μl 的患者常常出现假阴性结果。培养技术的局限性导致了以 PCR 为基础的简单、准确的方法和其他分子检测方法的发展，通过从病毒 RNA 中提取核酸，扩增或放大信号，检测范围为 40 ~ 1 × 10⁷copies/ml，从而更准确地测定病毒载量。

1. 核酸定性检测　HIV-1 核酸定性检测包括 RNA 检测和 DNA 检测。RNA 检测主要是检测血浆或血清中的 HIV-1 RNA，DNA 检测主要是检测全血、干血斑或组织细胞中的前病毒 DNA 或总核酸。二者相比，HIV-1 DNA 检测的稳定性更好。主要检测有实时荧光定量 PCR 方法、荧光探针 PCR 法及以焦磷酸化激活聚合酶（PAP）反应为基础的核酸扩增 PCR 方法。

全球目前正式用于临床诊断 HIV-1 急性期感染的核酸检测试剂比较少，主要是美国 FDA 批准的 Gen-Probe 公司生产 Aptima HIV-1RNA 核酸定性检测试剂和欧盟批准的 Abbott M2000 HIV-1 RNA/DNA 定性检测试剂。

（1）样本类型：HIV-RNA 检测样本来源可以是血清、血浆；DNA 检测样本来源可以是全血、DBS、PBMC 或组织细胞。

（2）临床意义：①核酸检测作为补充试验可用于 HIV-1 感染诊断，包括抗体复检试验有反应和抗体补充试验不确定样本的判定；急性期和晚期感染者的诊断。②针对 HIV-1 抗体筛查阴性、近期有流行病学史的个体，或确证结果不确定的样本，核酸检测可用于诊断 HIV-1 急性期感染。

（3）注意事项：①针对 HIV-1 抗体筛查阳性或确证结果不确定 / 阴性的个体，结合流行病学史和临床病史，核酸检测可用于 HIV-1 感染诊断。艾滋病晚期患者可能出现 HIV 抗体反应不确定，可根据 HIV 核酸检测结果，结合临床病史和 $CD4^+T$ 淋巴细胞计数等情况，进行综合判断，确定临床诊断。②核酸检测结果低于最低检测限并不能完全排除 HIV-1 感染。③对 HIV 抗体复检有反应，但核酸检测结果为无反应的样本，需做抗体确证试验以排除规范性抗病毒治疗对外周血核酸结果的影响。

2. 病毒载量检测 HIV-1 核酸定量检测包括 RNA 检测和 DNA 检测。主要是定量检测血浆中的病毒 RNA，检测原理实时荧光定量 PCR（Real Time-PCR）。检测步骤包括提取、纯化血浆中的病毒 RNA，逆转录，进行 PCR 扩增，通过实时荧光定量 PCR 检测得到结果。

（1）样本类型：血浆、全血、DBS、PBMC 及组织细胞。

（2）临床意义：定量的核酸检测可以作为 HIV-1 感染的确认，但更多的作用是监测抗病毒药物治疗效果和监测疾病进展，有助于早期判断治疗失败、可定向实施依从性干预，确保抗病毒药物治疗效果。

（3）注意事项：①核酸定量检测过程中，由于可能因受到污染导致低病毒检测值结果的出现，所以一般是以 5 000copies/ml（或 IUs/ml）作为判断结果的阈值，检测值 >5 000copies/ml（或 IUs/ml），报告检测值；检测值 ≤ 5 000copies/ml（或 IUs/ml），需再次采样检测，结果 >5 000copies/ml（或 IUs/ml），报告检测值，结果仍 ≤ 5 000copies/ml（或 IUs/ml），则需充分结合流行病学史、临床病史、$CD4^+T$ 淋巴细胞计数和 HIV-1 抗体随访检测结果等进行综合判断。②需要注意由于 HIV-1 高度变异，影响 HIV-1 病毒载量检测分析的敏感性，且同一样本由于不同试剂的方法学差异，可能出现不同的结果。因此应选择能检测出当地 HIV-1 流行毒株的试剂；评估抗病毒药物疗效和病程进展，对同一患者宜使用相同试剂，有助于合理解读病毒载量的变化。③不同试剂间的检测结果无固定的转换关系，拷贝数与国际单位之间的转换可参照各检测试剂的说明或相关研究文献。

（4）方法学评价：由于核酸定量检测方法获得的低值有可能是核酸污染所致，低病毒检测值不排除核酸污染。

3. 前病毒 DNA 定量检测　HIV-DNA 和 RNA 检测在本质上没有较大区别，采取的都是基因扩增技术，但前病毒 DNA 检测相比于 RNA 检测窗口期更短，其灵敏度与准确度也更高。这主要是因为前病毒 DNA 检测采取焦磷酸化激活聚合反应 PAP 技术，只要样本中有一个病毒 DNA 就可以将其检测出来。相比于传统的核酸检测技术，其灵敏度更高，特异性也比原有的 PCR 技术高 100 倍，出现假阳性和假阴性的概率都会大大降低。

4. HIV-2 DNA 检测　目前使用 HIV-2 RNA 对 HIV-2 感染诊断存在较大的争议，因为将近一半的患者体内并未能检测到 HIV-2 RNA。人们普遍认为在 HIV-2 感染中，前病毒 DNA 比病毒 RNA 更容易检测到。在血液中检测不到 HIV-2 RNA 的情况下，HIV-2 DNA 可能是唯一检测的标记物。在血清学交叉反应强的情况下，HIV-2 DNA 可能是诊断 HIV-2 单感染或 / 和 HIV-1 共感染的标志物。H1V-2 DNA 的检出对母婴传播的早期诊断至关重要，还可用于发病机制的研究。目前还未有 HIV-2 DNA 商品化的定量试剂盒用于临床检测，以前虽已有多种 HIV-2 DNA 的定量检测研究，但均对 HIV-2 B 亚型病毒检测的质量较难以控制，而有些标本中也无法检测到 HIV-2 DNA。为建立一种可复制的、灵敏度和特异性高 HIV-2 DNA 检测方法，在美国 3 个实验室进行开发和验证试验，评估方法的分析性能和实验室的可重复性。该试验方法还包括定量检测的外部标准，这可以提高研究的可靠性和相互之间的比较，这种新的 HIV-2 DNA 病毒载量的测定方法，具有良好的分析性能和临床敏感性，但目前还在研究阶段没有商品试剂盒上市。

5. HIV-1 核酸即时检测（molecular point-of-care testing，POCT）即时检测是在床旁、现场或者急诊进行的，能快速获得检测结果的一类检测方法。POCT 检测适用范围广泛，且可避免样本长途运输导致的质量下降，非专业人员经培训后也可操作。可用于 HIV-1 感染、儿童早期 HIV 感染的辅助诊断、病程监控及抗病毒治疗效果评价。

6. DNA 基因芯片技术　基因芯片技术，又称 DNA 芯片或生物芯片技术，是近几年新兴的生物技术。此技术的核心原理主要是在支持物上将特定探针分子进行有规律地排布，再将探针分子与待测标记样品进行杂交，利用激光共聚焦技术扫描芯片探测杂交信号的强弱和位置分布情况，再利用计算机软件统计探针上的荧光信号，对其进行对比分析从而得出结果。基因芯片检测技术效率高、速度快，可在短时间内获得所需信息。早在 1998 年，Hauser 等就利用 DNA 芯片技术在 HIV 感染者 /AIDS 患者出现抗体反应前从其体内检测到了 HIV。由于基因芯片技术直接测定 HIV 病原体，一定程度上解决了因基因变异和低拷贝样本造成的漏检问题，提高了样本检测的准确性。

（二）HIV-1 耐药检测

1. HIV-1 基因型耐药检测　HIV 耐药出现是由 HIV 高度变异性、在体内的高度复制能力以及持续不间断的终身服药所决定。目前主要检测病毒基因组的特定区域是否存在与对特定抗反转录病毒药物的易感性降低相关的特定突变。目前主要有商品化试剂盒和实验室自建（In-house）两种方法，最常见的耐药结合位点见表 1-1。

表 1-1　主要耐药突变位点

突变	评论
NRTIs 的耐药突变	
M41L	主要导致对 zidavudine 高度耐药
D76N	有两个分开的进化通路
K70R	包含 T215Y 和 L210W 的进化通路
M184V	在多数用 lamivudine 的患者中都可以发现
Q151M	对 HIV-1 核苷类似物比较罕见的耐药性通路
NNRTIs 的耐药突变	
K103N	efavirenz 治疗最常选择的突变
Y181C	nevirapine 最常选择的突变
L1001	在多数 NNRTIs 持续无效治疗后积累的突变 Pls 和 gag 突变
L90M	常见的耐药突变,多数蛋白酶抑制剂失败中可见到,是 saquinavir 治疗最常选择突变

突变	评论
V82A,V82T,V82F	常见的耐药突变,多数蛋白酶抑制剂失败者可见到 ritonavir 和 indinavir 治疗最常选择突变
L10I,L10F	多数蛋白酶抑制剂治疗失败的积累突变,导致耐药水平的逐渐增加
A431V	gag 区的突变,改变蛋白酶底物结合区的结构
V321,F53L	少见的突变,导致对多数蛋白酶抑制剂的高度耐药

（1）商品化试剂盒

1）原理：常规 HIV-1 基因型耐药检测采用 RT-PCR 扩增和 Sanger 测序法获得相关基因片段的序列，通过与野生型和耐药毒株的序列比较，分析耐药相关基因突变，经 Sanger 测序得到序列信息，利用基因型耐药解释系统判断是否耐药以及耐药的程度。

2）样本类型：采集 EDTA 抗凝血浆 10mg、DBS。

（2）实验室自建操作方法

1）主要操作步骤通过 HIV-1 核酸提取纯化、RNA 反转录和目的基因 PCR 扩增、DNA 序列测定等。

2）临床意义：检测时间短、价格低廉、能预测短期病毒学结果、能在表型耐药出现前发现新的耐药突变、能广泛应用。

3）注意事项：基因突变与病毒耐药的相关性可能不一致；不能检测出劣势病毒株；对某些药物的耐药性与基因突变的临床相关性较差；不能检测突变之间的关联。

2. HIV-1 表型耐药检测

（1）原理：这是对病毒耐药性进行分析的标准方法，利用体外药敏分析方法，在逐渐增加的药物浓度下对 HIV-1 复制能力进行直接的评价，结果以 50% 抑制浓度表示，并与野生毒株临界值相比，通过其倍数改变来评估耐药程度。

（2）样本类型：采集 EDTA 抗凝血浆 10ml、DBS。

（3）基于真病毒 PBMC 培养表型耐药（改良法）检测操作步骤：①病

毒的分离、复制与保存；②病毒滴定；③药物对病毒的抑制率测定。

（4）临床意义：能直接测出 HIV-1 对药物的敏感度，并能揭示事先存在或交叉的耐药情况，并有利于指导 HIV-1 感染者有效的用药。相比基因型耐药检测，表型检测方法能够更直接的判断毒株对药物的敏感性，评估耐药突变位点的相互作用，而不需了解基因位点之间的相互关系，可获得对每一个药物耐药的定量结果。

（5）注意事项：通常用于基因突变类型比较复杂、基因型结果解释不明了、多种治疗方案失败导致的多位点耐药性突变，新药的敏感性检测及非 B 亚型毒株的药物敏感性检测等。

3. HIV-1 虚拟表型耐药检测

（1）原理：这是利用基因型耐药检测结果预测表型耐药的一种方法，将患者的基因型检测结果提交给数据库，与数据库中已存在的基因序列比对，数据库根据基因型耐药检测结果与表型耐药检测结果之间的相关性，最后推断对使用的药物可能产生的影响。

（2）临床意义：可以通过已有的基因型信息间接获得毒株对药物的耐受性，避免了直接进行表型耐药检测的烦琐和高昂费用。

（3）注意事项：目前虚拟表型耐药检测的精确性还没有得到很好的评估，还有在数据库中不能找到对应的基因型 - 表型配对序列的新发耐药突变点以及新药耐药位点突变，这些都会限制虚拟表型对耐药信息预测的准确性。

六、T 细胞亚群检测

检测目的主要包括进行 HIV 感染和 AIDS 的临床分期、疾病进展监测、抗病毒治疗适应证选择及疗效评价等。淋巴细胞可分为 T 淋巴细胞、B 淋巴细胞、NK 细胞以及 NKT 淋巴细胞，T、B 淋巴细胞主要参与特异性免疫，NK 细胞主要参与天然免疫。T 细胞表面抗原主要包括 CD2、CD3、CD4/CD8、CTLA-4 和 CD28、CD40L 等。主要包括：淋巴细胞亚群分类（绝对计数）、比例分析，T 细胞分化、幼稚 / 记忆连续体检测等。

（一）CD4$^+$ 和 CD8$^+$T 淋巴细胞检测

T 细胞具有高度异质性，临床上通常依据淋巴细胞不同的 CD 分子进行抗体标记分析测定不同淋巴细胞亚群，各亚群之间相互调节，淋巴细胞的检测能反映机体的免疫功能状态。其中 CD4$^+$T 细胞约占外周淋巴细胞的 35% ~ 60%，CD8$^+$T 细胞约占淋巴细胞的 15% ~ 35%；B 淋巴细胞占外周淋巴细胞的 10% ~ 15%；NK 细胞约占外周淋巴细胞的 5% ~ 25%。

CD4$^+$ 和 CD8$^+$T 淋巴细胞计数的方法分为两大类，一类是应用流式细胞仪测定法，另一类是非流式细胞仪测定法。常用的淋巴细胞计数检测方法为自动检测方法，包括流式细胞仪（主要有双平台法和单平台法）和专门的细胞计数仪。用流式细胞仪进行 CD4$^+$T 淋巴细胞亚群的检测称流式细胞技术（FCM），为目前较为常用的检测方法。

1. 双平台方法

（1）原理：这是一种细胞群体的绝对计数方法，利用血细胞计数仪检测淋巴细胞数量，再根据流式细胞仪得到的细胞群体百分比，计算得到每微升的淋巴细胞数量，这种方法称为双平台方法。样本类型：血浆。

（2）样本类型：采集 EDTA 抗凝血浆 3 ~ 5ml。

（3）临床意义：双平台法需要两种仪器，由于仪器有系统误差，计算结果的重复性和准确性影响因素较多，这种方法最大的缺点在于操作步骤复杂、操作人员多、费时，因此，很难将变异水平减少到最低。

2. 单平台方法

（1）原理：这是相对双平台法而言的，即应用多色流式试剂配以内参绝对计数微球，加上流式细胞仪淋巴细胞亚群获取和分析软件，一步即可获得细胞亚群的相对数（百分比）和绝对数。通过使用已知数量的参考微球为内参，可以直接报告绝对计数，即通过获取的目标细胞与参考微球的比例、参考微球数量和样品体积，得到每微升的淋巴细胞数量。也可以使用荧光抗体多色试剂直接体积方法获得绝对数。

（2）临床意义：单平台法最大限度地减少了多个仪器检测带来的检测误差，细胞绝对计数结果的重复性和准确性都得到了良好的保证。适用于 HIV 感染临床分期、HIV 感染儿童免疫抑制分级和治疗辅助指标、疾病进展监测、机会性感染的风险评估、抗病毒治疗适应证选择及疗效评价。

（3）注意事项：①昼间变化：最低值是中午 12 点左右，最高值是晚上 8 点半左右，还有季节变化。②急性感染和免疫接种：$CD4^+$ 细胞计数减少。③药物：肾上腺皮质激素使 $CD4^+$ 细胞计数减少。④性别、年龄、妊娠、心理压力等对 $CD4^+$ 细胞计数影响很小。⑤一些急性感染者和大手术患者，可有中等程度的减少。⑥避免在并发感染治疗后或免疫接种后 4 周内检测。

（二）T 细胞分化、幼稚 / 记忆连续体检测

利用初始、记忆和效应 T 细胞表面标记不同，通过流式细胞仪检测来判断 T 细胞免疫功能状态。CD45RO/CD45RA/CD4/CD8 四标法对 CD4 和 CD8 细胞设门，门中 $CD45RO^+/CD45RA^-$ 细胞为记忆 $CD4^+$ 或 $CD8^+$T 细胞，$D45RO^+/CD45RA^+$ 细胞为活化 $CD4^+$ 或 $CD8^+$T 细胞；CD62L/CD45RA/CD4/CD8 四标法分别对 CD4 和 CD8 细胞设门，门中的 $CD62L^+/CD45RA^+$ 为幼稚 $CD4^+$ 或 $CD8^+$T 细胞，不同亚群 T 细胞表面分布见表 1-2。

表 1-2　不同亚群 T 细胞表面标志分布

表型特征	初始 T 细胞	效应 T 细胞	中央型记忆 T 细胞	效应型记忆 T 细胞
CD45RA	+	–/+	–	–
CD45RO	–	–/+	+	+
CCR7	+	–	+	–
CD62L	+	–	+	–
CD27	+	–/+	+	–

第三节　艾滋病检测策略

一、艾滋病检测策略制订的意义和原则

艾滋病是严重危害人类健康的重大传染病，对个体、家庭和社会稳定

均产生极大影响。用于 HIV 感染者 /AIDS 患者检测的方法多种多样（见第二节），但不同检测方法的敏感度和特异性存在差别，单一方法很难做到诊断准确性。因此，通过制订不同的检测策略，将两种或两种以上的检测方法按一定流程进行组合，提高诊断的敏感性和特异性，可以达到最优检测效果，并降低检测成本的目的。

HIV 检测策略的制订需要考虑诸多因素，如国家政策、HIV 流行状况、HIV 检测适宜人群和场所等。联合国艾滋病规划署（The Joint United Nations Programme on HIV/AIDS，UNAIDS）于 2009 年提出制订 HIV 检测策略需考虑以下三个方面的因素：①检测 HIV 的目的，如疫情监测、临床诊断、血液筛查等；②检测方法的灵敏度和特异性；③被检测人群的 HIV 感染率。

要求根据不同的检测目的针对不同人群采用适宜的检测方法制订相应检测策略，并提出指导性建议：①单次检测策略：可以用于具有 HIV 感染临床症状与体征、HIV 感染率大于 30% 人群的诊断性检测；HIV 感染率大于 10% 的人群中用于监测目的的检测；或用于任何感染率情况下的血液筛查。②应用二次检测策略：在具有 HIV 感染临床症状与体征者中 HIV 感染率小于 30%，或无症状者中 HIV 感染率大于 10% 的情况下，用于人群的诊断性检测；在 HIV 感染率小于 10% 的人群中用于监测目的的检测。③应用三次检测策略：在无症状人群中 HIV 感染率小于 10% 的情况下，用于人群的诊断性检测。在选择 HIV 检测方法时，需要结合本国实验室条件、实验室技术人员情况，及质量保证与控制的措施等，从而制订出适合本国国情的检测策略，此检测策略的制订，对艾滋病的疫情监测、诊断和治疗有重要意义。

二、国际主要艾滋病检测策略

（一）UNAIDS 推荐的检测策略

UNAIDS 在 2009 年更新了诊断策略。推荐 3 次顺序检测，在疫情检测策略的基础上加上确证实验（图 1-4）。该策略指出最新一代的 ELISA 和快速试验与蛋白印迹试验在 HIV 抗体确证方面同样可靠，并且 ELISA

和快速试验更为价廉，不需要高技能来操作试验和解释结果，出现不确定的检测结果少。因此，UNAIDS 建议将 ELISA 或快速试验的联合应用作为替代策略，对初筛反应性的结果进行确证。同时提出 ELISA 和快速试验是当时检测技术中准确性较高和成本效益最好的检测方法。

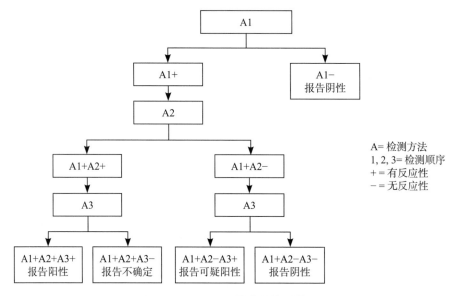

图 1-4　UNAIDS 推荐的检测策略

（二）美国 CDC 推荐的检测策略

1. 2014 年美国 CDC 推荐的诊断策略　该策略推荐使用 4 代 HIV 抗原抗体联合检测试验作为筛查方法，对筛查有反应性的样本进行 HIV1/2 抗体补充试验区分 HIV-1 和 HIV-2 抗体。如果筛查检测结果有反应性，补充区分检测结果为阴性或不确定，则建议进一步用 HIV-1 RNA 确证，如果核酸检测结果为阳性则判定为 HIV-1 急性期感染，仍为阴性则为 HIV 阴性或 HIV-2 不确定，必要时再进一步进行跟踪随访或 HIV-2 补充检测（图 1-5）。这是美国 CDC 首次将核酸检测引入到 HIV 诊断策略中，目前，该 HIV 核酸检测策略已应用于美国临床实验室。

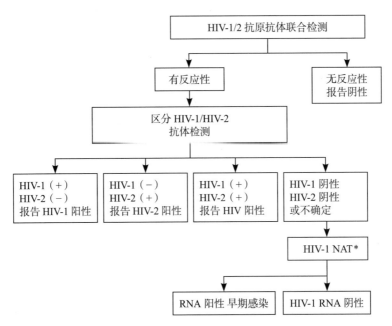

图 1-5 美国 CDC 推荐的检测策略

*NAT：核酸检测

　　该策略与以往策略的区别：一是初始检测使用第 4 代抗原抗体联合检测试剂；二是初始检测有反应的标本，再用能够区分 HIV-1 与 HIV-2 抗体的免疫试剂检测，而不是采用 WB 或 IFA 试剂；三是用核酸试剂对初始检测有反应而第二步检测无反应或不确定的标本进行确证。该策略具有许多显著的优点：①它通过缩短窗口期来提高 HIV 早期感染的检出率，可以发现急性感染者；②提高对 HIV-2 检出的效能，减少不确定性试验结果；③同时试验更容易操作，时间更短。但同时也发现在流程各环节中均存在影响推广普及的不足之处：① HIV-1/2 抗原抗体联合筛查环节。尽管筛查检测方法具有 99% 以上的特异性，但仍可能会错误地检出体内其他非特异性抗体，造成低流行人群中出现少数假阳性结果。按照该策略，进一步对筛查假阳性样本进行后续抗体区分与核酸检测会造成不必要的资源浪费。② HIV-1/2 抗体区分检测环节。HIV-2 和 HIV-1 的抗体存在交叉反应，会造成错判或者无法判定的窘境，而且自动化免疫检测平台检测成本较高。该区分试验为 IgG 敏感试验，对只有 p24 抗原的样本无反应性，按照该策略，对只有 p24 抗原的联检筛查反应性样本，进行后续抗体区分试验没有意义。此外，HIV-2 和 HIV-1 抗体区分检测仅在一些大型实验室应用，资源有限的实验室需将样本寄送到大型实验室进行抗体区分检测，所以目前还有临床实验室在使用操作简便的快速联合试剂或蛋白印迹法（WB）进行抗体区分。③ HIV-1 核酸检测环节。HIV 核酸检测成本与要求高，且容易造成污染和假阴性结果，是该策略应用中最具挑战的环节。此外，对于暴露前预防的人群与早期感染者，病毒载量非常低，所以该检测策略中还应考虑对此类人群进行定期重复检测。

因此，美国 CDC 在 2014 年诊断策略的基础上，于 2019 年推出了新的 HIV-1 核酸定量检测替代策略，包括"三步法"替代策略和"两步法"替代策略。

2. "三步法"替代策略 由于现用策略中推荐的核酸定性检测试验非自动化，大型实验室不愿使用该方法。所以美国 CDC 专家 Marc Pitasi 推荐使用 Hologic Aptima HIV-1 核酸定量自动化检测方法替代的"三步法"策略（图 1-6a 图）。即：完成 HIV-1/2 抗原抗体联合筛查检测第一步后，将 HIV-1 病毒载量检测作为第二步，能检出病毒核酸则判定为感染，如果不能检测到病毒核酸则第三步采用 HIV-1/2 抗体区分试验进行抗体判定。"两步法"替代策略（图 1-6b 图）：由于 HIV-2 感染在美国很少见，所以美国 CDC 专家 Silvina Masciotra MS 推荐使用"两步法"替代策略。即：完成第一步 HIV-1/2 抗原抗体联合筛查检测后，直接将 HIV-1 病毒载量结果作为 HIV 感染分期鉴别检测的替代方法，能检出病毒核酸即判定为感染。

研究发现 HIV-1 核酸定量检测的替代策略，不仅具有良好的检测准确性，还能够有效减少检测成本，及时排除筛查假阴性，缩短检测时间。该替代策略的使用能够提高 HIV-1 核酸定量检测结果在临床工作中的使用价值。

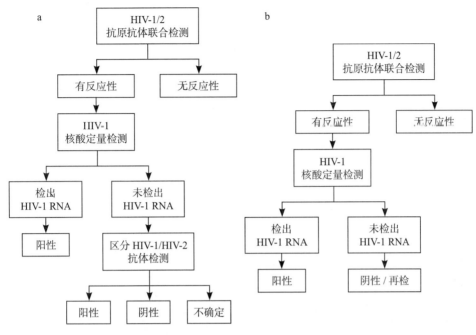

a 图："三步法"替代策略　b 图："两步法"替代策略

图 1-6　美国 CDC 推荐的检测策略

（三）欧洲 HIV 指南推荐的检测策略

欧洲 2014 年指南推荐使用抗原抗体联合检测试剂，研究表明联合检测试剂的敏感性可以达到 99.8%～100%，特异性可以达到 99.5%～99.9%。筛查试验阳性需要进行确证试验。确证试验的方法各异，通常使用至少一种另外的抗体或抗体/抗原血清试验，并且最终的试验报告必须清楚地指出患者是 HIV-1 还是 HIV-2 型病毒感染，还是二者同时感染。由于病毒载量测定法比 4 代检测试剂优势不明显，同时容易造成假阳性结果，所以核酸扩增试验在筛检中不推荐使用。推荐对第二份样品进行重复试验以排除实验误差，从而确诊患者。对于不确定的结果可能为假阳性或者早期 HIV 感染，1～2 周后进行复检以消除假阴性结果。

（四）法国 HIV 感染的筛查推荐的检测策略

法国最先于 2008 年在检测策略中推荐使用抗原抗体联合检测试剂进行初筛，对于初筛反应性的结果用 WB 或者 IB（immunoblot）区分实验进

行确证，确证试验必须辅助查明是否是近期感染，同时必须区分出 HIV-1
还是 HIV-2 型病毒感染。如果确证试验结果为阴性或者不确定，为了避免
对早期感染者的漏检，应该对样本继续进行 HIV-RNA 或者 HIV-1 p24 抗原
的检测。对于确证试验阳性的样本，要重新进行复检（4 代试剂），以排除
因采用误差导致的错误。该策略的流程图见图 1-7。

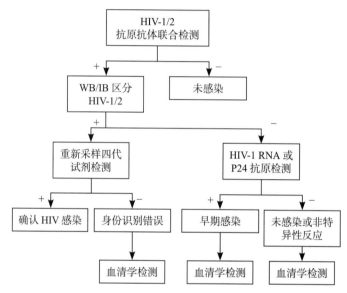

图 1-7　法国 HIV 感染的筛查推荐的检测策略

三、我国艾滋病检测策略

（一）我国艾滋病检测策略的发展

我国发现首例艾滋病患者以来的 40 年中，随着人们对疾病认知的深
入、国家防控政策的变化、实验室技术水平的进步以及面对检测人群的改
变，艾滋病实验室检测策略也不断发生变化，先后经历了咨询、自愿咨询
检测（voluntary counseling and testing，VCT）、医务工作者主动提供检测
咨询（provider-initiated HIV testing and counseling，PITC）、扩大检测等
阶段。

1. **咨询**　1995 年以前，由于没有很好的预防措施和治疗方法，同时
受限于艾滋病诊断试剂国产化程度低、进口试剂价格高等因素的影响，我

国艾滋病检测采取咨询检测策略，其检测对象为医疗机构发现的疑似 HIV 患者、吸毒者、商业性行为、同性恋等相关高危行为者及出入境人员等，当时 HIV 检测主要在卫生防疫与检疫机构开展，无论检测人数、范围和对象均极为有限。这个时期艾滋病检测策略是了解艾滋病疫情在重点人群中动态变化的重要手段。

2. VCT　美国疾病预防控制中心在 1994 年发布了"HIV 咨询检测指南"，我国 1995 年首次提出 VCT。在对患者个人信息严格保密的前提下，鼓励有潜在感染 HIV 高风险的人群，如静脉吸毒人群、男男同性性行为者，性工作者等主动到有资质的 VCT 点进行 HIV 相关咨询和检测，VCT 点专业咨询员为前来咨询的人员提供检测前咨询、检测后咨询和感染者转介服务（流行病学调查、行为干预、抗病毒治疗、综合关爱和服务）。当时能够提供检测的主要为疾病预防控制系统和少数医疗机构。VCT 检测策略推出后，曾一度扩大了 HIV 检测量，但由于在实施过程中，管理部门过于强调咨询者的"自愿"，片面理解"保密"原则，加上实际工作中出现的对感染者"标签化"、对承担咨询工作人员的综合素质要求过高、工作缺乏主动性、将"匿名"等同于"保密"等现象，导致 VCT 不仅在发现感染者以及高危行为干预中的作用十分有限，而且出现了一大批名字不真实且无法随访的 HIV 感染者。

3. PITC　随着艾滋病疫情由重点人群向普通人群扩散，医疗机构具有较多接触 HIV 感染者的机会，是发现 HIV 感染者 /AIDS 患者的重要平台。为扩大检测范围，进一步发现 HIV 感染者 /AIDS 患者，美国 CDC 在 2006 年、WHO 在 2007 年先后出台了 POCT 咨询指南，我国则于 2006 年开始实施 PICT。实行知情不拒绝检测原则，即对来医疗机构就诊的患者，特别是接受手术治疗或有创操作的患者，当医护人员告知其 HIV 检测的内容时，如果患者不特别提出拒绝接受 HIV 检测，则均需要进行 HIV 抗体筛查。此策略的实施，淡化了艾滋病的特殊性，逐渐使艾滋病检测常规化。但是，医疗机构发现的感染者往往是已经出现症状的晚期患者，这部分患者治疗困难、死亡率高，而且因体内病毒含量高而传染性强。因此 PITC 对于控制新发感染和病毒传播的作用受到限制。

4. 扩大检测策略 2016 年，国家卫生计生委发出通知，推行"发现即治疗"的免费治疗标准，要求在自愿基础上，确诊患者均进行免费治疗。此时，扩大 HIV 检测，实现"早发现、早诊断、早治疗"的防控目标成为新的检测策略。该策略主要以扩大检测覆盖面、最大限度发现感染者为目标，以重点人群检测为主并向其他人群扩展的检测策略。临床治疗和数学模型研究均显示，虽然受到行为方式的影响，HIV 感染率降低存在困难，但是针对 HIV 感染者群体，只要能够提供及时的诊断、高质量的医疗护理与关怀加上坚持有效的抗病毒治疗，就能够减少二次传播的机会，降低每次接触的传染性，延长预期寿命，减少对个人生活的影响，降低艾滋病相关疾病的发生和死亡的风险。例如：每年一次常规 HIV 筛查可降低20% 的 HIV 新发感染，并平均延长 HIV 感染者存活时间 1.5 年。如果接受此策略的 HIV 感染人群达到一定覆盖率，AIDS 发病率就会下降，如果能够持续数十年，预计就会遏制艾滋病的流行。"检测与治疗就是预防"已经成为艾滋病全球卫生政策的一个划时代的里程碑。我国在推广医院、血站、孕产妇全员筛查方面已经积累了许多可行经验。在乡镇、社区和社会组织建立快速检测点工作推进虽然比较缓慢，从检测点的试点经验看，对于及时发现农村地区 MSM 中 HIV 感染者的成效日益凸显。

（二）我国艾滋病诊断策略

艾滋病检测工作具有科学性、严肃性和政策性，我国卫生部门一直以来都非常重视。1997 年 9 月，卫生部颁布第一版《全国艾滋病检测工作规范》，其中技术部分对 HIV 检测的方法、策略等进行了规范性的描述。2001年，考虑到检测技术和方法的快速发展和卫生部职能下放等因素，为便于检测工作管理、及时增加和补充新的技术内容，建议将原有的《全国艾滋病检测工作规范》修订为《艾滋病检测工作管理办法》和《艾滋病检测技术规范》。2003 年 5 月，《艾滋病检测技术规范（试行）》已由中国疾病预防控制中心颁布。随后 2004 年第 1 版《艾滋病检测技术规范》正式施行。近年来，经过 2009 年、2015 年和 2020 年修订更新，检测策略越来越完善。每次规范修订都结合我国当时艾滋病检测的需要，紧跟国内外检测技术进展，引进新的技术方法、策略和标准，最大程度的满足艾滋病检测工作需要。技术规范中明确指出，艾滋病检测策略按其检测目的，可以分为诊断、监测和血液筛查诊断策略。诊断策略以抗体检测为主要方法，核酸检测在 HIV 诊断中的作用在 2009 年以后逐渐被重视。

我国 2009 年艾滋病检测技术规范推荐的筛查方法有 ELISA、免疫荧光法和化学发光法、快速检测等，推荐的确证方法为蛋白印迹、放射免疫沉淀以及免疫荧光等。对于以诊断为目的的检测策略，初筛阳性的样本，应使用原有试剂加另一种不同原理（或者厂家）试剂，或另外两种不同原理（或者厂家）试剂进行复检。如果初筛检测使用抗原抗体联合试剂，则复检必须包括一种抗原抗体联合试剂；如果两种试剂复检均呈阳性反应或者一阴一阳，则需要进行确证试验；如果抗原抗体联合试剂检测呈阳性反应，而抗体试剂检测为阴性，则应考虑进行 HIV p24 抗原或核酸检测，必要时进行随访。确证试验使用 HIV-1/2 混合型试剂进行检测，如果呈阳性反应则报告阳性。在该诊断策略中，首次增加了免疫荧光法和化学发光法，并进一步明确了不同情况下的检测策略；增加了 HIV 核酸检测在 HIV 感染产妇所生婴儿 HIV 感染早期诊断检测策略和适用于窗口期的集合核酸检测方法，但明确规定，HIV 核酸检测阳性，可作为诊断 HIV 感染的辅助指标，不能单独用于 HIV 感染的诊断。

2015 年，诊断策略首次提出了"补充试验"的概念。HIV 检测策略的基本原则是，首先做筛查试验，根据筛查结果，决定是否继续做补充试验，筛查试验结果除 HIV 抗体阴性报告 HIV 抗体阴性外，其余结果均需要进行补充试验再确定最终结果。HIV 检测流程包括筛查试验和补充试验。筛查试验包括 3 个流程：即抗体检测试剂的筛查检测流程、区分抗体抗原检测试剂的筛查检测流程和不区分抗体抗原检测试剂的筛查检测流程。补充试验包括 2 个流程：即抗体确证 WB、RIBA/LIA 试剂等的试验流程和核酸试剂的试验流程。根据需要和检测条件选择相应的流程进行检测。

《全国艾滋病检测技术规范（2020 年修订版）》规定了临床相关机构如果使用抗体试剂检测出现有反应结果，均需使用原试剂双孔或双份或者其他两种试剂复检；使用第 4 代抗原抗体联合检测试剂出现有反应结果，需要使用抗体试剂和原试剂复检，无论哪种检测结果复检后有反应需要做补充试验（WB或核酸），需要注意出现4代试剂有反应但抗体阴性情况结合流行病学资料考虑急性期感染可能，出具建议补充试验的报告。艾滋实验室检测策略及相关流程见图1-8。

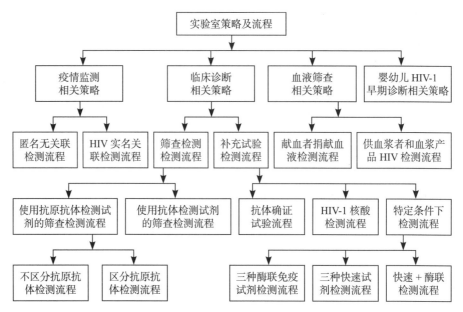

图1-8 艾滋实验室检测策略及相关流程

（一）临床诊断相关检测流程

针对个体的临床诊断基本策略是：先进行HIV筛查试验，有反应的样本再进行HIV补充试验，补充试验阳性的可做出诊断。

1. **筛查试验检测流程** 用抗体检测试剂进行初筛，结果无反应，报告"HIV抗体阴性"；结果有反应，不能出具阳性报告，必须进入复检试验。对初筛有反应的样本，用原试剂双孔或双份，或者两种试剂进行复检试验。如均无反应，报告"HIV抗体阴性"；如"均有反应"或"一有反应，一无反应"，报告"HIV感染待确定"，进行补充试验。不区分抗原抗体检测流程见图1-9。

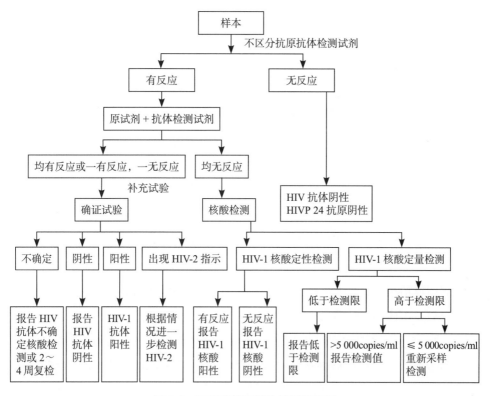

图 1-9　不区分抗原抗体检测流程图

区分抗原抗体检测流程见图 1-10。

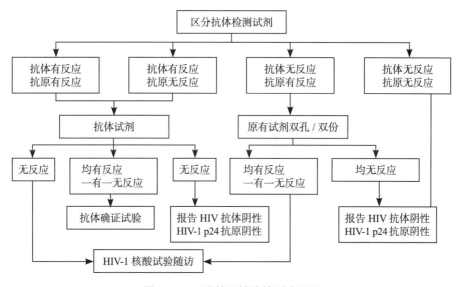

图 1-10　区分抗原抗体检测流程图

2. 补充试验检测流程　补充试验分为抗体确证试验和 HIV-1 核酸试验。抗体确证试验包括免疫印迹试验（WB）和重组 / 线性免疫印迹试验（RIBA/LIA），特定条件下的 HIV 检测试验（替代策略试验）（三种酶联免疫试验、三种快速试验或者酶联免疫加快速试验），免疫层析或免疫渗滤试验。HIV-1 核酸试验包括定性和定量试验。

（1）抗体确证试验检测流程：免疫印迹试验和重组免疫印迹试验（WB/RIBA），复检试验有反应且需要做抗体确证的样本进行 HIV 抗体确证试验。

1）抗体确证检测无条带出现，报告"HIV-1 抗体阴性，如果近期有流行病学史，建议进行 HIV-1 核酸试验或 2～4 后周随访。

2）HIV-1 抗体阳性者，报告"HIV-1 抗体阳性"，按规定做好检测后咨询和疫情报告；HIV-1 抗体不确定者，报告"HIV-1 抗体不确定"，建议进行 HIV-1 核酸试验或 2～4 周后随访。

3）当出现 HIV-2 指示带时，使用 HIV-2 抗体确证试剂或能区分 HIV-1 与 HIV-2 感染的抗体确证试剂，根据试剂盒说明书判读检测结果。确证试验检测流程见图 1-11。

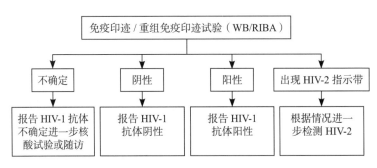

图 1-11　确证试验检测流程图

（2）HIV-1 核酸试验：①对 HIV 抗体复检试验有反应样本，进行 HIV-1 核酸试验，核酸检测结果阳性报告阳性。核酸检测结果无反应的样本，建议做抗体确证试验。②抗体确证试验不确定或确证试验阴性但疑似急性期感染或艾滋病晚期的样本，可进行 HIV-1 核酸试验。③定性检测根据试剂盒说明书判定结果，出具报告。定量检测结果低于检测限，报告低于检测限；检测结果 >5 000copies/ml，报告检测值；检测结果 ≤ 5 000copies/ml，建议重新采样检测，检测结果报告检测值。核酸检测流程见图 1-12。

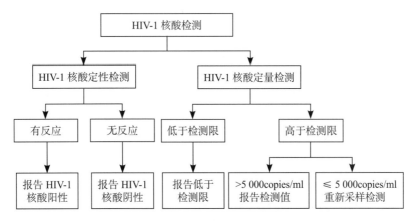

图 1-12　核酸检测流程图

（3）特定条件下的 HIV 检测流程：适用于高流行地区（大于 5%），高危人群（男男同性恋人群，吸毒人群等），三种试剂应经过使用地区的省级中心实验室评价。疫情重点地区若用于一般人群需经过使用地区省级中心实验室评价。

1）三种酶联免疫试剂检测流程（S/CO 比值）：方法仅限于检测方法 / 试剂给出了特定阈值（与抗体确证试验比较，其阳性的预测值 ≥ 95%）时使用，或经临床评估确定适合人群的特定阈值。S/CO 比值是指检测样本 OD 值与临界值（cutoff）的比值，高 S/CO 比值是指当 S/CO 比值 ≥ 特定的阈值时；低 S/CO 比值是指其 S/CO 比值 < 特定的阈值。

用于该检测策略的三种试剂，至少有一种的 S/CO 比值 ≥ 试剂说明书中给出的特定阈值，可报告"HIV 抗体阳性"，无需再做抗体确证试验；否则，应进一步做抗体确证试验，结果按照抗体确证试验报告的要求进行。三种酶联检测流程见图 1-13。

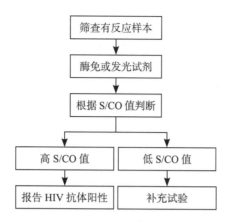

图 1-13　三种酶联检测流程图

2）三种快速试剂检测：一种策略是不限定试剂类型，即三种快速试剂可以是血液检测试剂，也可以是口腔黏膜渗出液检测试剂；三种快速试剂至少应检测两种不同的生物样本，如血液或口腔黏膜渗出液或尿液，且至少有一种血液快速试剂。另一种策略是限定三种快速试剂均为血液快速试剂，且至少应包含二种不同原理的试剂。三个 RT 组合的检测策略，由于操作简单，读数方便，对实验室及实验人员要求较低，较适合 HIV 高流行区域。三种快速试剂检测流程见图 1-14。

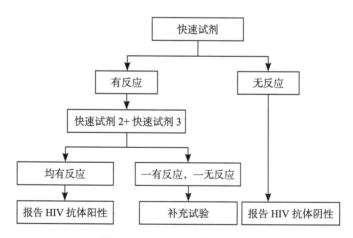

图 1-14　三种快速检测流程图

3）快速试剂 + 酶联试剂的检测流程：是指使用一种快速试剂和两种酶联免疫试剂，或两种快速试剂和一种酶联免疫试剂的检测流程。两种酶联免疫试剂应针对不同样本，如血液酶联 + 尿液酶联试剂检测；快速试剂应至少有一种为血液快速检测试剂。

试剂 1 检测结果无反应，报告阴性；有反应用试剂 2 和试剂 3 复检，若均有反应，报告"HIV 抗体阳性"；若均无反应或者一种有反应，需进一步做补充试验（抗体确证或核酸试验）。

（二）婴儿 HIV-1 感染早期诊断相关的检测策略

艾滋病感染产妇所生儿童应于出生后 48h 内、6 周和 3 个月时，分别采集血样本，进行婴儿艾滋病感染早期诊断检测。两次核酸检测结果阳性，可诊断为 HIV 感染。婴幼儿感染核酸检测阳性随访流程见图 1-15。

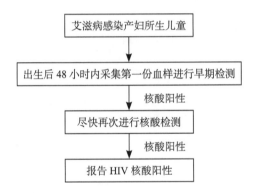

图 1-15 婴幼儿早期感染核酸检测阳性随访流程图

早期诊断检测结果为阴性或未进行早期诊断检测的儿童，应于 12 月龄进行艾滋病抗体筛查，筛查结果是阴性者，排除 HIV 感染；筛查结果是阳性者，应随访至 18 月龄。若 18 月龄时抗体检测结果仍然为阳性，应及时进行补充试验明确感染状态。发放检测报告的同时上报疫情做好检测后咨询。婴幼儿早期感染核酸检测阴性随访流程见图 1-16。

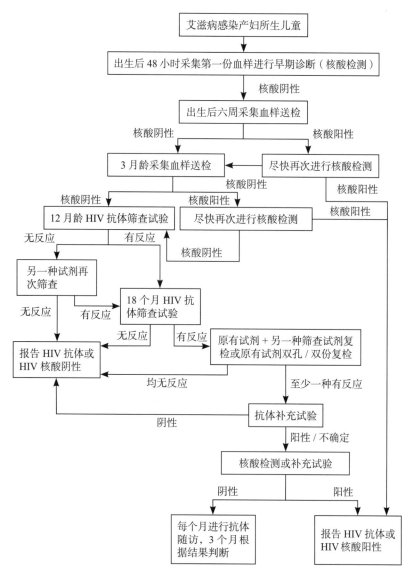

图 1-16　婴幼儿早期感染核酸检测阴性随访流程图

（三）自我检测策略

艾滋病自我检测是个体通过自主采集自身样本，实现 HIV 自我检测并获取检测结果的过程。WHO 建议将其作为一种新的检测方法。该建议已被一些国家采纳并形成国家检测策略。自我检测策略为部分不方便、不愿意亲临检测机构进行 HIV 检测，但具有检测意愿的人群提供了便利。目前获得 FDA 批准的有 3 种 HIV 快速自我检测试剂，包括 Autotest VIH、InstiHIV-1/HIV-2，以及 Oraquick 快速 HIV-1/2 抗体检测试剂。前两者使用全血作为标本类型，后者则可以用于唾液中 HIV 抗体检测。以上自检试剂均基于免疫层析技术检测来自于血液、口腔黏膜渗出液中的 HIV 抗体，个体操作，简便快速，一般可在 10 ~ 30min 内获得检测结果。

我国药品监督管理局（CFDA）于 2019 年 7 月审批通过第一个用于自检的 HIV 尿液抗体检测试剂，该试剂是我国唯一标注有"可用于消费者自测"的艾滋病自我产品，其操作简便、结果易于判读，最大优势在于标本采集无创、且易于获得，可实现匿名检测。尿液 HIV 抗体胶体金法自我检测操作程序见图 1-17。

1. 采集

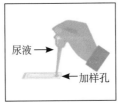

采集尿液于尿杯中待检（建议佩戴一次性手套）

2. 准备

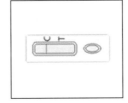

取出检测卡，将其平放于台面

3. 加样

使用一次性塑料滴管吸取尿液，缓慢滴加三滴于加样孔中

4. 等待

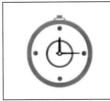

等待 15 分钟后观察结果，超过 30 分钟显色结果无意义

图 1-17　尿液 HIV 抗体胶体金法自检操作程序

第四节　临床应用案例分析

病例 1 HIV 急性期感染

患者，男性，31 岁，2018 年 6 月 21 日因无保护同性商业性行为暴露后来性病门诊咨询体检。HIV 4 代抗体筛查（酶联荧光法）结果为阴性。7 月 13 日因腹疼来本院急诊科就诊。实验室检查 4 代区分抗原抗体试剂检

测，结果显示单独 p24 抗原阳性 HIV 抗体阴性；3 代试剂检测结果为阴性，WB 结果阴性。CD4$^+$：382 个 /μl，CD4/CD8：0.41。医师推荐其做 HIV 核酸定量检测。HIV RNA 定量结果为 1 405 025copies/ml。建议其 1 个月后随访检测。

临床诊断为：HIV 急性期感染待确诊。

1 个月后随访检测结果显示，4 代 HIV 抗体筛查试剂结果为阳性，WB 阳性。实验室检测结果见表 1-3。

表 1-3　实验室检测结果

检测时间	筛查 1 (4 代)	筛查 2 (4 代)	筛查 3 (3 代)	WB 试验
2018.6.21	0.07(−)			
2018.7.13	11.92ag(+)	13.43ag(+)	阴性	阴性
2018.8.11	7.09ab(+)	10.01ab(+)	阳性	p17p24p31p41p55p66gp120gp160

案例分析　**本案例为 HIV 极早期感染病例**

本案例中患者高危性行为暴露后 23 天 HIV 血清学筛查 p24 抗原阳性，HIV 抗体阴性，HIV 抗体确证试验（WB 法）阴性。此时核酸补充实验大于 5 000copies/ml，且随访检测 WB 阳转，提示该病例为 HIV 早期感染。

HIV 侵入人体后，主要特异性与 CD4$^+$ T 淋巴细胞结合，激活机体体液免疫系统，产生抗体。在此过程中，大约 10 天血液中可检测到 HIV RNA，2 ~ 3 周可检测到 p24 抗原，4 ~ 6 周检测到 HIV 抗体。以上各种标志物被检测出的时间因个体暴露方式、接触病毒的量以及机体免疫状况存在个体差异。因此，针对 HIV 血清学筛查实验，有明确的高危暴露史，实验室检测到 p24 抗原阳性抗体阴性样本，应考虑 HIV 急性期感染可能，建议进行 HIV RNA 定量补充试验予以早期诊断。

病例② HIV 抗体第二窗口期

患者，男性，23 岁，2018 年 11 月 8 日以"发热 1 周，伴进食后胸骨痛加重 3 天"为主诉收入首都医科大学附属北京佑安医院治疗。患者有近 1 年男男同性性行为史，1 个月内有多次无防护肛交行为，否认有相关性病及传染病史。11 月 9 日，患者 HIV 抗原抗体（bioMerieux bv HIV Ag/Ab）初筛阳性，HIV 抗体确证试验 WB 结果阴性，HIV 载量：3.29×10^8copies/ml；抗 CMV IgM 抗体阳性，胃镜提示食管糜烂、溃疡；11 月 15 日，CMV-DNA：1.38×10^3copies/ml，给予更昔洛韦抗 CMV 病毒治疗。11 月 26 日，HIV 抗体初筛阳性，复查 HIV 病毒载量：1.93×10^7copies/ml，按中国《中国艾滋病诊疗指南（2018 版）》HIV 诊断标准，获得性免疫缺陷综合征诊断成立，给予拉米夫定、替诺福韦联合多替拉韦抗病毒治疗。上述治疗后，患者消化道症状好转，但仍间断发热。12 月 10 日复查 HIV 抗原抗体时显示 HIV 抗体阴性，实验室经另采血、多种不同原理、厂家试剂复查的方式证实，此时 HIV 抗体筛查结果为阴性。

为探明此病例 HIV 抗原抗体检测结果由阳转阴的原因，实验室对患者进行随访检测，至 WB 转阳。随访实验室检测结果见表 1-4。

其他检测结果：2018 年 12 月 17 日，HIV DNA 定量：10^9copies/10^6 Cells。11 月 9 日、11 月 26 日、12 月 4 日、12 月 11 日以及 12 月 17 日，CD4 细胞计数和 CD4/CD8 分别为：146、208、211、415、486 个 /μl 和 0.35、0.28、0.16、0.16、0.20。HIV 基因型检测结果为 CRF07-BC。

案例分析 本案例属于 HIV 抗体第二窗口期典型案例

第二窗口期特指 HIV 早期感染后，抗原出现并由阳性降至检测限以下，抗体仍未能被检出的一段时间，为 4 代试剂所专有。第二窗口期自 HIV 4 代试剂问世以来偶有报道，但到目前为止，此类报道均为同时检测的几种 4 代试剂中，某一种试剂中出现，且其持续时间多为 1 到几个检测日，最长的为 Robert 等人报道的 Abbot Architect HIV Ag/Ab 试剂出现的持续了 18～34 天的第二窗口期。所有报道中第二窗口期与试剂生产厂家以及试剂使用的重组抗原种类、年龄、性别无关。究其原因，众说纷纭。主要由以下几种说法：①4 代试剂抗原抗体检测灵敏度低于单独抗原或抗体试剂，导致早期感染抗原或抗体低浓度时的漏检；②检测试剂对某些抗体

表 1-4 实验室检测结果

日期	Roche COBAS AmpliPrep/TaqMan HIV-1 (copies/ml)	bioMerieux bv HIV Ag/Ab (S/CO) (<1)	Roche Elecsys HIV Combi PT(S/CO) (<1)	KINHO Ag/Ab (S/CO) (<1)	Determine HIV1/2 Ag/Ab Combo	XINCHUANG HIV1/2 Ab (S/CO) (<1)	Determine HIV1/2 Ab Combo	WB (带型)
2018.11.9	3.29×10^7	36.92	65.29	5.27	R	0.07	NR	NB
2018.11.26	1.93×10^6	5.12	4.99	0.78	NR	0.07	NR	IND(p24)
2018.12.4	—	0.20	0.15	0.10	NR	0.07	NR	IND(p24)
2018.12.11	—	0.20	0.14	0.30	NR	0.06	NR	IND(p24gp160)
2018.12.17	TND*	0.20	0.13	0.22	NR	0.06	NR	IND(p24gp160)
2018.12.24	—	0.20	0.14	0.05	R(Ab only)	0.07	R	IND(p17p24gp160)
2018.1.10	—	1.72	3.85	0.50	R(Ab only)	1.52	R	IND(p17p24gp160)
2018.1.16	—	5.2	12.17	1.38	R(Ab only)	2.51	R	P(p17p24gp120gp160)
2019.2.19	TND	24.96	54.37	9.69	R(Ab only)	11.29	R	P(p17p24gp41gp120gp160)
2019.4.17	—	67.34	468.9	32.69	R(Ab only)	38.26	R	P(p17p24p31p51p66gp41gp120gp160)

*TND： target not detected，阴性。

亚型如 O 型抗体或抗体类型如 IgM 抗体检测能力缺失，导致相应的抗体漏检；③抗体产生后与抗原形成相应抗原抗体复合物，导致抗体的浓度低于检测线造成假阴性；④由于 HIV 感染极早期治疗或预防性治疗引起的 HIV 抗体产生延迟导致。近年来，检测试剂的研发飞速发展，检测灵敏度和检测范围大大增加以后，由于试剂灵敏度的原因已不能解释第二窗口期的存在。本案例在首次 HIV 筛查阳性后 26 天开始接受抗逆转录病毒治疗，随后 23 天之内病毒载量由 10^7copies/ml 下降至检测限以下。极早期抗病毒治疗引起第二窗口期的可能性大。

病例③ HIV 感染晚期

患者，男性，47 岁，因急性呼吸衰竭入院。实验室检查：卡氏肺孢子菌培养阳性；血培养检出青霉菌；CD4$^+$T 淋巴细胞计数：3 个 /μl，CD4/CD8：0.02；HIV 抗体（4 代酶联荧光法）结果阳性，WB 不确定。给予对症治疗，症状好转后出院。临床诊断：艾滋病待确诊，卡氏肺孢子菌感染。出院后多次进行 HIV 随访检测，HIV 抗体筛查均为阳性，WB 条带不进展，报告为不确定，实验室检测结果见表 1-5。

表 1-5　实验室检测结果

检测	筛查 1(4 代)	筛查 2(4 代)	筛查 3(3 代)	WB
2015.5.9	1.57	1.78	阳性	gp41gp120gp160
2015.7.14	2.93	2.82	阳性	gp41gp120gp160
2015.8.11	2.75	2.53	阳性	gp41gp120gp160
2016.9.20	2.04	2.37	阳性	gp41gp120gp160

案例分析 **本案例为 HIV 感染晚期病例**

一般情况下，人体感染 HIV 后，在最初的 2 ~ 4 周里，血液循环中存在高滴度的游离病毒，高滴度的病毒血症往往伴随有高效价的 p24 抗原。同时机体体液免疫被激活，产生抗体。一般感染病毒 4 ~ 6 周后血清中可检测到抗体，抗体一旦产生，可终生携带。但在疾病晚期，机体免疫系统被严重破坏，抗体滴度下降，甚至降低到检测限以下。

《全国艾滋病检测技术规范（2015 版）》颁布之前，HIV 抗体确证试验（WB 法和 RIBA 法）是唯一可作为艾滋病实验室诊断的项目。国内大部分实验室采用的是 WB 法，该试验的结果有阳性、不确定和阴性三种，其结果判断在 2009 版技术规范中有明确的规定，但该试验具有较大局限性：相较于筛查试剂，其灵敏度较低。因此在某些 HIV 感染的情况下可能会出现 HIV 抗体筛查阳性，而 WB 结果为不确定或阴性，导致漏检的情况发生。2015 版以后的技术规范将艾滋病确证试验拓展为"补充试验"，包括传统的 HIV 抗体确证实验和核酸检测。HIV 核酸检测可作为 HIV 抗体筛查阳性病例的直接补充试验或是 HIV 抗体确证结果为不确定时的补充试验，可快速对临床疑难病例进行诊断。

本案例中 HIV 抗体筛查阳性，WB 条带不进展，不符合阳性诊断标准。但 HIV 抗体筛查结果为阳性，临床上有严重的肺部感染，培养出卡氏肺孢子菌，CD4$^+$ T 淋巴细胞小于 200 个 /μl。以上证据均符合临床艾滋病晚期诊断标准。回顾性分析，对 2015 年 5 月 9 日标本进行 HIV RNA 定量检测，结果为 1376840copies/ml。证实艾滋病诊断成立。

对多例临床确证为艾滋病晚期病例 WB 检测结果进行回顾性分析表明：①部分晚期病例存在多次随访 WB 检测为不确定，条带不进展的情况，且带型均为 gp41gp120gp160，提示该带型为晚期病例所特有的 WB 带型；② HIV 核酸检测是对血清学不能确诊病例的有效补充，可对其进行快速确证或排除诊断。

病例 4　HIV 血清学非特异性反应的识别及处理

患者，女性，32 岁，因牙龈根尖囊肿来院口腔外科寻求手术治疗。术前 HIV 抗体筛查显示有反应 [罗氏化学法（4 代）COI：112，梅里埃酶联荧光法（4 代）SCO：10.4]，WB 确证结果为不确定，带型：p24gp160，同时做细胞亚群检测，CD4$^+$ T 淋巴计数：379 个 /μl，CD4/CD8：2.26。该妇女否认有过高危性行为史、外科手术史及输血史。补充 HIV-RNA 核酸定量，结果为阴性。临床不能排除急性期感染的可能性。3 个月后对其进行了随访检测，HIV 抗体筛查显示有反应（COI 118/115，SCO 11.2），WB 确证结果为不确定，带型为：p17p24gp160，CD4$^+$ T 淋巴计数：459 个 / µl，CD4/CD8：2.30。实验室检查结果见表 1-6。

表 1-6　实验室相关检查结果

检测日期	项目	结果
2020 年 5 月 4 日	Roche Elecsys HIV Combi PT (S/CO)	有反应（COI：112）
	bioMerieux bv HIV Ag/Ab (S/CO)	有反应（SCO：10.4）
	Determine HIV1/2 Ab Combo	阴性
2020 年 5 月 10 日	WB	不确定（p24gp160）
2020 年 5 月 12 日	HIV-RNA	TND
	CD4/CD8	2.26（379/168）
2020 年 8 月 15 日	Roche Elecsys HIV Combi PT (S/CO)	有反应（COI：118）
	bioMerieux bv HIV Ag/Ab (S/CO)	有反应（SCO：11.2）
	Determine HIV1/2 Ab Combo	阴性
	CD4/CD8	2.30（459/200）
2020 年 8 月 19 日	WB	不确定（p17p24gp160）
	HIV-RNA	TND
2021 年 6 月 12 日	Roche Elecsys HIV Combi PT (S/CO)	有反应（COI：115）

案例分析　该案例为 HIV 血清学非特异性反应

该患者 2 种 4 代试剂筛查均为有反应，且筛查值高，尽管 WB 条带有进展，但达不到 HIV 抗体阳性诊断标准，而且两次 HIV-RNA 检测结果为阴性，不能诊断为 HIV 感染。

该案例是否可以排除 HIV 感染呢？《全国艾滋病检测技术规范（2020 年修订版）》在抗体确证检测流程中提到："对于'HIV-1 抗体不确定'者，如果 3 个月内随访结果仍为不确定，且核酸试验阴性，建议结合流行病学史和临床表现考虑 HIV-1 阴性的可能性，3 个月后不再随访检测。"规范明确指出 HIV 感染的阴性诊断由临床医师综合判断以后给出。与此同时，临床《艾滋病和艾滋病病毒感染诊断标准（2019 版）》只针对 HIV 感染者 /AIDS 患者的诊断进行了说明，未提及如何排除诊断。由于流行病史主要靠病患自己提供，其可靠性存在偏倚，而且 HIV 感染的临床表现不特异，临床医师往往不能做出诊断。针对这个案例，临床亦没有给出明确的 HIV 阴性的诊断。一年以后，该患者自发于 2021 年 6 月 12 再次来院进行 HIV 抗体检测。HIV 抗体罗氏化学法 COI 值为 115，与前两次检测结果一致。由此临床考虑 HIV 抗体有反应可能为非特异性反应引起，该病例未感染 HIV。

一般认为 HIV 非特异性反应的发生与以下因素有关，受检者的自身状态（病原微生物的感染、免疫性疾病和特殊生理状态等）、自身免疫性疾病、某些恶性肿瘤、系统性红斑狼疮、风湿、白细胞抗原病、多克隆丙种球蛋白血症、多次输血和使用血液制品或器官移植等，机体可以产生一些非特异性抗体，可与 HIV p24 核心蛋白抗体引起相似的反应。另外，国外研究显示，人类白细胞抗原抗体中也存在可与 HIV 蛋白交叉反应的抗体。

因此，临床实验室在工作过程中，应掌握各种 HIV 试验方法的特点，如灵敏度、特异性等关键性指标，能正确的分析实验室结果，当血清学检测不能给出明确的诊断时，应提示临床医师及时补充 HIV 核酸检测，以便早期诊断。

参考文献

［1］沈蕊，裴丽健，岳志远，等. HIV 感染诊断的检测策略评价［J］. 中国艾滋病性病，2017，23（1）：7-12.

［2］冯霞，娄金丽，李宇，等. HIV 抗原抗体筛查结合核酸定量补充实验检测策略的临床应用评价［J］. 中国艾滋病性病，2018，24(1)：15-18.

［3］冯霞，魏虹娟，辛若雷，等. 采用两种检测试剂进行 HIV 抗体复检的效果研究［J］. 国际病毒学杂志，2018，25(1)：16-19.

［4］XIA FENG, JIBAO WANG, ZHIYUN GAO, et al. An alternative strategy to western blot as a confirmatory diagnostic test for HIV infection，Journal of Clinical Virology，2017，(88)：8-11.

［5］潘海西，黄秋芳，邢文革，等. HIV-2 检测方法学进展［J］. 中华流行病学杂志，2019，40（7）：864-868.

（刘意，冯霞）

第一节　疾病概述

　　梅毒（syphilis）是由苍白密螺旋体（*Treponema pallidum*，TP）感染引起的慢性性传播疾病，病原体可通过口腔、生殖器、肛门的黏膜组织或皮肤破损侵入人体，并可以引起广泛组织器官的损害。

一、流行病学

　　梅毒最早被发现于15世纪90年代末的欧洲，一般认为是由哥伦布航海舰队从新大陆带回，并且很快在欧洲大陆蔓延。梅毒的发病率在1940年代达到顶峰，之后随着青霉素的发现稳步下降，在2000年达到最低点后又逐渐复苏。据WHO估计，全球每年约有1 200万梅毒新发病例，主要集中在南亚、东南亚和非洲。在我国，从2011年起，每年约40万人感染梅毒，且呈逐渐增长趋势。我国梅毒高发地区主要集中在西北、闽江、长江三角洲和珠江三角洲地区。2020年我国梅毒报告发病464 435例。

　　传染源：人类是梅毒螺旋体的唯一宿主，早期活动性梅毒和早期潜伏梅毒患者是重要的传染源，感染梅毒患者的皮损及其分泌物、血液中含有梅毒螺旋体。性工作者、男男性行为人群以及吸毒人群中梅毒感染率高，同时也是重要的传染源。

　　传播途径：梅毒的传播途径包括性传播、血液传播及母婴传播，其中，性传播占95%以上，是最主要的传播途径。梅毒螺旋体存在于梅毒患者黏膜及皮损部位，性接触时可通过接触这些部位感染梅毒。早期梅毒患者易发皮损，其传染性较强。随着疾病的进展其传染性也逐步降低。虽然有过因输血而感染梅毒的个例报告，但血液传播不是梅毒传播的主要途径。静脉吸毒者可通过共用针具的方式感染梅毒。感染梅毒的妊娠妇女可通过胎盘将梅毒传播给胎儿。妊娠妇女为早期梅毒感染则发生母婴传播的机会较大，晚期梅毒时母婴传播的机会减少。如妊娠妇女在妊娠晚期感染梅毒，胎儿在分娩时可能因接触到产道皮损中的梅毒螺旋体而发生梅毒感染。

易感人群：各年龄组均可感染梅毒，目前我国梅毒感染率较高的人群分布在 20～39 岁年龄组以及 60 岁以上老年人，前者为性活跃年龄，感染机会较高；后者可能是不安全性行为的增加或由于其他疾病住院或手术，经常规梅毒血清学筛查而发现感染梅毒。梅毒免疫是获得性免疫，当机体有梅毒螺旋体感染时才有免疫力。

二、病原学

梅毒螺旋体于 1905 年由法国生物学家 Hoffmann、Schandim 等率先从一例梅毒患者的下疳及其附近肿大的淋巴结组织中发现并报道。其分类归于螺旋体目（*ordre spirochaetaceae*）、螺旋体科（*family spirochaetales*）密螺旋体属（*genus treponema*）、苍白密螺旋体苍白亚种（*treponema pallidumsubsp palidum*）。梅毒螺旋体纤细、细长，两端尖直。螺旋体长 6～20μm，厚度仅为 0.10μm 至 0.18μm，普通光学显微镜无法观测。使用暗视野显微镜观察，螺旋体有 6～20 个特征性的紧密缠绕螺旋，以螺旋状运动。电子显微镜下，梅毒螺旋体呈现粗细不等、着色不均的小蛇状，两端分别有两束丝状体，缠绕菌体。梅毒螺旋体菌体周围附有薄膜，体内有胞质，或囊状结构和螺旋体囊。其生物体结构分别是：外膜（outer membrane，OM），有三层，厚约 46nm，成分主要有蛋白质、糖和类脂等；胞质微丝（cytoplasmic filaments，CF），亦称轴丝，直径 21nm，有外鞘和内核心（直径 10～16nm），含有大量的蛋白质和少量的己糖，聚丙烯酰胺凝胶电泳（polyacrylamide gelelectrophoresis，PAGE）分析结果显示为一条蛋白带；菌体，圆柱形，包括细胞壁、胞质膜及胞质。细胞壁主要为多糖及少量的肽聚糖；胞质中含有核状小体、核空泡、核糖体；周质鞭毛（periplasmic flagella，PF），有 2～6 根不等，附着在螺旋体的两端。TP 在人体外环境中抵抗力较弱，置于4℃低温下48～72h就会死亡，失去传染性。其外膜对溶菌酶抵抗，但对脂溶剂及表面活性剂敏感。外膜具有抗原性，抗外膜抗体在补体参与下能杀死或者抑制TP的活动。酸、碱、胍、SDS或者60℃加热可以使其解离成MW 37 000的亚单位。苍白螺旋体存活条件苛刻，不能离开体液和体温，极难在体外培养。1981年Fieldsteel等人采用棉尾兔（cotton-tail rabbit）单层上皮细胞在含有1.5% O_2 的大气环境进行培养，经9～12d孵育后，螺旋体数比接种数平均增加49倍，螺旋体DNA毒株对兔仍保持毒力，在单层上皮细胞中，螺旋体紧密黏附于其表面并繁殖形成微菌落，此种黏附作用可被特异免疫血清所阻抑。已死亡的梅毒螺旋体或非致病性螺旋体，则不能与单层上皮细胞黏附。但在人工培养基上尚不能培养。

三、致病机制

TP通过皮肤、生殖器、口腔或肛门黏膜表面的破损部位进入人体后，迅速侵入多种组织并存活。其膜蛋白参与对宿主细胞的黏附过程及增殖和播散，脂蛋白成分可促进细胞增殖并释放炎症因子，鞭毛蛋白参与螺旋体的运动和迁移。TP在感染部位局部复制并扩散到局部淋巴结，然后进入血流，从血流中穿过血管内皮细胞之间的连接。淋巴细胞、巨噬细胞和浆细胞浸润，伴有血管病变、动脉内膜炎和动脉周围炎，是梅毒各级病变组织学的基础。在继发梅毒中，密螺旋体存在于体内多个部位，包括内脏器官、中枢神经系统和皮肤。TP可以在主动脉壁保持休眠状态，在血管中引起内膜炎，动脉壁的增厚、瘢痕等，导致动脉斑块的形成和心血管梅毒血管钙化。在脑膜炎中，淋巴细胞和浆细胞的血管周围浸润导致脑膜发炎。梅毒在脑膜血管中引起脑血管改变，内膜增厚、外膜纤维改变和血管狭窄等，可导致脑梗死和脑神经麻痹。

四、临床表现

根据梅毒的自然发展过程，通常将活动性梅毒分为四期：一期梅毒、二期梅毒、三期梅毒和潜伏梅毒；一期、二期和早期潜伏性梅毒统称为

"传染性梅毒"；晚期潜伏性梅毒和三期梅毒通常被认为不再具有传染性。TP 侵犯机体其他组织和器官可引起相应的临床表现：侵犯神经系统可发生神经梅毒；侵犯心血管、骨组织，表现为心血管梅毒和梅毒骨损害；由梅毒感染产妇经胎盘传染胎儿引起先天梅毒。

一期梅毒：患者感染 TP 后 9～90d 内常出现硬下疳。男性硬下疳的常见部位为阴茎远端，而女性则多发生于后阴唇系带、阴唇和外阴等。肛门、口腔和嘴唇也是硬下疳可能发生的部位。硬下疳最初形成一个红色斑点，很快成为丘疹，最终形成溃疡。典型的溃疡是无痛的，中心有液体渗出或灰色的蜕皮，边界清晰。成熟的溃疡有明显的硬化斑块病变。硬下疳偶尔可为疼痛性或多发，很难和其他引起生殖器溃疡的疾病鉴别，还有可能出现不同病原体的混合感染。如果下疳很小或隐藏在肛管、阴道、宫颈或口腔内，则很难被注意到。大多数患者会忽略感染梅毒的初期症状而随后被诊断为二期梅毒。硬下疳出现的一周内，TP 可侵入淋巴管，感染区域会出现无痛性橡皮样的小淋巴结，如未经治疗，硬下疳一般在 3～6 周痊愈，但由于病原体侵入淋巴结，可进入二期梅毒的潜伏阶段，如未充分治疗可再次复发。

二期梅毒发生在硬下疳出现的 3～6 周后，常与一期梅毒重叠，具有传染性。典型的临床表现：大多数患者可出现低热头痛、肌痛、关节痛、厌食和恶心等前驱症状；70% 的患者可出现皮疹，表现为斑状或丘疹样病变，常见于躯干、手掌或脚底；部分女性患者可表现为扁平湿疣。除典型症状外，患者可能出现黏膜斑、淋巴结肿大和中枢神经系统症状等，偶尔出现眼、关节及心脏病变。

潜伏梅毒又称为隐性病毒。其显著的特点是无明显临床症状，但血清学检测阳性。潜伏梅毒分为早期潜伏梅毒和晚期潜伏梅毒，无症状感染 1～2 年内称为早期潜伏梅毒，之后称为晚期潜伏梅毒。

三期梅毒也称晚期梅毒，一般发生在发病 2 年后，但也有更长时间达 3～5 年者，好发于 40～50 岁之间的患者，主要是由于未经抗梅毒治疗、治疗不规范或治疗时间不足。三期梅毒症状复杂，可因 TP 侵犯任何组织器官，包括皮肤、黏膜、骨、关节以及各内脏等，引起相应系统损害的临床表现。此期易与其他疾病混淆，诊断困难。

TP 较易侵犯神经系统引起神经性梅毒。神经性梅毒可能表现为无菌性脑膜炎或脑膜血管病，最早可出现在二期梅毒或感染后几年。梅毒性脑膜炎除了常见的脑膜炎症状外，还可能出现局部神经功能缺损，如偏瘫、失语症、癫痫或精神症状。约 40% 的梅毒性脑膜炎患者伴有脑神经麻痹，35% 的患者伴有脑积水。脑膜血管梅毒源于动脉内膜炎导致梗死，最常见的是感染后 5~12 年。尽管任何动脉都可能受到影响，但中脑是最常见的受累部位。与血栓形成性卒中相比，小动脉的介入导致逐渐发病和较轻范围的损伤。心血管梅毒目前较罕见，一般是在原发性感染后几十年出现。最常见的表现是无症状性主动脉炎、主动脉功能不全（通常是近端）、主动脉瘤和冠状动脉口狭窄。梅毒骨损害常发生于 6 个月内，长骨软骨炎引起四肢疼痛、压痛、关节肿胀，不能活动，稍一牵动四肢即引起啼哭，称之为梅毒性假性麻痹。X 线检查有典型病变，显示长骨骨骺增大，变宽，有不规则的骨骺线，骨干骺端的远端暂时性钙化带增厚而呈不规则的"锯齿状"。也可发生骨膜炎。发生梅毒性指炎时，手指呈梭状肿胀。

先天梅毒引起的胎儿流产可能表现为妊娠早期或中期流产，或胎盘纤维化、死胎。在存活的受感染婴儿中，只有 30% 的婴儿在新生儿期有特定的症状，大多数婴儿可在 3 个月前出现症状。许多患儿在早期（出生时或最初 2 年）出现类似于成人的继发性梅毒的病变。受影响的婴儿往往瘦小、易怒、鼻塞、哭泣无力。皮肤往往干燥和起皱。20%~50% 患儿淋巴结肿大，其特点是不融合、可活动、硬、无触痛。20% 病例滑车上淋巴结肿大，对先天梅毒具有特征性。早期先天梅毒常伴有肝脾大和血液学异常。如发生弥漫性肺浸润可导致早期死亡；口咽牙龈受累可导致穿孔和上腭、咽或鼻中隔严重瘢痕；舌受累可导致舌炎、肿胀和白细胞增多。发生在骨可导致骨折。

五、诊断与鉴别诊断

TP 在血液内存在时间较短，且目前体外人工培养仍未获得成功，使 TP 病原体的直接检测受到限制，因此梅毒的实验室诊断主要依赖于血清学检测。

1. 一期梅毒的诊断 溃疡中检测到梅毒螺旋体是诊断一期梅毒的直接

证据，但此项检测阳性率低，未检测到梅毒螺旋体不能排除梅毒感染；或具有明确流行病史，伴有可疑的体征如溃疡以及任何血清学阳性亦可进行诊断。如果最初血清学阴性，可疑溃疡患者应在 2～4 周内再次进行血清学检查。

2. 二期梅毒的诊断　此期患者湿润黏膜皮肤病变中可检测出螺旋体。非特异性抗体通常在二期梅毒时具有较高滴度。非特异性抗体检测阳性并伴有典型的梅毒临床症状或体征，可以诊断二期梅毒。

3. 潜伏梅毒的诊断　需要两种血清学检测阳性，包括特异性抗体阳性和非特异性抗体阳性。近期的症状提示有一期或二期梅毒发生，或过去 1 年或 2 年内有阴性试验史，表明早期潜伏梅毒。

4. 三期梅毒的诊断　脑脊液（cerebrospinal fluid，CSF）-性病研究实验室试验（venereal disease research laboratory test，VDRL）阳性和 / 或脑脊液单个核细胞 >5×10^6/L 可作为神经梅毒的诊断依据。但 CSF-VDRL 在检测神经梅毒方面的敏感性有限，仅为 70%。神经梅毒发生时，脑脊液蛋白浓度可能升高。因为 HIV 能引起 CSF 的单个核细胞增多，在合并 HIV 感染的情况下，神经性梅毒的诊断界值应该提高到单个核细胞 >20×10^6/L。先天性梅毒的诊断有一定的困难，因为疾病的风险很高，许多新生儿在确诊前都会接受治疗。直接从新生儿的胎盘或鼻腔分泌物或皮肤病变中检测到 TP 可以明确诊断，但很少能实现。先天梅毒诊断通常依赖于临床症状（如有）和血清学检测。新生儿的阳性血清学检测可能反映来自母亲的被动抗体转移，但如非特异性抗体检测滴度高于母亲，则有一定的诊断意义。定期进行非特异性抗体定量检测，如果滴度升高，就进行治疗。PCR和 WB-IgM 抗体检测在先天梅毒的诊断中也具有一定的价值。长骨和胸部放射学、腰椎穿刺、颅超声和眼科检查可能有助于诊断。

鉴别诊断：一期梅毒下疳可能与任何原因引起的生殖器溃疡相似，并且可能存在合并感染的情况，需要充分利用实验室排除溃疡的其他原因。二期梅毒的皮疹可能类似于药疹、玫瑰糠疹、花斑癣、脂溢性皮炎、多形红斑、疥疮、扁平苔藓、银屑病、真菌感染和麻风，以及其他引起全身性皮疹的感染包括原发性艾滋病毒感染、麻疹、风疹和脑膜炎球菌血症等。

扁平湿疣可能与生殖器疣混淆。梅毒性脱发可能类似斑秃或头皮真菌感染。脑膜血管梅毒的症状和体征与其他因出血或血栓机制引起的脑卒中（中风）或脑血管意外的症状和体征相似。大脑中的树胶肿可能被误认为是肿瘤或脓肿，尤其合并 HIV 感染时。在痴呆、精神病、癫痫、谵妄和人格改变的鉴别诊断中，应考虑是否存在神经梅毒。

六、治疗及预后

注射用青霉素 G 仍然是梅毒的首选治疗药物，可根据梅毒的分期和临床表现选择不同的制剂、剂量和疗程，多西环素可作为口服替代品应用于梅毒的治疗。疾病早期，反应素试验，如快速血浆反应素试验（rapid plasma regain test，RPR），滴度在 6 ~ 12 个月内下降 4 倍可作为治疗有效的指标。对接触时间在 90 天内的早期梅毒性接触者，不论其检测结果如何，通常用单剂量的苄星青霉素 G 进行治疗。

第二节　实验室检测技术

目前由于 TP 人工培养尚未成功，梅毒的实验室检查方法主要包括直接病原体检测和血清学检查。直接病原体检测多采用显微镜检查的方法，临床上除了一期梅毒的硬下疳和二期梅毒的扁平湿疣等皮损容易采集到梅毒螺旋体标本外，大多数梅毒患者并不容易采集到用于病原学检测的标本，因此血清学检测方法是临床上最常用的实验室检测方法。近年来，随着分子生物学技术的快速发展，对 TP 全基因组的解析，使一系列特异、灵敏的 PCR 技术方法也在实验室梅毒诊断过程中得到应用。

一、显微镜检查

与其他细菌感染一样，直接检测到 TP 对梅毒感染最具有诊断价值。特别是在感染的早期，血清学抗体仍未产生或已产生但反应性弱，此时显微镜下可直接检测到 TP，对一期和二期梅毒的诊断有重要价值。

TP 显微镜检查主要包括暗视野显微镜检查法、镀银染色法、墨汁染色法、直接荧光免疫法（direct fluorescent antibody test，DFA）等。显微镜检查在一期梅毒的敏感度在 78%~90% 之间，可能先于血清转化。取材的好坏是影响显微镜检查的关键，取材一般分为皮肤黏膜损害取材和淋巴结取材。皮肤黏膜损害取材：首先在载玻片（厚度为 1.0~1.2mm）上滴加 50~100μl 盐水备用。然后用棉拭子取无菌盐水轻轻擦去皮损上的污物。如皮损上有痂皮，可用钝刀小心除去。再用钝刀轻轻地刮数次（避免出血），取组织渗液与载玻片上的盐水混匀，加盖玻片。淋巴结取材：消毒淋巴结表面皮肤，用无菌干棉球擦干。用 1ml 无菌注射器配 12 号针头，吸取无菌等渗盐水 0.25~0.5ml，以无菌操作穿刺淋巴结并注入盐水，再吸入注射器内，反复 2~3 次后，取少量淋巴液于载玻片上，加盖玻片。

（一）TP 暗视野显微镜检查

1. 原理　暗视野显微镜检查是采用一个特殊的聚光器，分为干系和湿系两种，其中央均为黑漆所遮蔽，仅在圆周边留有光线，光线只可从其圆周边缘斜角射到载玻片上。TP 检查一般采用湿系聚光器。倘若斜射光线遇到载玻片上的物体，如螺旋体等，物体会发光显现（图 2-1）。

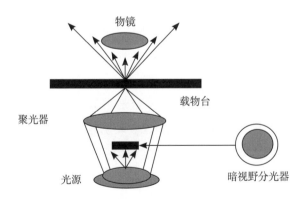

图 2-1　暗视野聚光器工作原理

2. 方法　在暗视野聚光器（此法用湿系暗视野聚光器）上加一滴甘油缓冲液［甘油和 0.1mol/L 磷酸缓冲液（phosphate buffer solution，PBS），pH 7.0，按 7：3 配制］。载玻片置载物台上，上升聚光器使甘油缓冲液接触载玻片，先在 10 倍物镜下调焦，使物像清晰，再用 40 倍物镜观察，寻找有特征形态和运动方式的梅毒螺旋体。

3. **结果及解释** 暗视野显微镜下，典型的 TP 呈白色发光，其螺旋较密而均匀，平均 8 ~ 14 个（图 2-2）。运动性较强，观察其运动形式有助于与其他螺旋体相鉴别。镜下见到螺旋体，结合典型临床表现，可确诊梅毒感染。其运动方式包括如下：①旋转式，围绕其长轴旋转；②蛇行式，全身弯曲如蛇行；③伸缩其螺旋间距离而移动。

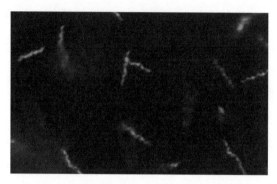

图 2-2 暗视野显微镜下梅毒螺旋体（示意图）

未检出螺旋体不能排除梅毒的诊断。未检出螺旋体可能说明：①未感染螺旋体；②螺旋体数量不足（单次暗视野显微镜检查其敏感性低于 50%）；③患者已接受抗生素或杀灭 TP 的药物治疗；④损害接近自然消退。

4. **方法学应用与评价** 暗视野检查是梅毒病原学检查的经典方法之一，也是唯一可在床边确诊的快检方法，但方法学本身对样本及操作人员要求较高，影响因素较多，限于专业实验室开展。顾伟鸣对暗视野检查梅毒的方法评价中得出结论，暗视野检查在一期梅毒的敏感性为 72.8%，低于 TPPA，但高于 RPR；国外研究表明，暗视野检查的敏感性为 73.8% ~ 78.8%。实际工作中，由于该实验对实验室仪器和人员配置要求高而限制了该方法的发展。

（二）TP 镀银染色检查

1. **原理** TP 具有亲银性，可被银溶液染成棕黑色，在普通显微镜下可观察到梅毒螺旋体。

2. 方法

涂片干燥：将标本涂于干净载玻片涂成薄片，于空气中自然干燥（不可用火干燥固定）。

固定：用罗吉氏固定液将涂片固定 2~3min。

洗涤：用无水酒精洗涤玻片上的油污。

媒染：加鞣酸媒染剂 2~3 滴于涂片上，略加热产生蒸气，染 30s。

银染：水洗，加 Fontana 银溶液于涂片上，略加热产生蒸气，染 30s。

镜检：水洗，待干，加盖玻片后，以加拿大树胶封固（封固的目的是防止使用镜油时标本脱色，同时有利于长期保存），用油镜检查。

3. 结果及解释 显微镜下观察：梅毒螺旋体染成棕褐色（图 2-3）。

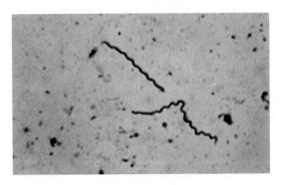

图 2-3 梅毒螺旋体镀银染色（100×）

引自：章楚光，胡伟忠，顾伟鸣. 镀银染色法在一期梅毒实验室诊断中的应用. 中国皮肤性病学杂志，2004，18（12）：756.

临床意义的解释同暗视野显微镜检查法。标本阳性时，若有典型的皮肤黏膜损害者可确诊。如标本阴性时，不能完全排除梅毒，必要时应复查。应注意与腐生螺旋体鉴别。

4. 方法学应用与评价 一期梅毒患者通常在硬下疳出现后 1~2 周为血清学反应的窗口期，血清学检测很难发现梅毒感染，因此在此阶段，病原学检测尤为重要，镀银染色法操作方便，设备要求简易，结果较易判

读。适用于早期梅毒检测。国内外学者均提出镀银染色法阳性检出率高于暗视野检查。

（三）TP 直接免疫荧光试验

1. **原理** 将患者的样本涂片作为抗原，加入荧光素（fluorescein isothiocyanate isomer I，FITC）标记的抗梅毒螺旋体单克隆抗体，或 FITC 标记的抗螺旋体多价球蛋白经密螺旋体（reiter 株）吸收后的抗体。如样本中存在 TP，即与荧光抗体特异性结合，在荧光显微镜下 TP 显示苹果绿色荧光。直接免疫荧光法可用于检测与鉴别组织液和溃疡渗出液中致病性螺旋体。

2. **方法** 设置标记阴性、阳性及试验样本片，置于孵育盒的玻片架上。加入 30μl 荧光素标记的抗梅毒螺旋体单克隆抗体，覆盖涂片的样本膜，密闭孵育盒后置恒温箱 37℃反应 30min。用 pH 7.2 缓冲液洗涤 3 次，自然干燥或吸水纸吸水后，滴加缓冲甘油封片剂，加盖玻片。荧光显微镜镜检：用 40× 物镜扫描查找发绿色荧光的螺旋体，再换用 100× 油镜下进行确证。

3. **结果及解释** 判断标准：根据特异性荧光强度（ - ）无荧光；（ ± ）极弱的可疑荧光；（ + ）荧光较弱，但清楚可见；（ ++ ）荧光明亮；（+++ ~ ++++）荧光闪亮。如果阴阳性对照片结果符合要求，检查实验样本片。当发现显示 ++ 或以上阳性绿色荧光典型螺旋体时，报告直接免疫荧光法可见梅毒螺旋体；如未发现螺旋体，则报告直接免疫荧光法未见梅毒螺旋体。

4. **方法学应用和评价** 直接免疫荧光法检测可作为梅毒诊断的确证试验，若发现 TP，结合病史，即可确诊为梅毒。该法敏感性和特异性均高于暗视野检查法，极早期未治疗的梅毒，该试验常表现为阳性，而此时血清学检测可能为阴性。阴性结果不能完全排除梅毒感染，因出现溃疡的时间、样本量、试剂质量、操作技术等可导致假阴性。怀疑梅毒时，除生殖器部位溃疡外，其他部位无痛性有硬结的小溃疡、局部淋巴结病也应考虑为梅毒性的溃疡，可取材进行直接免疫荧光法 TP 的检查。在国外多项研究中证实了直接免疫荧光法的高敏感型，适用于中高级实验室开展。

二、血清学检测

当人体感染 TP 后 4～10 周，血清中可产生一定数量的抗类脂质抗原的非特异性抗体（反应素）和抗梅毒螺旋体抗原的特异性抗体。这些抗体均可用免疫学方法进行检测。根据检测所用抗原不同，梅毒血清学试验分为两大类：一类为梅毒非特异性抗体血清学试验，按检测方法的不同可主要包括性病研究实验室试验（venereal disease research laboratory test，VDRL）、RPR、甲苯胺红不加热血清试验（toluidine red unheated serum test，TRUST）等；另一类为梅毒螺旋体特异性抗体血清学试验，包括梅毒螺旋体颗粒凝集试验（treponema pallidum granule agglutination test，TPPA）、梅毒密螺旋体荧光抗体吸收试验（fluorescent treponema syphilis aantibody absorption test，FTA-ABS）、酶联免疫吸附试验（enzyme linked immunosorbent assay，ELISA）、化学发光免疫测定（chemilumineseent immunoassay，CLIA）等。临床上可根据实验室条件选择任何一类血清学检测方法作为筛查（初筛）试验，初筛阳性结果需经另一类梅毒血清学检测方法复检确证，才能够为临床诊断或疫情报告提供依据。有条件时亦可同时做这两类试验。

（一）非特异性抗体检测

TP 一旦感染人体，人体将迅速对被损害的宿主细胞以及 TP 细胞表面所释放的类脂物质作出免疫应答，3～4 周产生抗类脂抗原的抗体（亦称为反应素）。这些抗体主要是 IgG 和 IgM 型混合抗体。梅毒非特异性抗体检测主要包括 VDRL、TRUST、RPR 等。这些实验所采用的抗原成分相同，但敏感性和特异性基本相似。由于所检测的心磷脂抗体为非特异性抗体，在慢性肾小球肾炎、类风湿性关节炎、系统性红斑狼疮患者体内也可检测到，因此，多种疾病状态下可造成该类试验的假阳性。梅毒非特异性抗体血清学试验方法简便、快速，敏感性和特异性较高。对一期梅毒的敏感性为 74%～87%，二期梅毒达 100%，三期梅毒 34%～94%。特异性在各期梅毒的诊断中可达 96%～99%。早期梅毒经治疗后血清滴度可下降或转阴，故可用于疗效观察、预后判断、复发或再感染的判定，也适用于人群的筛查、产前检查及健康体检等。

1. VDRL 玻片试验

（1）原理：梅毒非特异性抗体试验是使用心磷脂、卵磷脂及胆固醇作为抗原的絮状凝集试验。反应素与心磷脂形成抗原抗体反应，卵磷脂可加强心磷脂的抗原性，胆固醇可增强抗原的敏感性。心磷脂、卵磷脂遇水形成胶体溶液，胆固醇遇水形成结晶。当抗原与抗体（反应素）混合发生反应时，后者即黏附胶体微粒的周围，形成疏水性薄膜。由于摇动、碰撞，使颗粒与颗粒互相黏附而形成肉眼可见的颗粒凝集和沉淀，即为阳性反应。如遇到非梅毒血清，因体液中的白蛋白多于球蛋白，而白蛋白对胶体颗粒有保护作用，形成亲水性薄膜，即使同样摇动、碰撞，由于抗原颗粒周围没有黏附免疫球蛋白的作用，不能形成较大颗粒，无肉眼可见的凝集和沉淀，因此为阴性反应。

（2）方法：VDRL 玻片试验分为定性试验及定量试验。

定性试验具体步骤如下：血清标本 56℃灭活 30min 备用；吸取 0.05ml 血清加入玻片圈内，将血清涂开至整个圈内；用标准针头加入 1 滴抗原；将玻片置旋转器上摇动 4min，（180±5）次 /min，立即置 10×10 倍显微镜下观察。

半定量试验：经 VDRL 定性试验为阳性、弱阳性，或 VDRL 定性试验结果为可疑反应 / 阴性但临床怀疑为 TP 感染者，需做定量试验，前者需明确抗体滴度，后者为排除"前带现象"，具体步骤如下：在反应板 1~8 孔各加等渗盐水 0.05ml；吸取 0.05ml 血清标本置第 1 孔与等渗盐水混匀，吸取 0.05ml 稀释液至第 2 孔混匀，再吸取 0.05ml 至第 3 孔，如此连续稀释至第 8 孔，弃 0.05ml 稀释液。稀释度为 1∶2、1∶4、1∶8、1∶16、1∶32、1∶64、1∶128、1∶256，必要时可稀释至更高倍数；每个稀释度加入抗原 1 滴；旋转速度和时间同定性试验。

（3）结果及解释：3+~4+：大或中等大小的絮状物，液体清亮。2+：小到中等大小的絮状物，液体较清亮。1+：小的絮状物，均匀分布，液体混浊。−：仅见抗原颗粒集于中央一点或均匀分散。结果报告：出现 1+~4+ 强度的凝集反应报告阳性，未产生凝集反应报告阴性。

（4）方法学应用及评价：VDRL 是国内外推荐的神经梅毒的实验室诊

断依据,具有较高的特异性(99.8%),但敏感性较低(50%),如果 CSF-VDRL 阳性可考虑神经梅毒,CSF-VDRL 阴性则不能排除神经梅毒。该试验试剂成本较高,不易自动化,对人工要求也较高,不适用于大批量样本的检测国内少有临床实验室开展该项实验。VDRL 为梅毒非特异性抗体检测,国外多项研究已证实存在一定的生物学假阳性,因此,VDRL 试验阳性样本应进行特异性抗体检测加以确认。

2. RPR 环状卡片试验

(1)原理:RPR 试验是 VDRL 试验的一种改良方法。该法是在抗原中加入活性炭颗粒作为指示物,加入了氯化胆碱,因此血清不需灭活。特制的白色纸卡替代了玻片。试验结果易于判断,肉眼即可观察。也可用血浆进行检测,试验结果可保存。抗原放 4℃冰箱可保存 1 年。

(2)方法:RPR 试验分为定性试验和定量试验,定性试验具体方法如下:①吸取 0.05ml 血清或血浆加于卡片圈内,并均匀地涂布在整个圈内;将抗原轻轻摇匀后用标准针头吸取抗原,每个标本加 1 滴抗原;将卡片置水平旋转器旋 8min,(100±2)r/min;立即在明亮光线下观察结果。RPR 定量试验具体步骤如下:在圈内加入 0.05ml 等渗盐水(一般做 6~8 个稀释度),勿将盐水涂开。②吸取 0.05ml 血清或血浆作系列稀释(1:2~1:64),当稀释到最后的第 8 孔时,弃去 0.05ml 稀释液。③滴加抗原,旋转时间、速度和观察结果同定性试验。

(3)结果及解释:3+~4+:大或中等大小的絮状物,液体清亮。2+:小到中等大小的絮状物,液体较清亮。1+:小的絮状物,均匀分布,液体混浊。-:仅见抗原颗粒集于中央一点或均匀分散。结果报告:出现 1+~4+ 强度的凝集反应报告阳性,未产生凝集反应报告阴性。

(4)方法学应用及评价:RPR 在 VDRL 基础上有一定的改良,操作简易,目前在各地实验室应用较为广泛,其滴度变化可作为治疗效果观察、复发或再感染评判的指标。但由于其敏感度较低,在低流行人群的梅毒筛查中的阳性预测值较低,因此以其作为初级筛查手段的传统梅毒筛查策略已逐渐被反向策略替代。

3. TRUST 试验

（1）原理：TRUST 试验的抗原中加入甲苯胺红颗粒代替活性炭颗粒指示物，使阳性结果出现红色絮状现象，阴性结果见红色颗粒集于中央或均匀分散。

（2）方法：TRUST 试验方法及结果判读均与 RPR 试验相同。

（3）结果及解释：与 RPR 试验相同。

（4）方法学应用及评价：TRUST 与 VDRL、RPR 的反应原理和方法相同，研究显示 TRUST 与 RPR 定性结果的符合率达 100%，与 VDRL 定性结果符合率为 99.7%。敏感性低于梅毒特异性抗体检测，有一定的漏诊率。

4. 梅毒非特异性抗体血清学检测的注意事项 梅毒非特异性抗体血清学试验可出现假阴性和假阳性。通常假阴性由"前带现象"造成，即血液中抗体的量过高，从而导致反应体系中抗原抗体比例不合适而出现无反应的现象。若临床上高度怀疑梅毒现症感染，但非特异性血清学检测结果为阴性的情况下，应考虑前带现象的可能性，对血液样本进行稀释后检测。梅毒非特异性抗体试验假阳性通常与非特异性反应有关：感染因素（细菌性心内膜炎、软下疳、病毒性肝炎、传染性单核细胞增多症、结核、麻风、麻疹、疟疾、水痘、支原体或肺炎双球菌肺炎、其他螺旋体感染，如雅司、品他等）和非感染因素（妊娠、使用毒品、恶性肿瘤、自身免疫病、多发性骨髓瘤、慢性肝脏损害、衰老等）均为常见引起假阳性的原因。因此对阳性反应需结合临床进行鉴别，或作梅毒螺旋体血清学试验以进一步证实。

（二）特异性抗体检测

梅毒螺旋体入侵人体后，在感染后 2 周左右可出现特异性 IgM 抗体，大约感染后 4 周左右出现特异性 IgG 抗体。IgG 抗体在治疗后不易消退，甚至可以在体内持续终身，对机体再感染有一定的保护作用。

梅毒特异性抗体检测方法主要包括梅毒螺旋体血凝试验（treponema pallidum hemagglutination，TPHA）、TPPA、FTA-ABS、TP-ELISA、WB、胶体金试验 TP Colloidal（gold immune-chromatography，GICA）、CLIA 等。

TPHA、TPPA 和 FTA-ABS 是利用在实验动物体内繁殖的全梅毒螺旋体菌株作为抗原；TP-ELISA、TP-WB、TP-CGT 和 TP-CLIA 是近些年发展起来的，利用基因工程重组的梅毒螺旋体蛋白作为抗原。梅毒特异性抗体检测是检测血清中的 IgG 抗体，具有较高的敏感性和特异性，但上述方法由于抗原成分不同，敏感性和特异性存在一定差异。即使患者经过足够长时间的治疗，特异性 IgG 抗体仍能长期存在，甚至终身不消失，血清反应仍呈阳性，因此，梅毒特异性抗体检测不能用于观察疗效。

1. TPHA 和 TPPA 试验

（1）原理：TPHA 是用羊或火鸡红细胞作为抗原载体，吸附从兔睾丸中提取的粗制 TP 粉碎物抗原，检测血清中的特异性抗体。TPPA 是 TPHA 的改良方法，把致病性 TP 的精致菌株成分包被在人工载体明胶粒子上，检测血清中梅毒相应的抗体，由于试剂制备过程排除了各种非特异性反应，方法学具有较高的敏感性和特异性。目前由于 TPHA 试剂成本较高，操作较麻烦，且易发生自凝现象和生物学假阳性等原因，已经被 TPPA 所取代。

（2）方法：试验前试剂应平衡至室温。具体方法如下：将标本稀释液加至微量反应板孔内，第 1 孔 100μl，第 2、3、4 孔各 25μl 液；取血清 25μl 加至第 1 孔，混匀后取 25μl 至第 2 孔，混匀后取 25μl 至第 3 孔，混匀后取 25μl 至第 4 孔，混匀后弃去 25μl；第 3 孔加未致敏颗粒溶解液 25μl，第 4 孔加致敏颗粒溶解液 25μl；将反应板置振荡器振荡 30s；置有盖湿盒中，15～25℃避光孵育 2h 后，或放 4℃冰箱过夜观察结果。

（3）结果及解释

++++：颗粒光滑覆盖整个孔底，有时边缘有折叠；

+++：颗粒光滑覆盖大部分孔底；

++：颗粒光滑聚集覆盖孔底，周围有一颗粒环；

+：颗粒光滑聚集覆盖孔底，周围有一明显颗粒环；

± 可疑：颗粒沉集孔底，中央形成一小点；

-：颗粒紧密沉积于孔底中央。

阳性报告：定性试验，血清在 1∶80 以上稀释度与致敏颗粒发生凝集反应（1+ 或更强），与未致敏颗粒（第 3 孔）不发生凝集反应；阴性报告：血清与致敏颗粒和未致敏颗粒均不发生凝集反应（图 2-4）。

（4）方法学应用与评价：TPPA 是在 TPHA 基础上建立的改良方法，稳定性更强，结果较易判读，是目前应用较为广泛的梅毒特异性抗体血清学试验。TPPA 具有较高的敏感性和特异性，在 Poper 的研究中显示 TPPA 在一期、二期和潜伏梅毒的检测敏感性分别为 88%、100% 和 98%，总特异性为 95%。TPPA 可作为传统检测策略的确认试验，也可作为反向策略的筛查试验提高筛查敏感性。

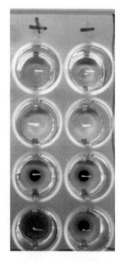

图 2-4 TPPA 试验
阳性及阴性结果

2. FTA-ABS 试验

（1）原理：FTA-ABS 试验以完整形态的梅毒螺旋体 Nichol 株作为抗原，患者血清经吸收剂（用梅毒螺旋体 Reiter 株制备而成）处理后加到准备好的抗原中，如果血清中含有梅毒特异性抗体，则与该抗原形成抗原抗体复合物，再加异硫氰酸荧光素标记的抗人免疫球蛋白，与复合体中的抗体结合。在荧光显微镜下，螺旋体显示苹果绿色的荧光，即为阳性反应。

（2）方法：将血清标本于 56℃灭活 30min 备用（不同厂家的试剂要求不同，血清是否需要灭活按试剂说明进行）；吸收剂加入 5ml 无菌蒸馏水，用于血清的稀释；血清标本和吸收剂按 1∶5 ～ 1∶20 稀释，混匀后置有盖湿盒内于 35 ～ 37℃孵育 30min；将系列稀释的血清分别加到抗原片上（每孔不少于 30μl），放入有盖湿盒内，置 35 ～ 37℃孵育 30min；用 0.01mol/L 的 PBS 冲洗抗原片，用磁力搅拌器低速以 0.01mol/L PBS 溶液洗涤抗原片，每 5min 更换 PBS 液 1 次，共 3 次，最后一次用蒸馏水冲洗一遍，冷风吹干备用；抗原片每个圈内加 30μl 荧光抗体（荧光抗体稀释为工作液），放湿盒 35 ～ 37℃孵 30min；重复上述步骤的洗涤和吹干；抗原片加固封剂（甘油缓冲液）1 滴，覆以盖玻片，在荧光显微镜下观察。

试验对照：每批次试验包括下列对照：4+ 阳性血清和 1+ 阳性血清对

照，血清用 PBS 液和吸收剂分别按 1∶5～1∶20 稀释；非特异血清对照；染色对照，用 0.01mol/L PBS 和吸收剂分别替代荧光抗体。

（3）结果及解释：与不同阳性强度的对照血清相比，荧光显微镜下梅毒螺旋体的荧光强度等于或强于 1+ 对照血清，判断和报告为阳性结果；无荧光判断为阴性结果；有微弱荧光但弱于 1+ 对照血清判断为临界反应，需重复试验或用其他梅毒螺旋体血清学试验证实（图 2-5、图 2-6）。

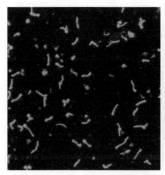 

图 2-5　FTA-ABS 阳性结果　　　图 2-6　FTA-ABS 阴性结果

（4）方法学应用与评价：该法因采用了整条螺旋体进行检测，敏感性高，被认为是血清学检测试验的金标准。有研究表明，FTA-ABS 对各期梅毒检测的特异性可以达到 92%，对一期梅毒的敏感性为 90%～95%，二期的敏感性为 99%～100%，三期的敏感性为 95%～100%。FTA-ABS 可以在一期硬下疳出现 8d 后即检测阳性。FTA-ABS 脑脊液检测阳性不能诊断梅毒，但阴性结果可用于神经梅毒的排除诊断。FTA-ABS IgM 还可以用于先天梅毒的诊断。该方法需要使用荧光显微镜，对设备和操作要求较高，因此应用受到了一定程度的限制。

3. TP-ELISA 试验

（1）原理：该试验是用经纯化及超声裂解处理的梅毒螺旋体，或经纯化的梅毒螺旋体重组蛋白作为抗原包被固相板条，加上患者血清和辣根过氧化物酶标记的抗人-IgG 抗体，利用酶免疫法检测患者血清中的抗梅毒螺旋体特异性抗体。

（2）方法：取标本稀释液 100μl 加到反应板孔内，再加入待检血清 10μl，同时作阳性和阴性对照，置 37℃孵育 30min；洗涤液洗板 5 次，拍干；每孔加酶结合物 100μl，置 37℃孵育 15min；洗涤液洗板 5 次，拍干；每孔加底物液 A 液、B 液各 1 滴（各 50μl），37℃避光孵育 15min；每孔加终止液 1 滴（50μl）终止反应；置酶标检测仪 450nm 波长测定光密度（OD 值）。

（3）结果及解释：判定阈值（cut off）= 0.10+ 阴性对照平均 OD 值（阴性对照 OD 值 < 0.05 时按 0.05 计算）。标本 OD 值 < 阈值时，结果为阴性。标本 OD 值 ≥ 阈值，结果为阳性（或按各诊断试剂要求判定结果）。

（4）方法学应用与评价：ELISA 试剂盒最早采用全血溶解产物作为抗原，目前 TpN15（Tp0171）、TpN17（Tp0435）、TpN47（Tp0574）和 TpN44.5（TmPA，Tp0768）是用于梅毒血清诊断最主要的膜蛋白。TP-ELISA 通常检测的是梅毒血清中 IgM 和 IgG 的混合抗体，梅毒患者治愈后，体内特异性抗体 TP-IgG 相当长的时间内仍可存在，甚至终身维持。因此，TP-ELISA 阳性只能说明曾经感染过或正在感染，不能作为疗效监测手段。ELISA 法适合用于大样本的检测，在检查梅毒时可以最先选用该法。相关研究人员发现，ELISA 法在测定梅毒螺旋体方面的特异性在 97.4% ~ 99.8% 之间，敏感性在 94.9% ~ 100% 之间。

4. TP-WB 试验

（1）原理：WB 是凝胶电泳与固相免疫相结合的一种分子生物学技术。TP 被破碎后，所含的各种蛋白质抗原经 SDS-PAGE 凝胶电泳分离并转到硝酸纤维薄膜上。各种抗原相对分子量大小不同，在电场中脉动的速度不同，在硝酸纤维薄膜上所占据的位置也不一样，此时与患者血清中对应的抗体发生免疫反应，则标记的抗原抗体反应就能在相应位置显示出可见的结果。该方法可以用于 IgG 抗体和 IgM 抗体检测。

（2）方法：在置有检测膜的温育反应槽中加缓冲液，温育一定时间后吸去；立即加入血清，反应一定时间后吸去；用缓冲液清洗检测膜 3 次；加入酶结合物，反应一定时间后吸去；加入底物，反应一定时间后吸去；加入蒸馏水终止反应，判读结果。

（3）结果及解释：在规定时间内判读结果。观察质控条带，判断试验有效性，如没有出现质控条带，说明试验无效，需重复试验。根据测试区显色条带出现情况，报告阳性或阴性结果。检测到 IgM 抗体有助于对胎传梅毒、神经梅毒及一期梅毒早期的诊断。

（4）方法学应用与评价：梅毒螺旋体外膜脂蛋白相对分子质量分别为47 000、45 000、17 000、15 000 已经检测到具有较好免疫活性的梅毒螺旋体特异性蛋白。WB 具有敏感度高，特异性好，操作简单，不需特殊仪器设备，结果易判定，适用于各期梅毒的检测，也可用于早期梅毒、胎传梅毒的检测，是目前理想的梅毒确认试验，但其结果不能作为判断梅毒治疗效果的依据。

5. TP-CLIA 试验

（1）原理：利用双抗原夹心法化学发光免疫分析原理，采用 TP 多种特异抗原包被固相发光微孔板，用辣根过氧化物酶标记相同蛋白抗原作为标记抗原，与样本中的梅毒螺旋体抗体形成双抗原夹心复合物后，加入化学发光底物液，测定其发光值，根据阈值判定结果。

（2）方法：手工操作实验按以下操作程序进行（采用全自动化学发光分析则根据试剂使用说明书操作）。

准备：自 4℃冰箱中取出试剂盒，平衡至室温；

实验设计：将微孔板从密封袋中取出，设空白对照 1 孔，阴性对照 2 孔，阳性对照 3 孔，根据设计的样本数量在板架上放好微孔板条；加样，除空白对照孔外，其余每孔分别加入阴性对照、阴性对照、质控品或样本100μl；温育，用微量振荡器振荡混匀 5s，用封板膜封闭微孔板，置 37℃温育 60min；洗板，洗涤液洗板 5 次，拍干；加酶标记物，除空白对照孔外，其余每孔加入酶标记物 100μl；洗板，洗涤液洗板 5 次，拍干；加底物液，每孔加入现配的化学发光底物工作液 100μl，用微量振荡器振荡混匀 5s；测量，加入底物液后室温（20～27℃）静置避光反应 5min，立即在微孔板发光分析仪上依序测量各孔的发光值（RLU）。

（3）结果及解释：根据化学发光分析仪测量的 RLU 自动判读结果。临界值 =2.1×Nx（Nx 为阴性对照 RLU 的平均值）；待测标本 RLU ≥临界值，报告有反应性；待测标本 RLU ＜临界值，报告无反应性（或按各诊断试剂要求判定结果）。

检测结果要及时进行测量，否则可能会引起较大的测量误差。血清标本应注意不含或极少含红、白细胞，否则可能会导致假阳性结果。高血脂或者溶血样本、受到微生物污染样本及反复冻融或者热灭活后的样本均会影响检测的准确性导致错误的结果。84消毒液等强氧化剂能引起发光底物液发生反应，导致结果误判，故采用化学发光法的实验室应禁止使用此类消毒剂。

（4）方法学应用及评价：褚彩云等采用雅培i2000全自动化学发光免疫分析仪检测梅毒螺旋体特异性抗体标本的结果显示，当S/CO值≥10时，标本无需复查，且准确率高达100%；而当S/CO值<10时，应进行随访并结合临床症状加以判断。Mo等评价化学发光微粒子免疫法（chemiluminescence micropaticle immunoassay，CMIA）检测梅毒，与TPPA比较，结果显示CMIA特异性为99.5%，灵敏性为100%，可以代替TPPA用于大规模梅毒血清的筛选确认。

6. 胶体金免疫层析法（colloidal gold immune chromatography，GICA）

（1）原理：以硝酸纤维膜为载体，将重组的梅毒螺旋体抗原固定在膜上，待检标本（全血、血清或血浆）与标记的梅毒螺旋体特异性抗原结合并沿着固相载体迁移，阳性结果在膜上特定部位显示出有色条带，可以直接判读结果。

（2）方法：不同试剂盒检测步骤有所不同，其基本流程如下：用一次性滴管或移液器滴加一定量待检标本（全血、血清或血浆）于加样孔中；立即在加样孔中加入一定量的缓冲液；置室温反应15～20min。

（3）结果及解释：在规定时间内判读结果。观察质控条带，判断试验有效性，如没有出现质控条带，说明试验无效，需重复试验。测试区（T）和质控区（C）内，两条显色条带同时出现，报告阳性结果。仅质控区（C）出现一条显色条带，测试区（T）内无显色条带出现，报告阴性结果。如果结果存在疑问，可用TPPA或其他方法进行复核试验。如出现无效结果，重新测试。如果问题仍然存在，应停止使用此批号产品。

（4）方法学应用与评价：Lin 等采用纯化重组 TpN17 和 TpN47 蛋白，用胶体金标记，检测 TP-IgM 特异性抗原，其特异性和敏感性均很高，与传统的 FTA-ABS 法相比，具有操作快速、简便、价格低廉等特点。因此，该法可代替 FTA-ABS 用于梅毒的复发与感染监测。然而在潜伏期梅毒患者中特异性梅毒螺旋体含量过低，导致检出率不高，从而出现假阴性结果，一些非特异性抗体也会引起假阳性反应，最终造成误诊和漏诊。此外，游晓敏等对 3 种不同检测梅毒方法结果准确率对比分析，认为胶体金准确率比 TRUST 高，操作比 TPPA 简单，适用于检验检疫系统实验室加急标本筛查或现场快速检测。

三、梅毒螺旋体核酸扩增试验

聚合酶链反应（PCR）已成为一种重要的医学诊断技术，广泛应用于病毒的检测。目前 PCR 技术扩增梅毒螺旋体 DNA 的设计主要针对能编码梅毒螺旋体特异性抗原的 Tp0574（tpp47）、Tp1016（bmp）、Tp0105（polA）、Tp0117（tprC）、Tp0319（tmpC）、Tp0136、Tp0548 等 TP DNA 的开放编码区。PCR 属于梅毒诊断常用的高度特异、敏感的分子生物学方法，可用于检测早期梅毒临床各样品中的微量梅毒螺旋体，还可对梅毒螺旋体不同临床株特异性基因进行分型。在早期梅毒、神经梅毒和先天梅毒等诊断中具有一定的价值。目前实验室诊断梅毒常见的 PCR 技术方法主要有常规 PCR、巢式 PCR（nested PCR）、实时荧光定量 PCR（real time fluo-rescence quantitative PCR，RTFQ-PCR）、多重 PCR（multiplex PCR，M-PCR）和逆转录 -PCR（reverse transcription-PCR，RT-PCR）。

1. **原理**　目前国内梅毒核酸诊断中应用最广泛的是 Tag Man 实时荧光 PCR，其主要原理是用 Tag Man 荧光探针在 3' 端标记荧光报告基因，根据荧光共振能力传递，在进行 PCR 扩增时，Tag 酶的外切作用下，与 3' 端的淬灭荧光基因分离发射荧光，使荧光信号与 PCR 产物形成同步进行定量及定性分析。

2. **方法**　样本采集及处理：用于梅毒 PCR 检测的临床标本包括硬下疳或皮损组织渗出液、血液、脑脊液、胎盘组织、羊水、精液及前列腺液等，血液及体液标本按照标准流程留取，硬下疳或溃疡样本需用生理盐水棉拭子清理溃疡表面后，挤压取渗出组织液，洗脱装有 1ml 的无菌生理盐水的无菌离心管中；胎盘组织标本需采集 1g 胎盘组织至 1.5ml 无菌离心管中；样本采集后立即送检。

反应液配制：配制反应体系。

核酸提取：可使用硅胶柱离心、磁性硅胶颗粒分离等方法，商品化试剂盒则按说明书操作进行核酸提取。

PCR 扩增反应：PCR 扩增反应体系包括四种脱氧核苷酸、PCR 缓冲液、Taq DNA 聚合酶、引物（套式 PCR 包括内引物和外引物），根据不同检测目的使用相应的程序进行扩增。

扩增产物分析：目前常用荧光定量分析方法。

3. **结果及解释** 每一次检测需同时做阳性对照、阴性对照，只有阳性对照扩增出预期片段、阴性对照没有扩增出任何片段视为实验成立，可作出核酸检测阳性或阴性结果的判定。临床意义同暗视野显微镜检查，但 PCR 检查的敏感性高于暗视野显微镜检查。

4. **方法学应用和评价** 常规 PCR 法是早期广泛应用的梅毒基因诊断方法，其产物易受污染而造成假阳性，且敏感性相对较低；反转录 PCR 由于病原体复制时拷贝大量的 RNA 而提高了检测的敏感性；巢式 PCR 则通过两轮的 PCR 扩增反应增加了检测敏感性；实时荧光 PCR 则利用了 PCR 的高敏感性及 DNA 分子杂交的高特异性结合的优点，直接探测 PCR 过程中的荧光强度变化，避免了产物污染等弊端，目前应用较多；应用 PCR 方法可检测梅毒螺旋体的临床样本较多，一期梅毒可取硬下疳溃疡组织液标本进行 PCR 检测，不同报道中敏感性为 73%～89%、特异性为 88%～99%，二期梅毒表现为皮疹，可取皮损部位组织活检，但敏感性较低，三期梅毒则不适用于 PCR 检测。

第三节 梅毒实验室诊断策略

单一检测方法应用于传染性疾病的诊断，因其方法学、抗原谱和窗口期等因素的影响，临床诊断敏感性和特异性往往不理想。通常需要一种以上的检测方法联合应用形成检测策略以减少漏诊和误诊。采用科学的梅毒实验室诊断策略不仅能有效提高梅毒筛查的诊断效率，及早启动治疗、防止疾病扩散，而且对于避免医疗纠纷、减少患者心理压力及家庭矛盾具有重要意义。目前国内外的梅毒诊疗指南对梅毒的实验室诊断提供了不同的依据，也制定了不同的检测策略。其中主要为传统实验室诊断策略和逆向实验室诊断策略。

一、传统实验室诊断策略

　　梅毒的传统实验室诊断策略以非特异性抗体做筛查，阳性标本进一步用特异性抗体检测进行确认，传统策略被美国疾病预防控制中心和我国《性传播疾病临床诊疗指南（2007 年）》推荐使用。该策略第一步经非特异性抗体筛查排除的人群包括未感染人群、既往感染梅毒但非特异性抗体阴性的患者以及非特异性抗体检测假阴性的患者，因此，经该策略诊断的患者主要是需要进行治疗的现症患者。该策略优点是节约成本，操作简单，可排除多数既往感染得到有效治疗的梅毒患者，适用于检测经费少、仪器设备简陋的小型实验室，但同时其不足之处也很明显：敏感性较低，容易漏检早期和晚期梅毒；其次，二期梅毒或抗体浓度较高时可能会出现前带现象，且该方法判断主观性强，手工操作不适宜大批量的样本检测，具有一定的生物安全隐患，原始记录不易保存（图 2-7）。

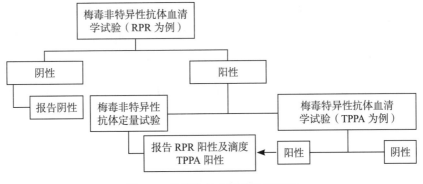

图 2-7　梅毒传统实验室诊断策略

二、逆向实验室诊断策略

逆向实验室诊断策略以特异性抗体检测作为初筛试验,阳性标本进一步用非特异性抗体检测确定是既往梅毒或现症梅毒,检测结果出现不一致时,再采用第二种特异性抗体检测进行判定。该策略提高了敏感性,能最大限度地检测到各期梅毒,同时为临床治疗提供参考依据,且检测时间短、安全、节约人力,适用于大批量体检标本,是目前大多数实验室采用的梅毒检测策略,但成本略高(图 2-8)。

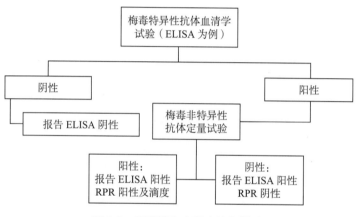

图 2-8 梅毒逆向实验室诊断策略

三、第三种实验室诊断策略

从前两种梅毒实验室诊断策略中可以看出,如果排除生物学假阳性,梅毒特异性抗体检测的敏感性和特异性均高于非特异性抗体检测。因此有第三种实验室诊断策略提出以特异性抗体检测作为初筛试验,阳性标本用另一种不同的特异性抗体检测进行确认。有研究证明该策略与逆向诊断策略一致性可达到 99.9%,该策略已经被 2014 年欧洲指南及 2015 年加拿大公共卫生实验室指南推荐。但该策略因没有纳入非特异性抗体的检测而缺乏指导临床梅毒治疗的依据。

四、孕产妇梅毒及先天梅毒的筛查策略

在《中国预防与控制梅毒计划（2010—2020）》中提出城市孕产妇梅毒检测率目标要达到90%，农村达到70%；感染梅毒的孕妇接受规范化诊疗的比例城市达到95%，农村达到85%；感染梅毒的孕产妇所生婴儿接受规范诊疗服务的比例城市达到85%，农村达到85%，婴儿1年随访率达到85%。加强对梅毒抗体阳性婴儿的随访管理和规范诊疗服务，减低梅毒感染对婴儿的影响，对梅毒感染孕产妇所生婴儿，应根据母亲治疗情况及婴儿临床表现和实验室检测等进行多方面评估，按规范进行诊断、治疗及随访。孕产妇梅毒筛查策略参照我国《全面开展预防艾滋、梅毒和乙肝母婴传播工作通知（2015年）》（图2-9、图2-10）。

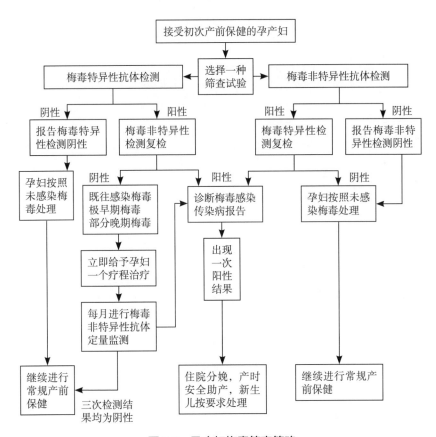

图 2-9　孕产妇梅毒筛查策略

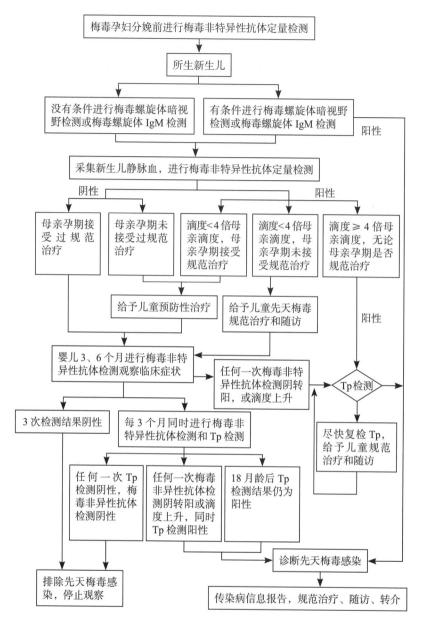

图 2-10　先天梅毒筛查策略

注：Tp 指梅毒特异性抗体检测

五、不同检测策略评价

有研究对三种策略进行了评价，得出结论为：传统检测策略敏感性为
75.8%（一期 75%、二期 99.18%、早期潜伏梅毒 78.28%、晚期潜伏梅毒

73.07%、三期 67.81%），漏诊率为 24.2%，假阳性 0.33%；美国 CDC 策略及欧洲 CDC 策略敏感性、特异性和符合率均大于 99%，具有高度一致的诊断效能。林碧对血站采供血系统的梅毒筛查方法进行探讨，提出 ELISA 和 RPR 双法进行筛查更能保证临床用血安全。武强等人认为逆向产前梅毒筛查流程，是一种适合大规模进行产前梅毒筛查的流程。美国 CDC 对 2006—2010 年美国 5 个地区的逆向筛查数据提示：ELISA 和 CLIA 存在一定的假阳性，推荐梅毒特异性抗体阳性而非特异性抗体阴性的情况下，可采用 TPPA 进行确认，而 FTA-ABS 敏感性略差，不建议使用。不同地区可根据本地区的梅毒流行情况及经济情况制订适宜的筛查策略，各个实验室可根据本实验室条件和服务人群特点使用不同的方法，对于高危人群筛查可采用特异性抗体和非特异性抗体联合检测，应选择敏感性和特异性较高的特异性抗体检测方法如 TPPA 作为筛查方法，对非高危人群，应选择敏感性较高、适用于大样本检测的 ELISA 和 CLIA 方法进行筛查，阳性结果可再选择特异性强的 TPPA、FTA-ABS 进行确认。

第四节　临床应用案例分析

病例①

患者，男性，37 岁，因高危行为后出现皮疹来性病门诊就诊。经询问，了解到该患者为男男同性行为者，1 年前在本院检测到 HIV 抗体阳性。2 周以来曾与 3 个不同同性性伴发生无保护性性行为，1d 前生殖器周围出现皮疹，来院进行咨询体检。当天梅毒相关血清学实验室检测结果为：TPPA（弱阳性）、RPR（阴性）、FTA-ABS IgG 检测（阴性）、FTA-ABS IgM（阴性）。诊断为梅毒待排除。并建议其 1 个月后复查。1 个月后患者血清学复查结果为：TPPA（阳性）RPR（1∶128）；诊断为早期梅毒，并予以规范性驱梅治疗。3 个月后再次复查 RPR，结果为 RPR（1∶32）。

分析：HIV 阳性患者就诊于性病门诊，属于高危人群，梅毒筛查第一次用特异性抗体 TPPA 和非特异性抗体 RPR 联合检测，结果 TPPA 呈弱阳性，RPR 呈阴性，进一步行 FTA-ABS 检测予以确认，IgG 阴性，IgM 阴性，患者有皮疹的临床表现，不排除梅毒极早期感染可能，考虑FTA-ABS敏感性低于TPPA而出现阴性结果，医师建议患者1个月后再次复查，复查结果TPPA阳性、非特异性抗体RPR滴度显著升高，梅毒感染诊断成立，给予驱梅规范性治疗，3个月后再次复查，RPR滴度下降，提示治疗有效。案例提示，对于高危人群的筛查可同时行特异性抗体检测和非特异性抗体检测，如出现结果异常，可行另一种特异性抗体检测加以确认，由于方法学差异，出现结果不一致的情况需告知患者及时复查，以免延误治疗。

病例②

患者，男性，42岁，双下肢乏力4月，记忆力减退15d，于2017年5月23日入院，自述3年前经XXCDC实验室诊断为HIV抗体阳性，梅毒抗体阳性。

实验室检测结果：CSF-WBC：18×10^6/L；CSF蛋白：482mg/l；梅毒抗体检测：TPPA阳性、RPR阴性；新型隐球菌、结核菌、细菌培养、真菌、弓形虫、巨细胞病毒均未检出。

分析：HIV阳性合并梅毒患者出现神经系统症状，行脑脊液检测，脑脊液单核细胞及脑脊液蛋白均未超出HIV阳性患者神经梅毒的诊断界值，且非特异性抗体RPR检测阴性，但其他病原学检测均阴性，不能排除患者神经梅毒的诊断，临床给予神经梅毒治疗，患者好转出院。提示：目前神经梅毒的诊断方法仍缺乏敏感性，需结合实验室结果及临床症状及其他排除诊断方法共同判断。

病例③

患儿，女性，18个月，因"皮疹1周，双下肢乏力2d"来感染中心门诊就诊，既往体健，母乳喂养。其母为梅毒患者。

实验室检测结果：

1）RPR滴度：1：256；

2）TPPA：阳性；

3）FTA-ABS IgG：阳性；FTA-ABS IgM：阳性。

既往实验室检查：患儿出生时梅毒血清学检测结果为 RPR 阴性，TPPA 阴性；其母亲梅毒相关血清学检测结果为 RPR 滴度：1：128，TPPA 阳性。

诊断：先天梅毒？

分析：患儿是否为先天梅毒？

新生儿先天性梅毒（congenital syphilis，CS）是胎儿在母体内通过血源途径感染而发生的梅毒，于新生儿期发病者为早期梅毒。新生儿先天性梅毒诊断标准为：①新生儿和母亲梅毒血清学检查阳性，非梅毒螺旋体滴度持续上升，或高于其母 4 倍；②新生儿血液中暗视野查出梅毒螺旋体；③新生儿具有下列 2 个以上临床特征及表现：肢端指（趾）脱皮、斑疹、黏膜损害、肝脾大、病理性黄疸、低体重、呼吸困难、腹腔积液、水肿、梅毒假性麻痹、贫血和血小板减少。本案例中，患儿母亲分娩前梅毒特异性抗体阳性，非特异性抗体检测呈高滴度状态，患儿出生时 2 种特异性抗体（TPPA 及 FTA）及非特异性抗体（RPR）均阴性，且患儿既往体健，无先天梅毒表现，不符合新生儿先天性梅毒诊断。

至入院时，患者 18 个月，实验室检查 RPR 滴度 1：256，TPPA 阳性，且进一步检测 FTA-ABS IgM 均阳性反应，提示患儿为梅毒新发感染。追问患儿母亲，患儿有母乳喂养史，且母亲乳头有破损，考虑生活接触传染的可能性较大。

本病例提示 FTA-ABS IgM 检测在先天梅毒的诊断和排除诊断中有重要意义，梅毒阳性的母亲需积极进行规范性治疗，在孩子出生后亦应注意家庭护理，尽量避免母乳喂养等生活接触将梅毒传播给婴儿。

参考文献

［1］ WORLD HEALTH ORGANIZATION. WHO guidelines for the treatment of Treponema pallidum (syphilis)［M］. Geneva：WHO，2016.

［2］ 禤彩云，詹永聪，梁小兵，等. CMIA 法在梅毒血清学检测中的应用评价［J］. 中外医疗，2014，33（19）：176-177.

［3］ GAYET-AGERON A，SEDNAOUI P，LAUTENSCHLAGER S，et al. Use of Treponema pallidum PCR in testing of ulcers for diagnosis of primary syphilis［J］.

Emerging Infectious Diseases，2015，21（1）：127-129.

［4］ 李佳凌，万江中，李伊凤. 一种荧光定量 PCR 方法检测血液标本中梅毒螺旋体的应用研究［J］. 中国输血杂志，2014，27（7）：722-724.

［5］ 郑和平，进梅，薛耀华，等. 梅毒实验室诊断技术与质量控制［M］. 北京：人民卫生出版社，2015：3.

［6］ 王勤，梅毒血清学方法检测策略探讨［J］. 检验医学，2018（8）：749-751.

［7］ 蔡胜男，伦文辉. 梅毒实验室检测及结果解读［J］. 中国血液净化，2017，16（10）：661-663.

［8］ 顾伟鸣，杨阳，吴磊. 梅毒血清学试剂性能评估方案的优化及应用［J］. 检验医学，2014，29（11）：1169-1174.

［9］ 柯吴坚，杨斌. 2015 美国疾病控制中心性传播疾病（梅毒）治疗指南［J］. 皮肤性病诊疗学杂志，2015，22（4）：343-344.

［10］ 冯凌思，余健全，陈航华，等. 梅毒螺旋体的检测方法和应用探讨［J］. 医药前言，2016，6（17）：126-127.

［11］ 王千秋. 中外梅毒诊疗指南介绍［J］. 皮肤病与性病，2016，（3）：165-169.

［12］ FAN SR，LIANG LF. CDC 2015 guideline for the diagnosis and treatment of syphilis［J］. Chinese General Practice，2015，18（27）：3260-3264.

［13］ 中国 CDC. 梅毒、淋病、生殖器疱疹、生殖道沙眼衣原体感染诊疗指南（2014）［J］. 中华皮肤科杂志，2014，47（5）：365-372.

［14］ 李宇，刘意，娄金丽. 201 名妊娠梅毒患者所产婴儿血清学转归分析［J］. 中国艾滋病性病，2018，24（11）：1139-1142-1145.

［15］ 李宇，娄金丽，刘意. 4 种梅毒血清学方法在先天梅毒诊断中的价值研究［J］. 北京医学，2018，40（10）：966-969.

［16］ 武强，柯文才，唐思叶，等. 化学发光法检测梅毒特异性抗体进行逆向产前梅毒筛查的评价［J］. 中国卫生检验杂志，2017，27（21）：3151-3153.

［17］ ZHIYAN L, MEILING W, PING L, et al. Consistency Between Treponema pallidum Particle Agglutination Assay and Architect Chemiluminescent Microparticle Immunoassay and Characterization of Inconsistent Samples. J Clin Lab Anal，2015，29（4）：281-284.

（李宇）

第三章

淋病实验室检测技术

淋病是由淋病奈瑟菌引起的以泌尿生殖系统化脓性感染为主要临床表现的 STD。我国自 1975 年以来，发病率有明显上升趋势，目前发病率居于我国 STD 的第二位，仅次于梅毒，成为最主要的 STD 之一。培养出淋病奈瑟菌是诊断淋病的金标准。本章节首先介绍了淋病奈瑟菌的基本结构、基因特征、机体感染后产生的免疫反应以及流行病学等基础知识，接着重点介绍淋病的实验室检测技术，同时，结合一线工作经验，分析典型临床案例。

第一节 疾病概述

淋病是一种古老的 STD，有几千年历史。公元前 1500 年的《旧约全书》的《利未记》中已有描述。希腊医圣希波克拉底（公元前 400 年）将痛性尿淋沥归因于淋病，并把淋病称为"维纳斯病"。1879 年，Neisser 首先发现并分离出致病菌，称为淋病奈瑟菌（neisseria gonorrhoeae，NG），简称淋球菌。淋病的主要临床表现为泌尿生殖道黏膜的化脓性感染，感染可累及眼、咽、直肠、盆腔等部位，引起播散性淋球菌感染（disseminated gonococcal infection，DGI）。人是淋球菌的唯一宿主。性传播是成人淋病的主要传播方式。淋病的潜伏期短、传染性强，短期内可迅速蔓延，如诊治不及时、规范，将导致女性的盆腔炎、慢性下腹痛、不孕，男性不育和尿道狭窄等严重后果。因此，淋病是我国重点防治的 STD 之一。

一、流行病学

淋病在世界范围内的流行广泛，世卫组织估计全世界每年有 6 200 万例新发病例。年轻人、城市居民、社会经济贫困者、移民和某些少数民族等人群发病率较高。淋病是我国目前流行和重点监测的主要性传播疾病之一，年报告病例数一直处于我国法定报告传染病的前列。2004 年 12 月 1 日施行的《中华人民共和国传染病防治法》将淋病列为乙类传染病。我国东部和南部沿海是淋病的高发地区，2020 年，全国共报告淋病病例 105 160 例，报告发病率为 7.490 9/10 万。

传染源：人是淋球菌的唯一天然宿主，淋病患者、淋球菌携带者及被污染物品（包括医源性）是淋病的传染源。现症淋病患者是淋病的主要传染源，现症患者的生殖道内存在大量的淋球菌，与其发生无保护的性行为极易感染淋病。目前男男性行为（men who have sex with men，MSM）人群感染淋球菌比率呈现快速上升的势头，该人群也是目前我国淋球菌感染的重要传染源之一。由于淋球菌对干燥等环境的适应性非常差，极易被消毒液杀灭，只要对可能被污染的物品进行彻底的消毒，可降低通过被污染的物品和医源性感染淋球菌的可能性。

传播途径：性传播是淋病的主要传播方式。几乎所有淋球菌感染都是由性接触感染。性传播速度快，感染效率高，男性在感染后 3 ~ 5d 即可发病。非性接触传播也称为间接接触传播，此种情况较少见，主要是通过接触被淋球菌分泌物污染的日常用品（毛巾、脚布、脚盆、衣被、马桶圈等）或未经彻底消毒的被淋球菌污染过的医疗器械感染。妊娠期淋病患者可引起胎儿感染，新生儿经过患淋病母亲的产道分娩时，眼部也可感染淋球菌，引起新生儿淋菌性眼炎。

人群易感性：人类是淋球菌的唯一天然宿主。人体对淋球菌普遍易感，各年龄段都可能染病。人体在感染淋球菌后不会产生保护性抗体，因此，淋病患者在治愈后，仍然会再次感染淋球菌，并且会产生典型的淋病症状。

二、病原学

淋球菌属于奈瑟球菌属（neisseria）的革兰氏阴性双球菌，对人具有致病性，专性细胞内寄生，属于原核微生物。

形态与染色：淋球菌为革兰氏阴性双球菌，直径 0.6 ~ 0.8μm，宽约 0.5μm；成对出现（双球菌），凹面相对，通常可见于多形核白细胞内部。碱性的亚甲蓝染色液（methylene blue）染色呈蓝色，无芽孢、无鞭毛、有菌毛。急性感染者体内，形态较典型，多位于上皮细胞胞浆内，慢性期则在细胞外。淋球菌外部结构为外膜，外膜的主要成分为膜蛋白、脂多糖和菌毛。膜蛋白有黏附作用，菌毛易黏附于子宫腔和口腔上皮细胞表面，有致病力及传染性。

培养特性：革兰氏阴性肾形球菌，对生长环境要求苛刻，在温度 35 ~ 37℃，pH 6.5 ~ 7.5，5% ~ 7% 的 CO_2 条件下生长最佳，淋球菌选择性培养基，需补充铁、必需氨基酸、葡萄糖和抗菌剂以抑制其他有机体。孵育 48h 后形成圆形凸起、灰白色、直径 1.0 ~ 1.5mm 的无色光滑菌落。根据菌落大小，色泽可分为 T1 ~ T5 五种类型。淋球菌在血琼脂平板上不溶血，在血清肉汤中呈混浊生长，产生自溶酶，人工培养物超过 48h 后常常死亡。淋球菌产生的自溶酶在 60℃条件下 30min 内可以将淋球菌分解，用甲醛处理后可以破坏淋球菌自溶酶的活性。

理化特征：淋球菌对外界环境抵抗力弱，不耐干燥和寒冷，对一般消毒剂敏感。淋球菌在完全干燥环境下只能存活 1 ~ 2h，对温度变化敏感，超过 38℃或低于 30℃则不能生长。淋球菌有自溶现象，离开人体后，菌体可自行溶解，即使不自溶也会在短时间内失去传染性。但如果附着在衣物、被褥、毛巾、玩具上时，则能够生存 18 ~ 24h。如果在厚层脓液或湿润的物体上可以存活数天。

三、致病机制

淋球菌已经进化出躲避宿主防御和引起反复感染的机制。主要暴露于免疫反应中的外膜抗原是（pili）、脂类寡糖（los）和三种主要外膜蛋白 por、opa 和 rmp。淋病主要集中在下生殖道的柱状上皮细胞，仅偶尔扩散到上生殖道或引起全身性疾病。为了成功地进行侵袭，该菌必须附着并侵入上皮层，以避免被女性宫颈分泌物或男性尿液冲走。铁元素对增殖至关重要，淋病在其表面表达转铁蛋白或乳铁蛋白受体。在体内，淋球菌通过

los唾液酸化抑制血清的杀菌活性。在体外，大多数菌株对血清敏感。pili、opa和los抗原可以改变暴露在免疫反应中的分子部分。这种抗原变异发生的频率高于正常突变率。在生物体和宿主之间的每一次接触中，淋球菌都呈现出一系列不被宿主免疫系统识别的差异蛋白。

四、临床表现

男性生殖器感染：主要表现为尿道炎，最初出现尿道口痒、有稀薄或黏性分泌物，之后出现尿痛、灼烧感，可伴尿频尿急，严重者出现龟头、包皮内红肿或水肿。潜伏期一般为5~8d，部分患者可表现为1~14d。此后多出现明显临床症状，有尿道分泌物占80%（通常为大量和黄色/绿色/白色）和/或排尿困难占50%；最初可能是稀薄和黏液，但在24h内变为大量和脓液。仅5%~10%为无症状感染者。

女性生殖器感染：女性通常症状较轻，通常50%~70%无症状。成年女性主要引起宫颈炎或尿道炎，症状可表现为白带增多，可伴下腹痛、尿频、尿急、尿痛，妇科检查可发现宫颈充血，尿道口、会阴部红肿。

治疗不及时的部分患者可出现并发症，男性表现为淋菌性附睾炎、淋菌性睾丸炎、淋菌性前列腺炎和淋菌性精囊炎。女性有并发症淋病主要表现为淋菌性盆腔炎症性疾病如：输卵管炎、子宫内膜炎、继发性输卵管卵巢脓肿及其破裂后引起的盆腔脓肿和盆腔腹膜炎，好发于育龄女性，伴有较明显的全身症状。查体可有下腹压痛、触痛和肌紧张，按之有波动感，如出现脓肿破裂，则有腹膜炎甚至中毒性休克表现。淋病还可表现为直肠感染、咽部感染、结膜感染、播散性淋病等。

五、诊断与鉴别诊断

淋病的诊断必须根据病史，结合临床表现和实验室检测结果进行综合分析，慎重作出结论。其中实验室结果是确证的必备条件。

诊断：患者有不安全性行为史、性伴有淋球菌感染史，直接或间接接触过淋病患者分泌物史，或新生儿患者的母亲有淋病史。男性淋菌性尿道炎主要症状有尿频、尿急、尿痛、尿道口痒，有稀薄或黏液性分泌物，女性症状通常较轻，主要引起宫颈炎或尿道炎，宫颈口、阴道口有脓性分泌物等；治疗不及时患者可出现有并发症，如男性附睾炎、睾丸炎、前列腺炎等，女性并发症主要为盆腔炎等；泌尿生殖道外的淋病主要表现为淋菌性结膜炎、肠炎、咽炎等，或有播散性淋病症状。实验室检查对疾病的确诊有决定性意义。淋病的早期对疑似患者取尿道分泌物涂片，做革兰氏染色镜检，可见多形核白细胞内典型革兰氏阴性双球菌，有初步诊断意义；病期较长或症状迁延的男性患者以及女性患者需取尿道或宫颈分泌物做淋球菌培养，可从标本中分离到形态典型、氧化酶试验阳性的菌落，菌落涂片可见革兰氏阴性双球菌；泌尿生殖道以外的淋病、播散性淋病也应采集适宜的标本培养阳性后才能确诊。

鉴别诊断：

男性非淋菌性尿道炎：男性非淋菌性尿道炎潜伏期较长，7 ~ 21d，其病原体主要为沙眼衣原体，症状较轻微，尿道分泌物较少或没有，呈浆液性或黏液脓性，稀薄，淋球菌培养阴性。

沙眼衣原体引起的子宫颈炎：阴道分泌物异常，非月经期或性交后出血。检查可发现子宫颈红肿、充血，有接触性出血现象（子宫颈脆性增加），子宫颈管有黏液脓性分泌物，淋球菌培养阴性。

念珠菌性阴道炎：念珠菌性阴道炎有外阴、阴道瘙痒，阴道内疼痛、刺痛感。体检可见外阴潮红、水肿、黏膜充血、水肿或糜烂，阴道内有白色凝乳状或豆渣样分泌物，阴道壁附着白色薄膜状物。阴道分泌物 pH 一般正常，作 10% KOH 湿片或革兰氏染色涂片，显微镜下可见假菌丝或芽生孢子。

滴虫性阴道炎：滴虫性阴道炎的主要临床症状有阴道瘙痒，分泌物增多，有异味。体检可见阴道黏膜充血明显，分泌物明显增多，性状可呈稀薄或黏稠或典型的泡沫状；子宫颈充血、水肿，严重者呈广泛性糜烂、点状出血，呈特征性草莓状外观。阴道分泌物盐水湿片显微镜检查可见滴虫。

细菌性阴道病：主要临床表现有阴道分泌物增多，伴鱼腥样气味。体检可见阴道内有稀薄、均匀一致的灰白色分泌物，阴道壁无明显炎症。阴道分泌物 pH 测定常大于 4.5，胺试验阳性，涂片革兰氏染色显微镜检查可见线索细胞。

六、治疗及预后

淋病的治疗应遵循在感染早期进行早期诊断、早期治疗的原则，用药应遵循及时、足量、规则用药，根据病情不同选择相应的治疗方案。目前青霉素和四环素已不作为淋病的推荐药物，喹诺酮类药物的耐药菌株在我国的比率也逐年增高，为防止治疗失败，可以选择环丙沙星或氧氟沙星类药物防止治疗失败。目前淋病的治疗一线药物大多为三代头孢类抗生素。淋病的治愈标准为：治疗结束后 1～2 周内进行淋球菌镜检和培养复查，并以淋球菌培养作为实验室检查金标准，若连续 2 次淋球菌镜检和培养均为阴性，可判断痊愈。

第二节　实验室检测技术

淋病的实验室诊断技术主要包括分泌物涂片显微镜检和淋球菌培养，近年来，随着分子生物学的发展，淋球菌的核酸检测方法也逐渐应用广泛，对临床诊断、菌株分型和耐药等领域有重要的意义。

一、标本采集和运送

标本采集质量的好坏对淋球菌病原学检测的可靠性有十分重要的影响，男性与女性感染部位的不同，患者年龄、性别及性接触方式的不同都对标本采集部位有一定的影响。

（一）取材部位

女性：主要采集宫颈管部位标本，其次可采集尿道标本，有口交史的患者需采集口咽部标本，有肛交史患者需采集直肠标本；男性异性恋患者：采集尿道口标本，有口交史的患者需采集口咽部标本；男男性接触史患者：采集尿道、直肠、咽部、前庭大腺和尿道旁腺标本；幼女采集阴道分泌物；播散性淋球菌感染者采集泌尿生殖道标本、血液、关节液标本或皮损标本；新生儿眼炎患者采集眼结膜分泌物，其母采集宫颈、尿道或直肠标本。

（二）取材方法

尿道：男性患者，取材前 2h 内不应排尿，有症状患者可直接蘸取分泌物，无症状或疗效观察者，用生理盐水清洗尿道口后将男用取材拭子插入尿道内 2～3cm，稍用力旋转，留置 5～10s 后取出，以采集到黏膜上皮细胞，取出分泌物应略带黏膜。女性患者，可用手指插入阴道，抵住耻骨联合处并轻轻按摩尿道口，尿道口出现分泌物时，用拭子蘸取，若无明显分泌物，也可用与男性相似的采样方法取材。

宫颈：取材前用温水或生理盐水将扩阴器润湿，避免使用抗菌剂、防腐剂、麻醉剂和润滑剂，避免这些物质对淋球菌的生长有抑制作用。如宫颈口外面的分泌物较多，可先用无菌棉拭子清除。将女用取材拭子插入宫颈管内 1～2cm，稍用力旋转，留置 10～30s 后取出，以充分吸取分泌物。

直肠：将取材拭子插入肛管 2～3cm，向侧方用力，避免接触粪团，转动数秒后从紧靠肛环边的隐窝中取得分泌物。如果拭子碰到粪团，应更换拭子重新取材。

阴道：对子宫切除的妇女和青春期前女孩可采集阴道标本。将取材拭子置于阴道后穹隆 10～15s，采集阴道分泌物。对处女膜完整患者，则从阴道口取材。

咽部：用拭子从扁桃体隐窝和咽后壁采集分泌物。

其他部位：血液标本抽取后可立即接种于不含多茴香脑磺酸钠（SPS）的血液培养基上，或经肝素抗凝离心后，取白细胞层接种于淋球菌选择性固定培养基上。皮损标本可用针吸、钻孔或刀片刮取的方法采集。关节液可用针吸方法采集并作肝素化处理，以防凝结成块。

（三）标本的运送

淋球菌抵抗力弱，对热敏感，不耐干燥。取材后应立即接种，标本离体的时间越短越好。门诊患者可作床边接种，即取材后立即接种到培养基上。取材后标本若不能立即接种，需采用运送系统。Amies 培养基及 Stuart 培养基为常用的两种非营养型运送培养基。置于非营养型运送培养基中（置于 25℃条件下）的标本应在 12h 内送至实验室，接种于选择性培养基上，分离阳性率可达 90% 以上。超过 24h 则分离阳性率下降。

二、显微镜检查

淋病患者的泌尿生殖道常见脓性分泌物，分泌物涂片革兰氏染色镜检后，在细胞内外找到革兰氏染色阴性，特殊形态的淋球菌，可作为初步诊断的依据。

（一）材料

普通显微镜、洁净载玻片、一次性无菌采集拭子、革兰氏染液、香柏油。

（二）方法

涂片：按标准方法取材后，将拭子在玻片上轻轻滚动，制成薄而均匀的涂片。

固定：酒精灯加热固定。

革兰氏染色：结晶紫初染；碘液固定；酒精脱色；碱性复红或沙黄染液复染。

镜检：用显微镜观察，低倍镜找到视野后换油镜观察结果，注意细胞形态、病原体染色特性及所在位置，淋球菌为革兰氏阴性菌，菌体为肾性，常成对排列，二菌长轴平行，平坦或凹面接触，多位于多形核白细胞内。

（三）结果判读及报告

淋球菌为革兰氏阴性菌，染色后呈红色，多在多形核白细胞的胞浆中，肾性成对排列，凹面相对，慢性患者或治疗不充分患者的分泌物涂片中，可能淋球菌数量较少，且常位于细胞外。根据镜检结果报告：多形核白细胞内可见革兰氏阴性双球菌、多形核白细胞外可见革兰氏阴性双球菌或未见革兰氏阴性双球菌。

（四）注意事项

不同部位涂片找淋球菌敏感性不同。显微镜检查不适用于咽标本但可适用于结膜标本。涂片应轻轻涂擦，不可用力，涂膜厚薄要合适，染色时根据涂膜厚薄适当调整染色时间，每张涂片应至少观察 2min，才可出具阴性报告，以免漏检。如果涂片中未找到革兰氏阴性菌，但有大量的多形核白细胞和杂菌时，如可以排除正常菌群的情况下，可以报告辅助临床诊断。

（五）临床意义

淋球菌革兰氏染色涂片镜检的敏感性和特异性取决于标本的来源和类型。对来自男性淋菌性尿道炎的尿道分泌物标本，其敏感性及特异性可高达 95%～99%，具有诊断价值。但对于宫颈标本、无症状男性尿道拭子及取自直肠标本时，其检测敏感性仅为 40%～70%，故应采取分离培养方法鉴定。不推荐用革兰氏染色直接显微镜检查诊断直肠和咽部淋球菌感染，亦不能用于疗效判断。如果在多形核白细胞外见到形态典型的革兰氏阴性双球菌，需做培养进行确证。

三、淋球菌分离培养和鉴定

如果标本中有淋球菌存在，合适的培养基和环境下可培养出菌落。

（一）材料

显微镜检所需材料、烛缸或 CO_2 培养箱、培养基、氧化酶试剂、糖发酵试剂。

（二）方法

分离培养：淋球菌对营养要求较高，一般选用含有动物蛋白及细菌生长所需的各种因子的选择培养基。培养基中可加入适量抗菌物质抑制杂菌，pH 以 7.4 为好。目前常用的培养基有 New York City（NYC）培养基、Thayer-Martin（TM）培养基、Martin-Lewis（ML）培养基、改良 MTM 培养基、巧克力琼脂培养基或血液琼脂等。实验室可自配或购买商品化的培养基。

接种标本：取材后尽早接种，将培养基放入 36℃±1℃温箱中预热，将取材拭子置于培养基平皿上旋转涂布，覆盖培养皿 1/4 范围，后用接种环分区划线，以确保获得单个菌落。

培养：标本接种后，将培养平皿置于 36℃±1℃、5%～10%CO_2 环境中（CO_2 培养箱、CO_2 产气袋或烛缸），湿度为 70% 环境中培养，注意使用烛缸时，应用白色、无芳香味无毒的蜡烛，烛缸底部应放些浸水纱布或棉球保持适宜湿度。

鉴定：淋球菌鉴定分为初步鉴定和确证鉴定，初步鉴定包括菌落特征观察、氧化酶试验和革兰氏染色显微镜观察，初步鉴定后可对菌株进一步进行糖发酵试验或直接免疫荧光试验等方法来确认。

（三）结果判读及报告

培养 24~48h 后，如出现典型淋球菌菌落特征、革兰氏染色为阴性双球菌、氧化酶试验阳性可报告"初步鉴定有淋球菌生长"，如糖发酵等试验阳性可报告"确证培养有淋球菌生长"，48h 未见淋球菌特征菌落生长的可报告"无淋球菌生长"。

四、核酸扩增检测

淋球菌的核酸扩增检测是通过扩增淋球菌的特异性基因来检测病原体，方法包括聚合酶链反应（PCR）、实时荧光 PCR、连接酶链反应（LCR）等。

（一）标本采集处理

获得患者分泌物标本后，将拭子放入 1ml 无菌生理盐水中漂洗，并在管壁挤干丢弃。采集后标本保存在 -20℃，10d 之内处理完毕，标本在 -70℃ 可保存半年。

（二）方法

核酸提取：淋球菌基因组核酸提取方法包括热裂解法、蛋白酶 K 裂解法、万用裂解液裂解法和十六烷基三甲基溴化铵（CTAB）法。

核酸扩增：

1. **聚合酶链反应（PCR）** PCR 是通过酶促反应在体外合成 DNA 片段的方法，由高温变性、低温退火和适温延伸三个步骤反复的热循环构成。

2. **实时荧光 PCR** 实时荧光 PCR 是在常规 PCR 扩增加入引物时加入特异性荧光探针，每扩增一条 DNA 链，就能形成一个荧光分子，使荧光信号累积与 PCR 产物形成同步，该方法是目前应用较多的核酸检测方法。

3. **连接酶链反应（LCR）** LCR 是将基因扩增技术与连接酶方法结合，具有较高的敏感性和特异性，具有操作较简单，分析时间短、结果准确等优点。

4. **链置换扩增技术（SDA）** SDA 是一种基于酶促反应的 DNA 体外扩增技术，在扩增产物中掺入了两种不同荧光集团的探针，扩增效率高，具有较高的敏感性和特异性，但可能出现非特异性扩增产物累积。

五、血清学检测方法

（一）快速免疫层析试验

淋球菌的快速免疫层析试验是将淋球菌的特异性单克隆抗体包被于硝酸纤维素膜上，与待测标本中淋球菌抗原特异性结合后显示有色条带，试验用时较短，操作简单。

（二）酶联免疫吸附试验（ELISA）

淋球菌的 ELISA 检测是将淋球菌的特异性单克隆抗体吸附于固相载体，如待测标本中有淋球菌，则与抗体发生反应，再加入结合有辣根过氧化物酶的羊抗兔 IgG 抗体和反应基质邻苯二胺，作用后终止反应显色，用酶标仪检测吸光度，本试验是检测淋球菌抗原的方法，对男性尿道标本具有较高的敏感性和特异性，女性宫颈标本敏感性和特异性略低，适用于中、高流行率地区且不能做菌体培养的患者。

（三）SPA 协同凝集试验

金黄色葡萄球菌细胞壁上的 A 蛋白（SPA），具有和大多数哺乳动物的 IgG 的 Fc 片段发生非特异性结合的能力，而 IgG 的 Fab 片段仍具有抗体活性，可与特异性抗原结合，引起协同凝集反应。应用于淋球菌检测时，吸附于金黄色葡萄球菌的抗淋球菌单克隆抗体结合淋球菌菌体抗原后产生凝集反应。本试验主要作为淋球菌的鉴定，但敏感性有限。

六、方法学评价

涂片革兰氏染色后显微镜检方法，操作方便快速，价格低廉，对有病史和明显临床症状的男性尿道标本敏感性和特异性可高达 95%，对无明显临床症状的男性、女性患者宫颈及其他部位的标本则不能以涂片革兰氏染色显微镜检的结果诊断淋病，需要通过分离培养、生化鉴定、抗原检测或者核酸检测等方法进行确证。淋球菌培养是世界卫生组织推荐的诊断淋球菌感染的"金标准"，具有较高的敏感性和特异性，尤其对女性和症状不明显患者以及疗效监测者的标本都有较高的敏感性，培养后的菌株还能进行药敏试验、菌株分型等研究。但对标本的采集、保存、运输和培养条件有较高的要求，且检测周期较长。抗原检测的方法对有明显临床症状和病史的男性尿道标本有较高的敏感性和特异性，其他标本敏感性与特异性较低，优点是检测周期很短，还适用于中、高流行率的人群，无培养和核酸检测条件的临床诊断和人群筛查。核酸检测具有较高的敏感性和特异性，可以使用非侵袭性的尿标本以及自采样的阴道拭子。临床上有 5%～20% 的男性和 60% 以上的女性感染后可无明显症状，往往使其成为潜在的传染源，这可能是目前淋病发病率持续上升的一个原因。因此早期诊断、及时治疗是淋病防治的关键，这就更突显了核酸检测技术对于淋病的临床诊断及治疗的重要性。但核酸检测技术也同时存在操作步骤烦琐、费用高、易污染、存在一定的假阳性和假阴性等问题。因此要综合考虑检测准确性、成本、标本预处理的难易及检测人群等各种因素来选择适当的淋球菌检测方法。相信随着科技进步，越来越精确的、低成本的检测手段将被应用到淋球菌的检测中。

第三节 临床应用案例分析

病例①

患者，女性，32 岁，2019 年 4 月 5 日因"尿频、尿急、尿痛"就诊于首都医科大学附属北京佑安医院皮肤性病门诊，查体可见阴道分泌物增加。临床医师取阴道分泌物送显微镜检及淋球菌培养及鉴定。

实验室检测结果：

4 月 5 日革兰氏染色显微镜检："白细胞大于 15 个 /HP 视野、革兰氏阳性杆菌、革兰氏阴性杆菌"。

临床初步诊断为"非淋球菌性尿道炎"。

4 月 7 日淋球菌培养可见淋球菌特征菌落生长，取典型菌落经质谱分析为淋病奈瑟氏菌。临床确诊为："淋球菌性尿道炎"，经规范治疗后，2 周后复检，淋球菌培养结果为"未检出"。

分析：患者女性，有尿道炎表现，查体可见阴道分泌物增加，但显微镜检未观察到典型革兰氏阴性双球菌，考虑对于女性淋球菌涂片革兰氏染色显微镜检标本的敏感性较低，如女性宫颈标本 23%～65%，尿道标本 20%，且受取材手法影响较大，女性阴道分泌物杂菌较多，不易发现致病菌，结果极易出现假阴性，提示该类患者无法明确病因时，应加做淋球菌培养或核酸检测加以确认。

参考文献

［1］ 王千秋. 性病防治培训手册. 诊断与治疗［M］. 北京：人民卫生出版社，2011.

［2］ 郭宏雄. 淋病疫情监测与管理［M］. 南京：东南大学出版社，2014.

［3］ GOIRE NAMRAJ，LAHRA MONICA M，CHEN MARCUS，et al. Molecular approaches to enhance surveillance of gonococcal antimicrobial resistance［J］. Nature reviews Microbiology，2014，12（3）：223-229.

［4］ 陈祥生. 性病防治培训手册：教员用书［J］. 北京：人民卫生出版社，2011.

（李宇）

第四章

生殖道支原体感染实验室检测技术

第一节 疾病概述

支原体（*Mycoplasma*）是一群缺乏细胞壁，能在无生命培养基中生长繁殖的最小的原核细胞型微生物。目前在人类样本中能检测到的支原体有 16 种，其中已知与人类泌尿生殖道感染相关的支原体主要为解脲支原体（*Ureaplasma urealyticum*，UU）、人型支原体（*Mycoplasma hominis*，MH）和生殖支原体（*Mycoplasma genitalium*，MG）。支原体能以共生微生物的形式寄居于人类宿主的泌尿生殖道细胞表面，在健康人群中具有一定的定植率。无症状和体征的支原体携带者，不能被认为是出现了支原体感染。

一、流行病学

近年来，由支原体引起的泌尿生殖道感染的发病率呈逐年升高的趋势，在非淋球菌造成的尿道炎患者中 UU 的感染率为 11%～26%，MH 为 1%～4.1%，MG 为 6%～50%。支原体的主要传播途径为性传播，也可通过母婴垂直传播或共用物品传播。通过性接触传播，支原体可引起人类尿道炎、前列腺炎和肾盂肾炎等泌尿生殖道感染；经胎盘传播可引起早产、自然流产、先天畸形、死胎和不孕症等；也可经产道感染致新生儿肺炎或脑膜炎等。

二、病原学

支原体是一类无细胞壁，形态上呈高度多形性，可通过滤菌器，能在无生命培养基中生长繁殖的最小的原核细胞型微生物。1898 年被法国人

Nocard 和 Roux 首次从患有胸膜炎的牛胸腔积液中分离出来，因其能形成有分枝的长丝，1967 年正式命名为支原体。

支原体长 0.1 ~ 0.3μm，在固体培养基表面可呈特有的"油煎蛋"状小菌落（直径 0.1 ~ 1.0mm）；革兰氏染色不易着色，故常用 Giemsa 染色法将其染成淡紫色。由于没有细胞壁，支原体不能维持固定的形态而呈现多形性，而且对渗透压敏感，对抑制细胞壁合成的抗生素不敏感。支原体的细胞膜中胆固醇含量丰富，约占 36%，因此，但凡能作用于胆固醇的物质（如两性霉素 B、皂素等）均可引起支原体膜的破坏而使其死亡。支原体基因组为双链 DNA，分子量小（仅有大肠杆菌的五分之一），合成与代谢很有限。

支原体归属于柔膜体纲（*mollicutes*），支原体目（*mycoplasmatales*），支原体科（*mycoplasmataceae*）。支原体科又分为四个属，即支原体属、血虫体属、血巴尔通氏体属和脲原体属；在自然界分布广泛，目前已分离出 200 余种，寄居于人体的支原体共有 16 种，其中 7 种对人体有致病性，即：肺炎支原体、人型支原体、生殖支原体、穿透支原体、解脲脲原体、发酵支原体和梨支原体。与泌尿生殖道感染有关的支原体则包括：解脲脲原体、人型支原体和生殖支原体。

UU 是 1954 年 Shepard 由非淋菌性尿道炎（nongonococcal urethritis, NGU）患者的尿道分泌物中分离获得，由于菌落细小也名为 T 株（tiny strain）。因其能产生脲酶，1974 年被命名为解脲脲原体。同时 UU 不分解葡萄糖和精氨酸，可与其他支原体相鉴别。UU 包括 16 个血清型，其中第四型引起疾病的频率最高。按照 DNA 扩增片段的大小将解脲脲原体分为 2 个生物型，即 T960 生物群和 parvo 生物群。具有 T960 生物群特征的支原体仍被称为解脲脲原体，而具有 parvo 生物群特征的支原体则又被称为微小脲原体（*Ureaplasma parvum*，UP），常见于临床无症状携带者，在健康体检人群中 UP 常是被检出的单一血清型。目前，大多数研究者认为 UP 属于人类的正常菌群，而 UU 是性传播疾病的主要病原体之一，其传播途径主要为性接触传播和母婴垂直传播。在婴儿或无性交接触的女性生殖道内还未有解脲脲原体的检出，而随着性生活越混乱，解脲脲原体的检出率就越高。

MH 是由 Dienes 等于 1937 年从一位女性巴氏腺炎患者的脓汁中分离出来的，主要寄居在生殖道，通过性接触进行传播，可引起成人附睾炎、宫颈炎、盆腔炎和产褥热，也可致新生儿肺炎、脑膜炎及脑脓肿。MH 呈球杆状，在固体培养基上可形成直径 100 ~ 200μm，典型的"油煎蛋"样菌落；其基因组大小为 700kbp。MH 的最适 pH 为 7.2 ~ 7.4。培养过程中，MH 不分解尿素和葡萄糖，但能分解液体培养基中的精氨酸产氨，当 pH 升至 7.8 以上时可致其死亡。也由此可与其他支原体相鉴别。

MG 是由 Tully 于 1981 年自一位 NGU 患者的泌尿生殖道样本中分离得到的，形态呈烧瓶状，长 0.6 ~ 0.7μm，有一明显的颈部，宽约 7nm；基因组大小约为 580kbp。MG 对营养要求高，需在不含醋酸铊的 SP-4 培养基中才能生长。由于生长缓慢，初次分离培养 MG 需要 50 多天，传代培养也需 30 多天。MG 能分解葡萄糖，但不分解尿素和精氨酸，从而可与解脲脲原体和人型支原体相鉴别。

三、致病机制

支原体只能黏附在呼吸道或泌尿生殖道上皮细胞表面的受体上，而不进入组织和血液。其引起细胞损害的机制为：黏附于宿主细胞表面，吸收细胞内营养并从细胞膜获得胆固醇等脂质从而引起细胞损伤；代谢产生有毒物质，如溶神经支原体能产生神经毒素引起细胞膜损伤；脲原体含有尿素酶，水解尿素产生大量氨，对细胞具有毒害作用。支原体还可以黏附于精子表面，从而阻止精子运动，其产生的神经氨酸酶样物质可干扰精子与卵子的结合，这也是支原体感染引起不育不孕的原因之一。研究证明，巨噬细胞、IgG 及 IgM 抗体对支原体具有一定的杀伤作用；呼吸道黏膜产生的 SIgA 抗体也具有阻止支原体吸附的作用。

四、临床表现

（一）尿道炎

UU 和 MG 已被证明是男性非淋菌性尿道炎的常见病原体。支原体感染的潜伏期为 1 ~ 3 周，典型的急性期症状与其他非淋病性生殖泌尿系统感染相似，表现为尿道刺痛，不同程度的尿急、尿频、排尿刺痛，特别是当尿液较为浓缩的时候明显。尿道口可轻度红肿，分泌物稀薄，量少，为浆液性或脓性，多需用力挤压尿道才见分泌物溢出。约有三分一的患者可无任何自觉症状。只是在例行检查时才被发现。约有 50% 的患者初诊被忽略或误诊，有 10%～20% 的患者同时伴有淋球菌双重感染。亚急性期常合并前列腺感染，患者常出现会阴部胀痛、腰酸、双股内侧不适感或在做提肛动作时有自会阴向股内侧发散的刺痛感。肛诊时前列腺纵沟不明显或表面类似核桃壳凹凸不平，少数病例 B 型超声波诊断可证实前列腺有不同程度的增大。

（二）宫颈炎和盆腔炎

近年来，已有大量证据证明生殖支原体 MG 是宫颈炎、子宫内膜炎、盆腔炎、男性生殖道疾病和输卵管性不孕的病因。约有 10% 的盆腔炎患者能培养出 MH。多数患者无明显自觉症状，少数重症患者有阴道坠感，当感染扩及尿道时，尿频、尿急是引起患者注意的主要症状。感染局限在子宫颈，表现为白带增多、混浊、子宫颈水肿、充血或表面糜烂。感染扩及尿道表现为尿道口潮红、充血、挤压尿道可有少量分泌物外溢，但很少有压痛出现。MH 感染常见的并发症为输卵管炎，少数患者可出现子宫内膜炎及盆腔炎。

（三）绒毛膜羊膜炎及早产

UU 可以导致羊膜腔内感染。但是，大多数临床研究认为不需要对孕期下生殖道检出 UU 的患者进行干预和治疗。因此，如果怀疑下生殖道支原体上行感染至宫腔导致绒毛膜羊膜炎及早产，需要从上生殖道取样进行评估。

（四）对男性精液质量的影响

UU 可影响精子活动度，其原因可能是支原体黏附影响精子活动，也有可能是支原体诱导抗精子抗体的产生。但目前的研究还未能明确其致病性。

（五）无症状携带

支原体在泌尿生殖道存在定植现象，人群中存在着相当数量的支原体携带者而没有症状和体征，以 UU 最为突出。

五、诊断与鉴别诊断

支原体感染的潜伏期为 1 ~ 3 周，临床表现与其他非淋菌性泌尿生殖道感染相似，主要以实验室检测结果作为临床诊断依据。根据接触史、临床表现及实验室检查进行综合分析，作出诊断。

六、治疗及预后

支原体感染患者如果没有泌尿生殖道感染症状，应考虑为携带，不必治疗；经抗感染治疗后症状体征消失，但实验室检查结果为阳性时，不必继续进行药物治疗；如被确诊为支原体性尿道炎，则建议同时对其性伴侣进行治疗。

支原体由于没有细胞壁，对作用于细胞壁的抗生素（如内酰胺类及糖肽类抗生素）天然耐药。抑制蛋白合成的抗生素（如氨基糖苷类、大环内酯类、林可霉素类、四环素类）对大多数支原体有效。但不同种的支原体对药物的敏感性又存在一定的差异。

第二节　实验室检测技术

一、支原体检测标本的采集

（一）男性受检者检测样本

1. 尿道拭子　因尿道炎症状进行支原体检测的患者，可以采集尿道拭子，用于培养或核酸检测。

2. **前列腺液及精液**　怀疑男性生殖道感染的患者有时会进行前列腺液或精液的检查。前列腺液或精液排出时经过尿道，不可避免地会携带尿道内的微生物，尿道内可能存在支原体定植，因此可能被污染。

3. **尿液**　一般仅适用于 RNA 检测方法。无创、方便、敏感性和特异性高，用于大规模人群筛查。

（二）女性受检者检测样本

1. **宫颈拭子与阴道拭子**　这是女性最常用采样方式，可用于培养或核酸检测。

2. **尿液** 只适用于 RNA 检测方法，可用于大规模人群筛查。

二、技术沿革及前沿进展

支原体的检测历经培养法、免疫法到核酸检测法多个阶段。支原体分离培养法曾被认为是"金标准"方法，该方法不仅可以直接检测支原体（不能区分 UP 和 UU，MG 不生长），还可以同时进行支原体药敏试验。但是该方法操作复杂，检测时间较长，易受细菌或真菌的污染导致假阳性，常需要固体培养基确认菌落形态才能最后诊断，而且该方法取样采用拭子样本，该取样方式会给病患尤其是男性患者带来一定的痛苦。免疫学检测技术也得到了广泛的应用，但由于质控困难，并且只能定性不能定量，加之有交叉抗原的存在，故其应用得到了很大的限制。分子生物学检测技术有效地弥补上述不足，DNA 检测技术，主要为实时荧光 PCR 法，敏感性和特异性都很好，但不能进行药敏试验，无法精确指导临床用药；RNA 检测技术，其灵敏度和特异性都高于 PCR 法，该法只检测病原体RNA，能排除死亡病原体残留 DNA 对检测结果的影响，有利于临床疗效观察及预后判断，减少抗生素的使用。

三、主要实验室检测技术

（一）培养法

1. **液体培养法** 液体培养法是检测 UU 和 UP 的经典方法，也是WHO 推荐诊断非淋菌性尿道炎的首选方法，操作简便，对实验条件要求不高。其中最常应用的是支原体培养鉴定药敏一体化试剂盒法，其基本原理为：培养液中含酚红指示剂、尿素、精氨酸、营养物和抑菌剂等，支原体产生尿素酶分解尿素产碱，使培养液碱化而呈红色。所以若有支原体生长，可根据培养基颜色的变化判断结果。

该方法存在一定的假阳性，因为凡能产尿素酶的细菌均可使该培养基呈碱性反应变为红色。这类细菌常见的有：葡萄球菌（多数尿素酶阳性）、少部分链球菌、铜绿假单胞菌、变形杆菌、部分棒状杆菌等。但是，与细菌污染不同，支原体在液体培养基中不会出现菌膜、浑浊及沉淀生长现象。

2. 固体培养法 UU 和 MH 在固体培养基（支原体 A8 琼脂）上，5%CO_2、95%N_2 环境中，1 ~ 3d 能形成圆形、棕色、"油煎蛋"样特征性菌落。推荐按照标准的液体、固体两步法同时培养，最终以观察到典型支原体菌落来判断支原体的存在。

3. 组织细胞培养法 鉴于 MG 在一般培养基中难于生长，有研究者采用组织细胞来培养支原体，可为支原体提供良好的类似体内的生长环境。在分离获得新的 MG 菌株方面，细胞培养繁殖过程可起到三方面的作用，一是使临床标本中的 MG 逐渐适应在人工培养基中生长，二是增加了接种于支原体肉汤培养基中的支原体数量，三是提供持续的接种源。但是，MG 培养一般需要 1 ~ 3 个月，所需时间过长，培养过程中菌株容易死亡，阳性率低，不能快速诊断，不适用于临床常规检测。

（二）血清学检测

1. 胶体金法 支原体感染后，人体免疫系统一般会产生相应的抗体，根据抗原抗体特异性结合反应原理检测的方法比较常用。胶体金法检测支原体感染患者血清中的抗体，方便、快速，患者随到随检，在临床上可作为人群支原体感染体检或筛查的方法。但是由于支原体在人群中广泛存在，正常人也有低滴度抗体水平，因此单纯根据一次抗体测定，很难判断患者是既往感染还是现症感染。另外经过临床治疗后的患者，其血清中抗支原体抗体大多不会在短时间内大量消失。所以用胶体金法复查治疗后的患者疗效时，结果大多仍会呈现阳性，可能误导临床诊断。

2. 荧光抗体法 单克隆抗体免疫荧光法检测 UU 是非培养方法中应用最多的检测方法之一。该方法检测时间短、操作容易、特异性好，与培养法有较高符合率。在检测子宫内膜和输卵管等部位的标本时较培养法敏感。然而荧光法的影响因素较多，如涂片时没有取到细胞成分、固定时细胞成分丢失也可以造成假阴性结果。如果非特异荧光冲洗不干净，还可以造成假阳性。此外，观察者的经验对结果准确性也有着重要的影响。但如果控制得当，对有条件的地区开展这种方法仍不失为一种较为理想的方法。

3. 酶联免疫吸附试验 以溶解的 MH 膜蛋白为抗原，抗原与检测血清中特异的抗体结合后，再与酶标记的抗人 IgG（或 IEM）抗体反应，通过酶与底物的反应呈现的颜色，来定性、定量判断结果。ELISA 方法简便、操作自动化、有很好的重复性，适于短时内大批量标本的检测。其敏感性在高危人群中可得到满意结果，而在新近感染及治疗监测中敏感性明显下降。

（三）分子生物学法

1. **聚合酶链反应**（polymerase chain reaction，PCR） MB（multiple banded）抗原是 UU 感染时被识别的主要外膜抗原，其 N 端包含血清型特异的抗原决定簇，作为其分群、分型的基础。因此根据其表面抗原的变异，UU 可分为 16 个血清型，而根据其分子特征又可分为两个生物群，生物 1 群包括 1、3、6、14 共 4 个血清型；生物 2 群为其余 10 个血清型。取 UU 阳性培养物根据 MB 基因序列设计的引物可进行 PCR 分型鉴定。

检测 MG 主要针对的靶基因有两个：MGPA 基因和 16S rRNA 基因。MGPA 是 MG 细胞表面特异性的主要黏附蛋白，也是 MG 毒力决定因子和主要的抗原，因此是 PCR 检测合适的靶基因。16S rRNA 基因序列相对外膜蛋白基因更保守和稳定，可能含有的多态性也相应较少，因此在此区域设计引物可有望检测所有的临床株，通用性更好。

PCR 检测技术具有高敏感性和高特异性，且不受细菌存活与否的限制，近几年来被广泛用于临床标本中 UU 的检测。但该方法对实验条件和检查技术要求较高，在基层医院难以开展。另外 PCR 检测容易产生假阳性。

2. **荧光定量 PCR**（fluorescence quantitative PCR，FQ-PCR） FQ-PCR 技术是在常规 PCR 基础上发展起来的核酸定量技术。它是一种在 PCR 反应体系中加入荧光基团，利用荧光信号积累实时监测整个反应进程，最后通过标准曲线对未知模板进行定量分析的方法。依据 MH 的 *gap* 基因保守区域设计引物和探针，建立的 FQ-PCR 检测方法，其检测限为 50cfu/ml，检测灵敏度为 PCR 的 100 倍。FQ-PCR 技术具有灵敏度高、特异性和可靠性强，能实现多重反应，自动化程度高，无污染性，具实时性和准确性等特点，是目前临床实验室最常用的支原体分子生物学检测方法。

3. **DNA 探针技术** 目前常用的试剂盒有 PACE2 系统，探针是吖啶酯标记的单链 DNA，与支原体 16SrRNA 经液相杂交后形成稳定的 DNA-RNA 结合体，根据标本与对照的相对光密度单位的差值判断结果。整个试验过程需要 4h，具有较高的灵敏性，对低危人群及无症状者均适用。当探针结果处于界限值或与培养结果不一致时，推荐使用竞争探针试剂，即将原标本加入两支试管中，一管只加标记抗体，另一管再加未标记抗体，如果第二管比第一管信号减少 70% 以上则为阳性。

4. 连接酶链反应法（ligase chain reaction，LCR） LCR 是在连接酶扩增反应中，引入热稳定的 DNA 连接酶而建立的类似 PCR 的一种新技术。LCR 与 PCR 不同，它应用四种寡核苷酸探针，以达到高度敏感性和特异性，反应检测时间也比 PCR 短，而且能够进行自动检测。LCR 与 PCR 检测 UU 相比具有快速、经济、检测标本量大、灵敏度高、漏诊率低的优点，适合检测各种发病人群，包括早期感染者和无症状的病原携带者。另外，LCR 重复性好，操作与检验人员的经验等主观因素无关，且其特异性高，只要引物设计合理，严格操作程序，避免积累性污染，假阳性可以避免。

5. 环介导恒温扩增技术（loop-mediated isothermal amplification，LAMP） 该技术灵敏度较实时荧光 PCR 技术高，特异性与实时荧光 PCR 技术相当。另外利用该技术检测支原体，1h 内即可出报告，不需要昂贵的检测仪器，试剂成本低。不需要特殊仪器，故可在各级医院开展。

6. 实时荧光核酸恒温扩增检测技术（simultaneous amplification and testing，SAT） 是将新一代的核酸恒温扩增技术和实时荧光检测技术相结合的一种新型核酸检测技术。该方法扩增 RNA，产物和模板均为 RNA。由于只有活的病原体中才存在完整的 RNA 片段，故能排除死亡病原体对检测结果的影响，有助于临床疗效监测。而且，RNA 具有易降解、不稳定的特性，使得该法交叉污染可能性更小，可以有效地减少假阳性的产生，大大提高了检测结果的可靠性。

各种检测方法都有其各自的优势与不足。培养法敏感性稍差，但特异性较高，关键是操作简单，不需要特殊的检测仪器，又可快速给出药敏结果指导临床用药，适合包括基层医院在内的各级医疗单位开展。PCR 敏感性高但特异性稍差，易产生假阳性；FQ-PCR 特异性和敏感性均较好，但不能进行药敏试验，无法指导临床用药；SAT 法可检测尿液样本，具有无创、操作简便、重复性好、敏感度高等特点，特别对正处于感染初期，病原体数量较少患者的检测具有独特的优势，但对实验室条件的要求更多，成本更高。因此，在临床实际应用时，应根据医院和患者的具体情况选取合适的检测方法。有条件的情况下，也可采用多种方法联合检测，以便为临床提供既准确又快捷的诊断依据。

参考文献

［1］ 张岱，刘朝晖. 生殖道支原体感染诊治专家共识［J］. 中国性科学，2016，25
（3）：80-82.

［2］ 刘运德，楼永良. 临床微生物学检验技术［M］. 北京：人民卫生出版社，
2017.

［3］ 王辉，任健康，王明贵. 临床微生物学检验［M］. 北京：人民卫生出版社，
2015.

［4］ Soni S, Horner P, Rayment M, et al. British Association for Sexual Health and
HIV national guideline for the management of infection with Mycoplasma genitalium
（2018）［J］. Int J STD AIDS, 2019, 30（10）：938-950.

［5］ 《非淋菌性尿道炎病原学诊断专家共识》编写组，中华医学会男科学分会. 非淋
菌性尿道炎病原学诊断专家共识［J］. 中华男科学杂志，2016，22（11）：1038-
1043.

（丁秀荣）

第五章

沙眼衣原体感染实验室检测技术

第一节　疾病概述

生殖道沙眼衣原体感染（genital chlamydial trachomatis infection）是一种以沙眼衣原体为致病菌的泌尿生殖道系统感染，主要通过性传播，也可母婴传播，前者可引起性传播疾病（sexually transmitted diseases，STD），后者可导致胎儿及新生儿的感染。临床过程隐匿、迁延、症状轻微，常并发上生殖道感染。沙眼衣原体淋巴肉芽肿生物变种可引起性病淋巴肉芽肿（lymphogranuloma venereum，LGV），又称腹股沟淋巴肉芽肿（lymphogranuloma inguinale）、第四性病。本病俗称"鱼口""便毒"，与梅毒、淋病和软下疳统称为经典性病。

一、流行病学

沙眼衣原体（chlamydia trachomatis，CT）引起的疾病范围广泛，可累及眼、生殖道、直肠等多个脏器，也可导致母婴传播。生殖道沙眼衣原体感染是常见的性传播疾病，以生殖道部位炎症为主要表现，临床上常见无症状沙眼衣原体感染者和患者两类。前者仅在实验室检查中发现沙眼衣原体，但无相应临床表现，后者同时具有生殖道症状体征。大多数感染肛门生殖器沙眼衣原体的人往往因无症状而往往不自觉。泌尿生殖道衣原体感染不会获得任何持续免疫。世界卫生组织估计每年有 1.31 亿新沙眼衣原体感染者。美国疾病与预防控制中心 2016 年报告 CT 新发病例达 159 万例，较 2015 年增长了 4.7%。我国 105 个性病监测点报告生殖道 CT 感染发病率由 2008 年的 32.48/10 万增长到 2015 年的 37.18/10 万，年均增长 1.95%。性活跃的无症状人群与沙眼衣原体的广泛传播有关。选择性筛查性活跃妇女的感染率从 8% 到 40% 不等（平均值为 15%），而性活跃的无症状男性中约有 10% 感染。美国疾病控制与预防中心的数据显示，沙眼衣原体感染率在青少年晚期和年轻人中最高。生殖道沙眼衣原体感染已经成为全球重要的公共卫生问题之一。

二、病原学

衣原体（chlamydia）是一类严格细胞内寄生、有独特发育周期、能通过细菌滤器的原核细胞型微生物，革兰氏染色阴性。衣原体进入宿主细胞后增大繁殖成为网状体（reticulatebody，RB），也称始体，再发育成熟为小的、致密的原体（elementary body，EB），释放到细胞外感染新的宿主细胞。镜检可观察到原体和始体两种形态结构。根据衣原体的抗原结构和 DNA 同源性特点，衣原体属分为沙眼衣原体、肺炎衣原体、鹦鹉热衣原体和家畜衣原体等。沙眼衣原体包括 3 个生物型：小鼠生物型、沙眼生物型和性病淋巴肉芽肿生物型，后两种与人类疾病有关。根据主要外膜蛋白（MOMP）的不同，沙眼衣原体可分为不同的血清型，包括沙眼血清型（A、B、Ba、C），引起沙眼，生殖血清型（D、Da、E、F、G、H、I、Ia、J、Ja、K），主要导致泌尿生殖感染（urogenital tract infection，UGT），以及罕见变异型（L1、L2、L2a、L3），主要引起 LGV，并引起多种侵入性疾病。

由于血清学分型方法依赖于单克隆抗体，同时检测和鉴别能力有限，结果易出现假阴性或交叉反应，在临床实验室和流行病学研究中血清学方法的应用受到局限。近年来，分子生物学技术发展迅速，分子生物学分型方法对血清学分型是一个巨大改进和补充，临床分离株不用进行培养即可实现直接定型。用于沙眼衣原体分型的主要分子生物学方法包括：PCR-限制性片段长度多态性（PCR-restriction fragment length polymorphism，PCR-RFLP）、荧光定量 PCR、PCR- 测序、DNA- 杂交技术、DNA 芯片和全基因组测序（whole genome sequencing，WGS）等。

2006 年发现了一个可引起生殖道感染的沙眼衣原体新变种（nvCT）。该菌株质粒中缺失了 377 个碱基对长片段，该缺失的片段是当时的罗氏和雅培诊断试剂目标片段区域。该缺失导致许多假阴性 nvCT 在人群中迅速传播。尽管许多核酸诊断试剂公司已经研发了新的检测 nvCT 的试剂，但目前我国国内 nvCT 的流行情况及其对我国公共卫生的影响尚不清楚。

三、致病机制

由于衣原体特殊生长条件及其研究手段的局限，阻碍了衣原体致病机制的深入研究。用电子显微镜观察，衣原体外层类似于革兰氏阴性菌的细胞壁，由外膜蛋白、多形态膜蛋白、脂质和脂多糖组成，中层为含磷脂和蛋白质的细胞膜，膜内主要由细胞器和遗传物质组成。不同种衣原体的组织亲嗜性有差异，感染部位和所致疾病也有所不同，但其致病物质有一定相似性。衣原体通过获取宿主细胞的营养物质和能量维持自身的生长繁殖，在此过程中能通过直接或间接作用造成机体病理损伤，同时衣原体还能有效免疫逃逸，以躲避宿主免疫系统的识别和清除。

沙眼衣原体易侵犯柱状上皮细胞如尿道、子宫颈内膜、子宫内膜、输卵管皱襞上皮、眼、鼻咽及直肠黏膜并引起病变，不侵犯阴道扁平上皮，故感染后仅寄生于阴道但不引起阴道炎。除衣原体本身引起病变外，机体免疫反应亦参与发病，衣原体膜上的脂多糖可诱发机体免疫反应，其代谢产物亦可引起机体变态反应，但由于衣原体寄生于细胞内可逃避免疫防御作用。衣原体在细胞内持续感染及繁殖，并不断感染新的细胞，造成人体内反复持续感染，慢性或再感染则引起单核细胞反应，长期反复的炎症病变，加之机体的免疫反应可导致瘢痕形成。

四、临床表现

根据临床表现分为具有泌尿生殖道症状体征的患者，无症状感染者和新生儿感染及性病淋巴肉芽肿患者。

（一）泌尿生殖道沙眼衣原体感染

1. 男性生殖道沙眼衣原体感染

潜伏期平均 1 ~ 3 周，多数感染者症状轻微。有症状者主要表现为尿道刺痛或痒感，部分伴有轻重不等的尿频、尿急、尿痛、排尿困难及阴茎体局部疼痛。尿道口轻度红肿，可有少量稀薄浆液性或浆液脓性分泌物。长时间不排尿或晨起首次排尿前可见尿道口分泌物结成黏糊状，或分泌物污染内裤。部分感染者并发前列腺炎、附睾炎。偶有感染者出现莱特尔综合征。莱特尔综合征（reiter syndrome）是 CT 感染后出现以结膜炎、尿道炎、关节炎为特点的三联症，多见于成年男性。莱特尔综合征一般发生在尿道炎之后 4 周左右，患者关节液中可分离到衣原体。

2. 女性生殖道沙眼衣原体感染

潜伏期平均 1～3 周，多数感染者症状轻微。有症状者主要表现为白带异常及下腹部不适，可伴有轻度尿频、尿急、尿痛。可见宫颈充血、水肿及浆液性或浆液脓性分泌物，触之易出血。部分感染者并发急性输卵管炎、子宫内膜炎、盆腔炎等。

3. 男性和女性共有的表现

（1）直肠炎：男性多见于同性性行为者。轻者无症状，重者有直肠疼痛、便血、腹泻及黏液性分泌物；

（2）眼结膜炎：出现眼睑肿胀，睑结膜充血及滤泡，可有黏液脓性分泌物。

（二）无症状感染

男性尿道、女性宫颈沙眼衣原体感染多数为无症状感染。

（三）新生儿感染

1. 新生儿结膜炎　由患病的母亲传染所致。在生后 5～12d 发生。轻者无症状，有症状的新生儿表现为轻重不等的化脓性结膜炎，出现黏液性或黏液脓性分泌物，眼睑水肿，睑结膜弥漫性红肿，球结膜炎症性乳头状增生，日久可致瘢痕、微血管翳等。

2. 新生儿肺炎　常在 3～16 周龄发生。表现为鼻塞、流涕，呼吸急促，特征性的（间隔时间短、断续性）咳嗽，常不发热。体检发现呼吸急促，可闻及湿啰音。

（四）性病淋巴肉芽肿

此病潜伏期一般在 1 周左右，男性患者有 1/3～1/2 有原发损害。衣原体感染后初为极小的疱疹、水疱或溃疡糜烂。男性多发于阴茎体、龟头、冠状沟、包皮和尿道内。女性则发生于前庭、阴唇系带、小阴唇、阴道口及尿道口周围。皮损常为单个，有时数个，边缘整齐，周围有红晕，无明显症状，不痛、不痒，常被忽略，持续 1～3 周自愈，不留瘢痕。同性恋者或性欲倒错者可表现为出血性直肠炎（脓性分泌物和直肠出血）。直接检查可见直肠黏膜发炎、充血、局限性剥脱或肉芽组织，可导致直肠周围脓肿、直肠阴道瘘和直肠狭窄。在淋巴结病变发生的同时可有全身症状如发热、盗汗、周身不适、体重减轻、头痛、游走性关节痛、多关节炎、肌痛、肝和脾大、假性脑膜炎和结膜炎等。皮肤表现有多形红斑、结节性红斑、猩红热样皮疹、丘疹脓疱性损害和光过敏等。

从早期到晚期的时间为 1～2 年，也有若干年者，主要表现为生殖器象皮肿和肛门直肠综合征。性病淋巴肉芽肿的生殖器象皮肿是发生于本病后期的一种严重的损害。由于淋巴管慢性炎症而致阴唇、阴茎、阴囊的象皮肿，其皮肤表面可发生疣状增殖及息肉样生长，可形成直肠 - 阴道或尿道瘘管，形成毁形性溃疡和瘢痕。性病淋巴肉芽肿的肛门直肠综合征是本病常见的一种并发症。患病女性和男性同性恋患者可发生生殖器肛门直肠综合征。此综合征的早期系直接接种或直肠周围淋巴结炎破溃所致，肛门和直肠黏膜水肿、出血和脱落，并因之而有腹泻、里急后重、腹痛和交替性便秘。由于进行性狭窄，可出现便秘、腹痛。晚期肛门环附近发生管样或环状直肠狭窄，亦可发生直肠阴道和 / 或肛门瘘，以及直肠周围脓肿。阴茎、阴囊和女阴可发生橡皮病样肿胀和溃疡。口腔生殖器性交者可发生溃疡性舌炎和淋巴结病。晚期也有癌变者。

五、诊断依据

CT 是我国国家监测病种之一。由于 CT 感染的潜伏期长、临床表现和症状不典型，主要以实验室检测结果作为临床诊断依据。根据流行病学史、临床表现及实验室检查进行综合分析，作出诊断。

（一）流行病学史

有不安全性行为，多性伴或性伴感染史。新生儿感染者的母亲有泌尿生殖道沙眼衣原体感染史。

在对患者作临床诊断时，应该首先考虑患者有无性接触史，它是作出诊断的重要依据，同时也是避免医患纠纷的重要依据。此外，衣原体生殖道感染亦存在非性传播的可能性。临床上有患泌尿生殖道衣原体感染的夫妇，其女儿（学龄前）阴道内衣原体多次检测阳性的例子。推测家庭生活中的坐便器、或毛巾等有污染和传播的可能。但这种间接传染在衣原体生殖道感染中毕竟很少。

（二）诊断分类

确诊病例：同时符合临床表现和实验室检查中的任一项者，有或无流行病学史；

无症状感染：符合实验室检查中的任一项（主要为培养法、抗原检测和核酸检测），且无症状者。

实验室检查主要包括

1. 涂片镜检 判断标准：

（1）男性尿道分泌物革兰氏染色涂片检查，平均每视野白细胞计数≥5个（油镜10×100倍）。晨尿（前段尿15ml）沉淀物检查，平均每视野白细胞计数>10个（高倍镜10×40倍）。

（2）女性宫颈黏液脓性分泌物革兰氏染色涂片检查，平均每视野白细胞计数≥10个（油镜10×100倍）。

2. 对分泌物标本进行细胞培养，沙眼衣原体阳性。

3. 对分泌物标本进行抗原检测，沙眼衣原体抗原阳性。

4. 对分泌物标本进行核酸扩增法检测，沙眼衣原体核酸阳性。

六、治疗及预后

CT感染的治疗目的是杀灭沙眼衣原体、消除症状、防止产生并发症、阻断进一步传播。由于CT具有独特的生物学性质，要求抗生素具有较好的细胞穿透性，可采用延长抗生素疗程，或使用半衰期长的抗生素等方法，提高疗效。

一般原则：早期诊断，早期治疗。及时、足量、规则用药。根据不同的病情采用相应的治疗方案。性伴应同时接受治疗。治疗后进行随访。

（一）衣原体泌尿生殖道感染的治疗

抗生素主要分为四类：抑制叶酸合成类、抑制蛋白质合成类、抑制细胞壁合成类和抑制 DNA 促旋酶类。在治疗方案的选择上，国内外的研究认为，衣原体泌尿生殖道感染的治疗仍以抗生素为主，其中又以四环素类药物为首选，红霉素和阿奇霉素可作为选择用药，某些喹诺酮类药物也具有较好的抗沙眼衣原体作用。

（二）性病淋巴肉芽肿的治疗

性病淋巴肉芽肿的治疗越早越好，初期患者用药后，全身性症状可迅速消失但局部淋巴结肿的愈合有限。晚期出现严重并发症后治疗困难，往往需行手术治疗。治疗方法包括全身治疗和局部治疗。全身治疗主要是及时应用抗菌药。局部治疗可外用高锰酸钾水清洗外阴，对未化脓者可贴 10% 鱼石脂软膏或用红霉素、磺胺类软膏。淋巴结软化有波动（脓肿）形成者可在损害上方穿刺吸引脓液，并在脓腔内注入磺胺溶液。对已化脓者，可穿刺抽脓，并注入抗生素，不可切开引流，以免瘘管形成，不利愈合。对溃疡较深者，可行外科疗法，切除坏死的淋巴结。对晚期出现阴道或直肠狭窄者，须定期作扩张术。直肠狭窄严重者需做直肠切除术。有包皮及阴囊象皮肿者，亦可手术切除。局部病灶还可以用超声波、紫外线、红外线、X 线等物理疗法。

（三）随访

以阿奇霉素或多西环素治疗的患者，在完成治疗后一般无需进行微生物学随访。

有下列情况时考虑作微生物学随访：

1. 症状持续存在。

2. 怀疑再感染。

3. 怀疑未依从治疗。

4. 无症状感染。

5. 红霉素治疗后。

判愈试验的时间安排：抗原检测试验为疗程结束后第 2 周；核酸扩增试验为疗程结束后第 4 周。对于女性患者，建议在治疗后 3 ~ 4 个月再次进行沙眼衣原体检测，以发现可能的再感染，防止盆腔炎和其他并发症的发生。

第二节 实验室检测技术

一、技术沿革及前沿进展

CT 的实验室检查包括病原学和非病原学两种。病原学方法包括衣原体直接镜检、衣原体培养、衣原体抗原检测（免疫层析法、酶联免疫法和直接免疫荧光法）、衣原体核酸检测（包括核酸探针杂交和 PCR）；非病原学方法包括衣原体抗体检测、组织病理和尿白细胞计数，组织病理和尿白细胞计数在临床已较少使用。美国食品药品管理局（FDA）已正式通过 PCR 在衣原体实验诊断中的应用，甚至把它作为衣原体实验室诊断新的"金标准"之一。

二、主要实验室检测技术

（一）显微镜检查

涂片 Giemsa 染色、碘染色或帕氏染色直接镜检可发现沙眼衣原体包涵体。只适用于新生儿眼结膜刮片的检查；CT 可在敏感细胞中增殖，在细胞中形成包涵体。用拭子搽落或白金耳刮落含有包涵体的黏膜细胞直接涂片，做 Giemsa 染色或碘染色，如发现有一定数量的具有特征性的包涵体则可作出诊断。此法简便易行，但仅适用于新生儿眼结膜炎刮片的检查，对泌尿生殖道沙眼衣原体感染的诊断不够敏感。

尿道标本革兰氏染色是非淋球菌性尿道炎的标准诊断方法，但依赖于观察者，特异性较低。尿液中的白细胞可作为 CT 和生殖支原体（*M. genitalium*, MG）引起的非淋球菌性尿道炎（non-gonococcal urethritis, NGU）的炎症标志物，因此，流式细胞术目前也被用于检测尿液中的白细胞。

（二）培养法

1. **鸡胚分离培养** 我国著名微生物学家汤飞凡教授用鸡胚分离的经典方法首次将衣原体分离成功，从而将衣原体的研究推向了新的高潮，因此汤飞凡教授在国际享有盛誉。卵黄囊培养对衣原体的早期分离功不可没，但阳性率低，自有细胞培养后，临床基本不再使用。

2. 细胞培养法 一直是沙眼衣原体实验室检查的金标准，然而由于敏感性相对较低，敏感性 70%～90%，特异性达 99%，培养有一定难度，也可能出现假阴性。不同实验室检出的阳性率差别较大，而且耗时、费钱，需要一定的实验设备，不适用于临床门诊中大量患者的实验室检查。

3. 衣原体微量快速培养法 很多学者对衣原体细胞培养方法做了改进，细胞培养由玻璃瓶改为试管，由试管改为微量快速的 96 孔板，同时也有改为适用于一般实验室的平皿法。

（三）抗原检测

1. 酶联免疫吸附试验 酶联免疫吸附试验（enzyme-linked immunosorbent assay，ELISA）先将处理过的固相载体（微孔或珠子）和标本一起孵育，如标本中含有衣原体，即可吸附于固相载体上。把未结合的物质洗去后，再将固相载体与抗衣原体抗体结合，然后再加入含有辣根过氧化物酶的抗体（二抗），二抗能与固相载体上的抗原抗体复合物发生反应。然后再加入底物和邻苯二胺溶液，酶能将其氧化成橘黄色，颜色的深浅和抗原的量成正比，颜色可用酶标仪测出，当标本的吸收值大于或等于阈值时则视标本中含有 CT。此法的一个显著优点是自动化程度高，可同时检测大批量标本，敏感性较高（67%～90%），特异性强（92%～97%），阳性预期值基本可靠（32%～87%）。用仪器判定结果，结果较为客观。最适宜用来检测沙眼衣原体高流行率人群。在低流行率的人群中应用时，解释结果宜慎重。

2. 直接免疫荧光试验 直接免疫荧光试验（direct immunofluorescence，DIF）是将已有 15 种血清型的衣原体主要外膜蛋白制成单克隆抗体，并用荧光素做标记。当标本中存在衣原体时，针对沙眼衣原体主要外膜蛋白或脂多糖的单克隆抗体与相应的抗原结合，单克隆抗体标有荧光素，在荧光显微镜下，阳性者可见到亮苹果绿的原体和始体。此法诊断沙眼衣原体感染的敏感性为 70%～90%，特异性为 83%～99%。由于有可能将某些发光颗粒（白细胞、上皮细胞、色素颗粒）、细菌和酵母菌误认为沙眼衣原体，因此此法对于实验人员的技术水平要求较高。直接免疫荧光法的优点：快速，价廉，操作简便，30 ~ 40min 即可出结果。标本的贮存和运送方便，标本中的沙眼衣原体不必是存活的或是有感染性的。由于已经有商品化的试剂盒供应，因而方便了使用。因而有些实验室将它和衣原体培养并列为扩大的"金标准"。缺点是在低感染率的人群中敏感性差，受实验人员的主观影响大。它最适宜用来检测沙眼衣原体高流行率人群（如性病门诊患者）。

3. **免疫层析法** 免疫层析技术（immunochromatographyassay，ICA）是 20 世纪 80 年代初发展起来的一种基于抗原抗体特异性免疫应答的检测技术，对细胞或样本中的多糖、糖蛋白、蛋白质、多肽、激素和核酸等生物大分子进行定位及定性检测，汇集了免疫检测、标记、层析等综合学科技术。根据示踪标记物将 ICA 分为免疫胶体金技术（immune colloidal gold technique，ICGT）和免疫乳胶技术（immune latex technique，ILT）。

（1）ICGT：这是以胶体金作为示踪标记物检测抗原的一种新型的免疫标记技术。该法是将附有衣原体单抗的乳胶颗粒（胶体金）复合物吸附于滤纸上，将滤纸夹在两块塑料板中间。如加入的标本中含有衣原体抗原，则标本中的抗原与结合有乳胶（胶体金）的单抗结合。复合物由于毛细作用向前扩散移动，在结果窗中与二抗结合出现一条红线，标本即为阳性。本试验敏感性为 87%，特异性为 98.8%。试验方法简单，出结果快。但敏感性较差，标本需要有一定量的抗原，抗原含量低时可出现假阴性。

（2）ILT：以红色乳胶微球作为示踪物来标记抗体，制成特异性试剂。由羧基修饰的聚苯乙烯微球表面呈高度疏水性，与配体最大程度结合。乳胶微球被清洗、稀释和活化后，利用 1- 乙基 -3-（3- 二甲基氨丙基）- 碳化二亚胺和乳胶微球上的羧基耦合形成一个 O- 异酰基脲结构，这一活化中间物与抗体上的 -NH$_2$ 基团形成酰胺交联，再利用 N- 基琥珀酰亚胺形成更稳定的交联产物，被用于定性或者半定量衣原体抗原检测。

泌尿生殖道 CT-ICA 是各级医疗机构普遍采用的方法，特别是对高危人群的检测在防控衣原体感染蔓延工作中有着重要的价值。随着生物医药技术革命性的进步，CT-ICA 试剂质量有了较大的提高。但由于试剂的原料和生产工艺等因素影响，不同品牌 CT-ICA 试剂检测性能差异较大，目前未发现关于 CT-ICA 的系统性评价。不同品牌检测试剂敏感性差异显著。

（四）抗体检测

人体感染衣原体后，产生相应抗衣原体抗体，检测这些特异性抗体可确定有无衣原体感染。检测不同种类血清抗体的临床意义也不尽相同：抗衣原体 IgM 抗体在成人生殖道感染并不常见；抗衣原体 IgG 抗体阳性率在性活跃人群高，尽管可以无活动性感染，既往感染足以引起阳性；而衣原体特异性血清 IgA 抗体则与疾病活动存在统计学相关性。

（五）补体结合实验

补体结合试验（complement fixation，CF）是 20 世纪 40 年代发展起来的一项沙眼衣原体血清学试验，最初所用的抗原是从鸡胚卵黄囊中培养的沙眼衣原体提取出来的，主要是一种属特异性抗原（脂多糖）。它可以用来检测患者血清中所产生的衣原体抗体，由于性病性淋病肉芽肿（LGV）病程极为缓慢，因此可以用单份血清来做诊断。如果补体结合试验滴度 ≥ 1：256 则有力支持 LGV 的诊断，≤ 1：32 则可排除 LGV。一般来说滴度 ≥ 1：64 即符合 LGV，但此值的敏感性和特异性尚不十分确定。在常见的沙眼衣原体尿道炎中 CF 滴度很少高于 1：16。补体结合试验的操作烦琐，技术要求高，又难以有高质量的抗原供应。尽管目前仍有人推荐用于 LGV 的诊断，但大多数实验室区域采用更方便、且有商品化试剂盒供应的方法。

用于各型衣原体感染的血清学试验包括补体结合试验、微量免疫荧光试验、间接免疫荧光和酶免疫吸附试验等。微量免疫荧光试验和补体结合试验常用。血清学方法对诊断生殖道衣原体感染的并发症有意义。患输卵管炎或肝周围炎的女性或患附睾炎的男性患者血清抗体滴度非常高。此外，用酶免疫法测定衣原体抗体和微量免疫荧光法一样敏感，但不能用于新近感染。

血清学试验的诊断价值有局限性：

1. 到目前为止还没有一种试验能完全适用于所有种类衣原体感染。

2. 由于感染早期症状较轻微，往往错过急性期标本的采集时间。

3. 由于血清抗体可持续很长时间，单一血清标本检测到抗体只能提示以前感染过衣原体，只有当恢复期血清抗体与急性期抗体相比滴度有 4 倍增高并伴有临床症状时才支持现症衣原体感染。由于敏感性、特异性、预测值不够理想，血清学检查不建议作为临床诊断衣原体相关疾病活动性的手段。

（六）核酸检测

近年来，随着分子生物学的飞速发展，许多分子生物学诊断方法相继出现，核酸杂交（核酸印迹法、斑点印迹法和组织原位杂交法等）特别是核酸扩增试验已不断用于衣原体的诊断。目前可用于沙眼衣原体的商业检测方法，包括 RNA 实时荧光核酸恒温扩增法（SAT）、信号扩增、聚合酶链反应（PCR）、链置换扩增（SDA）和转录介导扩增（TMA）。

核酸杂交（nucleic acid hybridization）是最早用于衣原体诊断的分子生物学方法，其基本原理是具有一定同源性的两条核酸单链在一定条件下（适当的温度和离子浓度等）按碱基互补的原则形成双链。杂交过程高度特异，杂交的双方是探针和待检核酸，待检核酸是衣原体特异的基因或质粒 DNA，探针用放射性核素或非放射性物质标记，以利于信号的检测。根据 CT 染色体和质粒 DNA 序列设计 DNA 探针。目前已有诊断衣原体的商品化探针试剂盒，它是利用标记有荧光素吖啶橙的单链 DNA 来检测靶衣原体中的 rRNA。当形成一定的 RNA-DNA 复合物后，通过化学发光仪读出结果，敏感性和特异性分别为 70% ~ 92% 和 97% ~ 98%。

核酸扩增试验（nucleic acid amplification test，NAATs）是继核酸杂交试验之后又一个重要的检测手段，通过扩增沙眼衣原体的 7.5kb 隐蔽性质粒（cryptie plasmid）、主要外膜蛋白基因（ompl）和 16SrRNA 等靶基因来检测病原体。ompl 基因为 1.2kbDNA 包括 4 个可变区和 5 个保守区，由于每个衣原体只有一个 ompl 基因，故用其检测特异性高，但敏感性稍差；隐蔽性质粒为 7.5kbDNA，每个衣原体含有 7 ~ 10 个拷贝，故检测的敏感性较高；16sRNA 数量与衣原体繁殖及活跃程度相关，检测敏感性主要取决于模板 RNA 的提取效果。目前主要使用的方法为实时荧光聚合酶链式反应（PCR），试验通过对特定靶 DNA 的扩增放大，使检测的敏感性大大提高，敏感性 80% ~ 92%，特异性 99%（男性患者尿道标本和生殖道标本无差别，女性尿道标本的敏感性较阴道标本低）。

用于诊断沙眼衣原体感染的 PCR 法已有商品化试剂盒。PCR 法诊断泌尿生殖道沙眼衣原体感染的敏感性高，在细胞培养阴性者亦能检测出沙眼衣原体感染。一种 PCR（以质粒 DNA 序列为引物）阳性而培养阴性的标本可以用另一种 PCR（以不同的质粒 DNA 序列或主要外膜蛋白基因序列为引物）证实，说明可能并非是 PCR 假阳性结果。然而，也有报告由于"残留"（carry over）污染而造成 PCR 假阳性，或因标本中含有 Taq 酶抑制物质而使 PCR 假阴性。在 PCR 反应体系中加入内参照可以发现假阴性问题。临床上，PCR 的结果应该结合病史和治疗情况进行分析，必要时重复取材或在另一部位取材做试验。沙眼衣原体核酸扩增技术的另一进展是可用清晨首次尿（或禁尿 4h 后的首次尿）作为标本。美国 2015 年性传播疾病诊疗指南中，沙眼衣原体的诊断唯一提到的方法就是核酸扩增试验，并且提到了清晨首次尿同样可以用于沙眼衣原体感染的诊断。由于尿液取材方便，对患者无侵害，因此这种方法适合于在不同人群中进行大规模筛查，也适合于边远地区标本采集后运送至中心实验室进行检测。

PCR 检测技术在衣原体感染中的应用前景是：

1. 泌尿生殖道感染的早期诊断，尤其适用对无症状携带者或轻症患者的诊断。

2. 衣原体感染的分子流行病学调查，为性传播疾病的监测提供依据。

2002 年对 20 世纪 90 年代以来的试验进行回顾，发现核酸扩增比酶免疫分析法更敏感、更特异。敏感性（90%～97%）和特异性（99%），样品即使在室温下保存，也可以在采集后几天进行检测。

由于大多数衣原体诊断试验都是在实验室中进行的，采集和报告之间可能会有一定的延迟。基于 EIA 原理的 POCT 的灵敏度为 82%～84%，与核酸扩增试验（NAATs）相比灵敏度较低。等温 NAATs（LAMP）等新技术已上市，具有良好的敏感性（97.1%）和特异性（97.9%），且操作时间小于 1h。然而，操作复杂，需要由训练有素的人员来完成，因此，不适合作 POCT。为缩短结果回报时间（turnaround time，TAT），提高患者满意度，目前出现了几种检测性传播疾病的快速试验。与传统的自动检测方法比较，某些试验如 GeneXpert 与 io（R）单模块系统在缩短 TAT 时间和简化操作方面取得了进步，临床可以快速的做出诊断与治疗决策。基于 NAAT 的新技术的 Cepheid CT/NG GeneXpert 检测（一种多重快速 PCR）最近被评估为一种 POCT 方法，作为在性病就诊期间进行公共卫生筛查的"样本先行"（患者到达诊所就诊时，先取样检测，再进行诊断及后续策略）方法的一部分，适用于生殖器样本，并减少了发布结果所需的时间。它们对宫颈内、阴道和尿液样本的敏感性很高（97%～99%），特异性也很高（>99%）。虽然该方法在临床中提供了可靠的检测，但仍有 78.6% 的患者（不愿意等待 70min）未能及时得到直接诊疗结果，说明在临床中使用沙眼衣原体 POCT 检测存在困难。

第三节　临床应用案例分析

病例 ①

患者，男性，43 岁，因右侧腹股沟肿块、溃疡 2 年，阴茎水肿、增生 1 年就诊。患者 5 年前于右侧腹股沟出现多个肿块，杏核大小，起初孤立、质硬、压痛，活动尚可，后渐融合，与皮肤粘连。数月后增大的淋巴结团块中央凹陷，形成一长条沟槽，约 1 个月后沟槽两侧肿块软化、破溃，并有血性脓液从沟槽中流出。自觉疼痛，周围皮肤呈紫红色，伴头痛、关节痛、乏力；无腹痛、腹泻、便秘、发热等症状。曾在外院给予青霉素等药物治疗，无明显疗效。2 年前发现阴茎水肿，质硬呈象皮样，伴有排尿不畅，阴茎水肿渐加重，并于包皮表面出现疣状增生及息肉，质地较硬，如铺路石样，未出现破溃、水疱及尿频、尿急、尿痛等症状。有不洁性交史，无肝炎、结核等病史，否认家族有类似病史。

查体：各系统检查未见明显异常。皮肤科检查：右侧腹股沟双条形肿块，质硬、粘连、活动差，形成瘢痕，可见槽形征；皮肤紧张发亮，触之较硬，似象皮样，表面局部疣状增生及息肉样生长，质硬，如铺路石样，左侧腹股沟正常。

实验室检查：血、尿、便常规及肝肾功能、电解质均正常，快速血浆反应素（-），补体结合试验 1∶128，分泌物 2 次培养，沙眼衣原体、杜克雷嗜血杆菌均阴性。胸部 X 线片及腹部 B 超检查示肝、胆、脾、双肾未见异常。

诊断：结合病史及典型的皮肤体征及补体结合试验结果，诊断为性病性淋巴肉芽肿（lymphogranulomavenereum，LGV）。

本例有如下特点：①发生于单侧腹股沟；②腹股沟有条形肿块及典型槽形征；③阴茎象皮肿，表面疣状增殖及息肉样生长，如铺路石样；④补体结合试验阳性。培养阴性，血清学检测未做，分子生物学检测未做，诊断主要根据临床表现、性乱史及结合补体结合试验结果诊断为 LGV。

病例②

患者，男性，36 岁，未婚，农民。因腹股沟疼痛溃疡 2 月，于 2000 年 9 月就医。患者发病 2 个月前有不洁性交史。初起在阴茎冠状沟处出现绿豆大小红色丘疹、糜烂、溃疡，数日后自愈，伴有排尿刺痛感，尿道口灼热，两侧腹股沟淋巴结相继红肿、热痛，形成典型的沟槽征，数天后右侧腹股沟处皮肤溃疡，流脓，有多发性喷水壶状窦道。全身不适，低热，食欲不佳。

查体：神志清楚，精神欠佳，个人卫生极差，全身有异臭味。T38.2℃。皮肤科情况：右侧腹股沟多发性皮损，丘疹、红斑、糜烂，其中有一0.5cm×0.5cm 的溃疡，有脓性分泌物，形成瘘管，肉芽组织增生，左右两侧腹股沟淋巴结肿大呈 2.5cm×2.5cm 大小，全身其他浅表淋巴结未触及；包皮过长，外板内翻，阴茎、冠状沟均未见溃疡及瘢痕，尿道口红，阴囊肿胀，双侧睾丸附睾肿大，质硬，有压痛。

实验室检查：按照 WHO 推荐的性病病征处理方法，结合尿道分泌物、血液、腹股沟淋巴结抽取物实验室检查，结果沙眼衣原体荧光免疫试验阳性，快速血浆反应试验（RPR）阴性，暗视野镜检苍白螺旋体阴性，HIV 阴性，杜克雷嗜血杆菌培养阴性。

诊断：依据临床表现及实验室检查结果诊断为 Ⅱ 期性病性淋巴肉芽肿（LGV）合并 NGU。

本例有如下特点：沙眼衣原体荧光免疫试验阳性；培养阴性未做，分子生物学检测未做，诊断主要根据临床表现、性乱史及血清学检测试验结果及治疗效果诊断为 LGV。近年来，该病的发病率有上升的趋势，往往卫生习惯差、经济收入低的人群中多见。LGV 常需与软下疳、梅毒鉴别诊断。在一些基层医院，可能不具备实验室设备条件，按 WHO 推荐的病征处理方法，即不需要实验室的支持，全凭临床表现，在不能区分何种性病的情况下，对所有有此病征可能存在的性病，根据简单的处理流程，一并进行治疗和处理。当然，此种方法会存在过度治疗的缺点。治疗方面，注重联合用药和足量用药，淋巴结脓肿的病例可以从正常皮肤穿刺抽吸，注入敏感抗生素，但禁止切开排脓。

参考文献

［1］ 王千秋，刘全忠，徐金华. 梅毒、淋病、生殖器疱疹、生殖道沙眼衣原体感染诊疗指南（2014）［J］. 中华皮肤科杂志，2014，47（5）：365-372.

［2］ 刘原君，王千秋. 沙眼衣原体感染的诊断与实验室检查现状［J］. 中国医学文摘（皮肤科学），2016，33（3）：316-321.

［3］ 贾晓晖，贾天军. 沙眼衣原体分子生物学分型方法研究进展［J］. 生理科学进展，2018，49（5）：367-370.

［4］ TANG YW，STRATTON CW. Advanced Techniques in Diagnostic Microbiology［M］. 3th ed. Springer Nature SwitzerlandAG，2018. https：//doi. org/10. 1007/978-3-319-95111-9.

［5］ 刘全忠. 沙眼衣原体持续感染的诊断和治疗［J］. 中国皮肤性病学杂志，2013，27（6）：541-545.

［6］ 顾伟鸣. 沙眼衣原体免疫层析法应用研究进展［J］. 检验医学，2018，33（12）：1067-1070.

［7］ 蒋法兴，苏晓红. 软下疳血清学诊断试验研究进展［J］. 国外医学皮肤性病学，2009，99（30）：329-331.

［8］ 吴志华. 现代皮肤性病学［M］. 广州：广东人民出版社，2000. 1：397.

（张立丽，代芳芳）

第六章

生殖器疱疹实验室检测技术

生殖器疱疹（genital herpes，GH）由单纯疱疹病毒（herpes simplex virus，HSV）感染所致，在世界范围内广泛流行。HSV 可在宿主体内建立终身潜伏感染，并引起严重的复发性疾病。本章节介绍了 GH 病毒感染的流行病学特点与研究现状，重点介绍实验室筛查与诊断技术，分享实验室检测案例。

第一节　概述

一、流行病学

GH 是目前发病率极高的一种性传播疾病（sexually transmitted disease，STD），由 HSV 感染引起。HSV 有 HSV-1 和 HSV-2 两个血清型。据 WHO 统计，50%～80% 人群中可分离到 HSV，HSV-1 血清阳性率为 80%～90%，全球 15～49 岁人口中有 16% 以上感染 HSV-2。血清阳性率在不同人群中有较大差别，相关因素包括年龄、性别、种族、教育程度、社会经济背景、危险行为以及国家与地区。如 GH 发病率在欧美等发达国家居性传播疾病第 3 位，仅次于非淋性尿道炎及淋病。在美国，HSV-1 血清阳性率在 20 世纪 80 年代后期和 21 世纪初之间出现下降，尤其是在儿童中，HSV-2 血清阳性率在 20 世纪 70～90 年代之间增加，但在 21 世纪初也呈下降趋势。然而，我国近两年 GH 增长率高达 70%，尤其在部分南方沿海发达地区，其发病率甚至超过了梅毒，90%GH 均由 HSV-2 型病毒感染所致，HSV-1 型病毒及混合感染仅占 10%。

HSV-1 通过呼吸道、皮肤和黏膜密切接触传染，主要引起口唇、咽、眼及皮肤感染，少数亦可导致生殖器感染，近年来由 HSV-1 所致肛门 GH 病毒感染比例越来越多，尤其在年轻女性和男男性接触者中更为突出。HSV-2则是 GH 主要病原体，主要通过性交传播，感染外生殖器和躯干下部皮肤，引起原发性 GH。HSV-2 也可导致大多数复发性 GH。大多数 GH 是通过不知情 HSV 感染者或无症状感染者传播，也有一部分患者通过性传播感染。有报道称感染 HSV-2 患者感染和传播 HIV 的概率也增加。此外，HSV-2 还能在分娩时通过产道感染新生儿，感染者出现高热、呼吸困难和中枢神经系统病变，甚至死亡。新生儿播散性 HSV-2 感染如播散性皮肤感染、疱疹性脑膜炎、肝炎、肺炎等预后较 HSV-1 差。即使及时进行抗病毒治疗其死亡率依旧很高。研究发现，HSV-2 是新生儿脑膜炎、成人脑膜炎的主要病原体。

二、病原学

HSV 属于 α 疱疹病毒亚科单纯疱疹病毒属，为线性 DNA 病毒，基因长度为 152kb，共 34 个基因，能编码 70 多种多肽。HSV 包膜糖蛋白至少有 11 种（gB、gC、gD、gE、gG、gH、gI、gJ、gK、gL、gM），在病毒复制和致病过程中发挥重要作用，也是诱导机体产生免疫应答的主要抗原。HSV 病毒为嗜神经性病毒，人类为其唯一自然宿主，此类病毒感染难以彻底清除，大部分可发生潜伏感染，尤其在神经节及角膜组织，这些组织不具有活跃的新陈代谢，易发生免疫逃逸。机体免疫力低下时潜伏病毒易造成病情迁延反复，给患者的身心健康造成严重的伤害。

三、致病机制

HSV 感染生殖器皮肤黏膜后，进入基底层上皮细胞，复制并扩散到相邻细胞，然后通过感觉神经元轴突运输到背根神经节的神经元胞体，潜伏于骶神经节。当机体抵抗力降低或在某些激发因素如发热、受凉、感染、月经、胃肠功能紊乱、创伤等作用下，可使潜伏的病毒激活，病毒下行至皮肤黏膜表面引起损害，导致复发。目前关于复发机制主要有以下两种阐述。

（一）与患者机体免疫力异常有关

正常情况下，病毒进入机体后，可以立即激活天然杀伤细胞，同时分泌干扰素（interferon，IFN）、白介素（interleukin，IL）等细胞因子，杀灭病毒感染细胞，阻止病毒复制，诱导非特异性免疫反应。但 GH 患者机体存在免疫功能障碍，其 CD4$^+$T 细胞水平明显下降，而 CD8$^+$T 细胞水平则明显升高，造成 CD4$^+$/CD8$^+$T 细胞比例明显下降。CD4$^+$T 细胞可分为 Thl 和 Th2，CD8$^+$T 细胞则产生 Tcl 和 Tc2。GH 患者存在 Thl 向 Th2 漂移现象，致使 Thl/Th2 免疫失衡。其中，Thl 细胞分泌介导细胞免疫应答的细胞因子（IL-2，IL-12，IFN-γ），与机体抗病毒作用有关，而 Th2 细胞分泌介导体液免疫应答的细胞因子（IL-4，IL-10），与机体抑制自身免疫有关。因而，通过调整 Thl/Th2 失衡状态，纠正 Thl 向 Th2 漂移现象，可能是有效治疗 GH 的重要途径。

（二）精神因素

持续性应激和高水平焦虑与复发有关。精神因素可通过多个途径导致 HSV 潜伏感染激活，如皮质类固醇、细胞免疫和细胞因子等。长期和足够强度的精神因素刺激使机体血浆皮质类固醇浓度升高，超过生理浓度时会抑制机体免疫功能。长期的精神因素等应激刺激主要抑制机体 Thl 反应，不利于针对 HSV 的细胞免疫应答，使机体免疫功能下降而间接诱发 HSV 潜伏感染复发。

四、临床表现

GH 是一种常见慢性传染性疾病，潜伏期长、易复发、难治愈，是导致生殖器溃烂的重要原因。GH 主要是因为感染 HSV 所致，多数患者可表现为生殖器部位出现脓疱、水疱，破溃后形成糜烂、溃疡等典型症状，另有部分患者可出现红斑、丘疹、毛囊炎以及尿道口红肿等非典型症状，有近 20% 患者无明显症状。GH 分为初发型、复发型、亚临床感染、不典型或未识别 GH、特殊类型 GH 五种，具体临床表现如下。

（一）初发 GH

初发 GH 是指第 1 次出现临床表现的 GH。初发可以是原发性 GH，也可以是非原发性感染。原发性 GH 指既往无 HSV 感染，血清 HSV 抗体检测阴性，为第 1 次感染 HSV 而出现症状者，是临床表现最为严重的一种类型。男性好发于龟头、冠状沟、阴茎体等，女性好发于大小阴唇、阴道口、会阴、肛周等。少见的部位包括阴囊、阴阜、大腿、臀部等。有肛交行为者常见肛门、直肠受累。最初表现为红斑、丘疹或丘疱疹，很快发展为集簇或散在的小水疱，2～4d 后破溃形成糜烂和溃疡。局部可出现瘙痒、疼痛或烧灼感。病程持续约 15～20d。常伴发热、头痛、肌痛、全身不适或乏力等症状。可有尿道炎、膀胱炎或宫颈炎等表现。腹股沟淋巴结可肿大，有压痛。非原发性 GH 是指既往有过 HSV 感染（主要为口唇或颜面疱疹），血清 HSV 抗体检测阳性，再次感染另一型别的 HSV 而出现 GH 初次发作。与上述原发性 GH 相比，自觉症状较轻，皮损较局限，病程较短，全身症状较少见，腹股沟淋巴结多不肿大。

（二）复发性 GH

首次复发多出现在原发感染后 1～4 个月。多在发疹前数小时至 5d 有前驱症状，表现为局部瘙痒、烧灼感、刺痛、隐痛、麻木感和会阴坠胀感等。皮损范围较少，为集簇的小水疱，很快破溃形成糜烂或浅表溃疡，分布不对称，局部轻微疼痛、瘙痒、烧灼感。病程常为 6～10d，皮损多在 4～5d 内愈合。全身症状少见，多无腹股沟淋巴结肿大。

（三）亚临床感染

无临床症状和体征的 HSV 感染。但存在无症状排毒，可有传染性。

（四）不典型或未识别 GH

不典型损害可为非特异性红斑、裂隙、硬结（或疖肿）、毛囊炎、皮肤擦破、包皮红肿渗液等。

（五）特殊类型 GH

1. **疱疹性宫颈炎**　表现为黏液脓性宫颈炎。出现宫颈充血及脆性增加、水疱、糜烂，甚至坏死。

2. **疱疹性直肠炎**　多见于有肛交行为者，表现为肛周水疱或溃疡，肛门部疼痛、里急后重、便秘和直肠黏液血性分泌物，常伴发热、全身不适、肌痛等。

3. **新生儿疱疹** 为妊娠期生殖器疱疹的不良后果。可分为局限型、中枢神经系统型和播散型。常在生后 3～30d 出现症状，侵犯皮肤黏膜、内脏和中枢神经系统。表现为吃奶时吸吮无力、昏睡、发热、抽搐、惊厥或发生皮损，可出现结膜炎、角膜炎，可伴有黄疸、发绀、呼吸困难、循环衰竭以致死亡。

五、诊断依据

一般依据病史和典型临床表现即可作出诊断。单纯疱疹病毒感染的实验室诊断依据有：①水疱液中分离出单纯疱疹病毒。②水疱液、唾液接种在人胚成纤维细胞或兔肾细胞，培养 48h 即可作出判断，可用免疫荧光技术证实。③在水疱底部刮片染色、镜检。④借助 PCR 技术扩增单纯疱疹病毒 DNA，诊断可靠。

六、治疗及预后

（一）抗病毒治疗

治疗目的主要是缓解症状，减轻疼痛，缩短病程及防止继发感染等。目前的治疗方法尚不能达到彻底清除病毒、消除复发的效果。

1. **核苷类药物** 临床上治疗 GH 的常用抗病毒药物为阿昔洛韦、伐昔洛韦、泛昔洛韦，其作用机制为进入细胞内成为三磷酸化合物，通过对底物竞争，对病毒聚合酶或逆转录酶抑制，最终抑制病毒 DNA 合成和病毒增殖。

2. **非核苷类药物**

（1）膦甲酸钠：膦甲酸钠是焦磷酸盐类似物，主要通过直接影响核酸聚合酶包括 DNA 聚合酶和 RNA 聚合酶的焦磷酸结合部位来抑制病毒复制。膦甲酸钠注射液无致畸、致突变作用，毒副作用小且可逆，比较适用于复发性 GH 的治疗。

（2）碘苷：即疱疹净，对大多数 DNA 病毒有抑制作用，全身用药毒性大，有致畸、致突变等危险，临床上以外用为主。

（二）妊娠 GH 治疗

一般主张分娩开始时，对有活动性 GH 损害或有 GH 发作前驱症状的孕妇，在无禁忌证的前提下，于破膜前行剖宫产术，以预防新生儿 HSV 感染发生。而对于非活动性 GH 孕妇的婴儿，必须在产后进行密切监测，观察有无新生儿 HSV 感染症状的发生，以便及时处理。

（三）免疫调节剂治疗

最初的免疫疗法主要是应用非特异性的免疫调节剂如左旋咪唑、转移因子等。近年来，不断有新的免疫调节剂应用于 GH 的治疗，如胸腺肽，可促进人体细胞免疫功能改善，促进 T 淋巴细胞成熟，促进外周血淋巴细胞 E- 玫瑰花结水平提高，从而对免疫功能进行调节；还可将巨噬细胞激活，促进体内溶菌酶、调理素水平等升高，有效发挥抗感染作用。胸腺肽联合伐昔洛韦治疗 GH 效果优于单用伐昔洛韦治疗，可提高疗效，且不增加副作用，值得推广。

（四）中医药治疗

中医药方面以益气养阴，补益肝肾，提高机体免疫力来治其本；清热解毒，燥湿祛风，阻断病毒沿神经下行通路来治其标。

（五）疫苗治疗

目前尚无特效药物控制 GH 复发，HSV 疫苗成为预防和治疗复发性 GH 感染的关键。目前所获得的 HSV 疫苗并不能完全阻止 HSV 感染，但可减少疾病发生，降低传染性，尚无可供临床使用的 HSV 疫苗。大规模 Ⅲ 期实验表明糖蛋白 D 疫苗是安全的，但其只对 HSV-1 和 HSV-2 血清均阴性的女性起保护作用。其他如减毒活疫苗等正在研发中。

（六）随访和预后

对于初发 GH 患者，经治疗后，全身症状消失，皮损消退，局部疼痛、感觉异常及淋巴结肿大消失，即为临床痊愈。但本病易复发，尤其在初发感染后 1 年内较频繁。规律的生活习惯，适当的体育锻炼，良好的心理状态和避免诱发因素是减少和预防复发的重要措施。

第二节　实验室检测技术

GH 是临床多发的传染性疾病，其主要感染病原体为单纯疱疹病毒，传统检测方式包括血清抗体检测、病毒抗原检测、分子生物学检测及病毒分离培养等。

一、主要实验室检测技术

病毒分离培养

1. 技术要点 病毒分离培养和分型是 GH 实验室诊断的"金标准"。从皮损处取标本作病毒培养，发现有单纯疱疹病毒和细胞病变，通常需时 2～4d。

2. 影响因素 不同的标本类型对培养结果干扰较大且操作烦琐，周期长，技术要求高，临床常规应用有很大的局限性。此外对患者生殖器溃疡或其他黏膜与皮损处组织或细胞培养检测 HSV，培养敏感性低，对复发 HSV 感染者的培养敏感性更低。由损伤开始到治愈培养敏感性迅速下降。

3. 方法学评价 检测周期长、操作复杂、影响因素多、条件要求高，而且对分离的病毒株也不容易分型。相比于 PCR 法检测疱疹病毒 DNA，后者更加敏感，可用于代替病毒培养，特别适用于诊断中枢神经系统 HSV 感染以及全身性 HSV 感染如脑膜炎、脑炎和新生儿疱疹等。

二、其他实验室检测技术

（一）细胞学检查（Tzanck 涂片）

1. 技术要点 以玻片在疱底作印片，瑞氏染色或吉姆萨染色，显微镜下可见到具有特征性的多核巨细胞或核内病毒包涵体。此外也可采用直接涂片法，该法也是临床检验科室常见的病原体检测方法之一。

2. 影响因素 这些方法阳性检出率较低，检测结果容易受到主观和客观因素的影响，常会出现假性结果，对检测者的技术及经验要求较高。因此，涂片法检测疱疹阴性样本都必须被认为是潜在的假阴性，应通过平行培养或核酸扩增来进一步验证，以获得最佳灵敏度和特异性，准确判读 HSV 检测结果。

3. 方法学评价 细胞学检查具有检测速度快，结果直观可靠，检测费用相对较低等特点，能够节省患者候诊时间和检测费用。

（二）病毒抗原检测

1. **技术要点** 从皮损处取标本，以单克隆抗体直接荧光法或 ELISA 法检测单纯疱疹病毒抗原。

2. **方法学评价** 具有方法简单、灵敏和特异性高等优点。其敏感性是病毒培养法的 70% ~ 90%，时间仅需 1 ~ 2h，且不用非常昂贵的检测仪器，对于操作环境的相关要求也没有那么苛刻。

（三）病毒抗体检测

1. **技术要点** HSV 抗体检测包括 HSV-IgM 和 HSV-IgG 两种抗体，HSV-IgM 抗体阳性，说明近期有 HSV 感染，HSV-IgG 抗体阳性说明曾经有过 HSV 感染。有文献报道复发或再感染时，不出现 IgM 抗体，因而 IgM 抗体阳性的临床意义是说明 HSV 原发感染且病期较短，对复发患者无诊断意义；复发患者 HSV-2IgG 的检测阳性率较高，在无皮损和无症状患者中同样可以检测到，是发现亚临床无症状 HSV 感染的重要手段，对于防治 HSV 性传播和母婴传播有着重要意义，但其检测值大小与病程复发频率无显著相关。血清学检测主要用于以下情况：复发 GH 或不典型 GH 疱疹病毒 PCR 检测或培养阴性；临床诊断为 GH，但无实验室证据。

2. **方法学评价** HSV 特异性抗体常用的检测方法是 EIISA。双份血清 HSV 抗体阳转，可诊断为原发感染，但无法区分 HSV 型别，实验室不应运用血清学诊断试剂盒对 HSV 进行型特异性的滴度检测。

（四）核酸检测

1. **技术要点**

（1）FQ-PCR：近年来，随着分子生物学技术的进展，FQ-PCR 技术被越来越多应用于病原体检测中。荧光定量 PCR 方法，即在同一反应体系中同时加入进行扩增的引物和检测特定目标的探针进行核酸检测的方法，大大提高了 PCR 在临床实验室常规检测中的效率。由于 HSV-1 和 HSV-2 有不同的 DNA 基因组，使用不同的荧光探针进行标记可对两个型别进行区分。目前，利用该技术在我国进行有关 HSV 感染的研究报道逐渐增多。

（2）多重 PCR：多重 PCR 检测单纯疱疹病毒根据 HSV-1 和 HSV-2 序列的差异设计扩增产物长度不同的两对引物，提取待测样本病毒核酸，使用上述两对引物同时进行扩增，根据扩增产物长度进行电泳区分。

（3）巢式 PCR：巢式 PCR 是使用两对 PCR 引物进行两次扩增的特殊 PCR。同样是使用 2 对引物，不同于多重 PCR 的是，巢式 PCR 第一次仅使用第一对引物进行扩增得到扩增产物，第二次使用第一次的扩增产物和第二对引物进行扩增得到目的片段。虽然需要两次扩增过程，但可提高扩增特异性，并可减少非目的扩增污染。

（4）HSV-DNA 或基因检测法：利用基因芯片技术在感染性疾病诊断中的临床应用。

2. 影响因素　在临床标本检测中，基因芯片与 FQ-PCR 两种方法均有较好的敏感性和特异性，且这两种检测方法都与病原体活性无关，不受用药影响。

3. 方法学评价　FQ-PCR 检测在 GH 病毒检测中的价值主要体现在具有特异性强、检测速度快，高灵敏性等显著优势，可对实验中取得的数据进行定量分析，并可降低其假阴性概率，使 GH 病毒检测效果得到全面提升。但操作较为复杂，实验要求较高，不能普及应用。多重 PCR 不仅能够检测标本 HSV 阴阳性结果，同时还可对 HSV 进行分型检测，为临床诊断提供有力依据。王秀梅等发现，和普通 PCR 相比，巢式 PCR 可以检测出更高的阳性率，且巢式 PCR 对原发性和复发性 GH 检测及分型的结果支持由 HSV-1 引起 GH 比 HSV-2 引起的有更低复发率，预后较好。基因芯片技术应用于致病病原体检测，有着自动化程度高，可以一次性快速检测多种致病菌等传统检测技术所没有的优点。不足之处是基因芯片检测的是基因扩增产物，而非直接检测临床标本，中间步骤较多，只有严格规范统一检验步骤和诊断标准，才可能应用于临床。

第三节　临床应用案例分析

病例 1

早产患儿，男性，于 2020 年 10 月 7 日出生。患儿出生时全身散在分布绿豆大红斑，双小腿可见少许瘀点，手掌、足跖部见 10 余个绿豆大水疱和血疱、血痂，出生后2h即收住院治疗。其母亲在孕期无特殊感染史。父母否认冶游史，父母血清中抗单纯疱疹病毒（HSV）抗体皆阳性。

实验室检查：血常规：WBC3.1×10⁹/L［新生儿正常值为（15～20）×10⁹/L］，中性粒细胞0.45×10⁹/L，淋巴细胞0.52×10⁹/L。患儿血清HSV-IgM弱阳性，HSV-IgG阴性（11月7日复查HSV-IgM阴性，HSV-IgG阳性，巨细胞病毒（CMV）抗体阴性）。入院后皮肤创面多次细菌培养皆阴性。心脏彩色多普勒超声心动图检查：动脉导管未闭，卵圆孔未闭。胸部X线片检查：双肺渗出性肺炎，心影略大。脑电图检查：正常。头颅CT扫描：左侧脑室后角旁小片低密度区。皮损活检行透射电镜检查：疱液底部见到大小一致的病毒颗粒。

临床诊断：新生儿播散性HSV感染。

治疗：患儿入院后皮疹不断增多，红斑、瘀点逐渐变成水疱、血疱、血痂或焦痂，部分水疱转变成脓疱、糜烂。患儿置于暖箱中，并先后给予积极抗炎、抗病毒及支持疗法治疗。

讨论：本例患儿自出生时即有皮疹，表现为红斑、瘀点、水疱、血疱。而血中特异性HSV-IgM弱阳性，HSV-IgG阳性，CMV抗体阴性。电镜检查发现皮损的疱底部可见大小一致的病毒颗粒，因此，HSV感染诊断成立。新生儿疱疹病毒感染多见于早产儿以及获得性母体IgG缺陷新生儿。感染途径有：其一是经产道直接感染，或孕妇宫颈和生殖道疱疹经破损的胎膜而引起上行性感染。症状常出现在生后4～6d；其二是孕妇的病毒血症进入胎儿引起血行播散，患儿于出生时即出现皮疹。本例患儿母亲血清抗HSV-IgG抗体阳性以及患儿出生时即有皮疹，因此，本例患儿属宫内感染。本例患儿早产、低体重、动脉导管和卵圆孔皆未闭，左侧脑室后角旁小片低密度区，因此推断HSV通过血行播散影响其呼吸系统和中枢神经系统。

病例②

患者，男性，60岁，主因"反复包皮、龟头溃疡6月余"来当地医院就诊。患者6月前有一次不洁性接触史，约7d后，于冠状沟包皮处出现一圆形红色丘疱疹，开始为黄豆大小，后皮损逐渐扩大，伴轻微瘙痒感，搔抓后有淡黄色液体渗出，无痛感。之后又于龟头、包皮其他部位反复出现多个绿豆大小水疱。在当地医院就诊，查不加热血清反应试验示：阴性；单纯疱疹病毒抗体示：可疑阳性，诊断为"包皮溃疡并感染"，予抗病毒等对症治疗后，症状改善。但此后多次于相同部位出现散在分布的小水疱。于是就诊于当地医院皮肤性病科。

实验室及辅助检查：血常规：淋巴细胞绝对值计数 1.88×10^9/L、淋巴细胞百分率 0.28%；抗 HIV 抗体筛查实验（+），抗 HIV 抗体确证试验（+）。单纯疱疹病毒抗体 HSV-2 IgM、IgG 阳性。梅毒血清甲苯胺红试验阴性、梅毒螺旋体血凝试验阳性。溃疡处分泌物暗视野可见梅毒螺旋体。

临床诊断：艾滋病；一期梅毒；复发性生殖器疱疹。

讨论：HSV 传染途径与 HIV、梅毒相同，建议对有冶游史疑似 HSV 感染患者同时进行梅毒、HIV 相关实验室检查，以免造成漏诊。

参考文献

［1］ 方天英，李铁英. 单纯疱疹病毒在不典型皮损及无皮损的生殖道分泌物检测情况的临床分析［J］. 中国中西医结合皮肤性病杂志，2019，18（1）：29-31.

［2］ 柯吴坚，杨斌. 2015 年美国 CDC 生殖器疱疹治疗指南解读［J］. 中国皮肤性病学杂志，2016，30（5）：530-533.

［3］ STEINER I，BENNINGER F. Update on herpes virus infections of the nervous system［J］. Curr Neurol Neurosci Rep，2013，13（12）：414.

［4］ 张婧，程培华. 生殖器疱疹的研究及治疗进展［J］. 中国性科学，2016，25（12）：79-81.

［5］ GLASER R，MACCALLUM RC，LASKOWSKI BF，et al. Evidence for a shift in the Th-l to Th-2 cytokine response associated with chronic stress and aging［J］. J Gerontol A Biol Sci Med Sci，2001，56（8）：477-82.

［6］ BLATTER M，SILFVERDAL SA，BERGLUND J，et al. Safety and immunogenicity of a glycoprotein D genital herpes vaccine in healthy girls 10-17 years of age：results from a randomised，controlled，double-blind trial［J］. Vaccine，2013，31（51）：

6136-6143.

［7］ 王千秋，刘全忠，徐金华. 梅毒、淋病、生殖器疱疹、生殖道沙眼衣原体感染诊疗指南（2014）［J］. 中华皮肤杂志，2014，47（5）：365-372.

［8］ 张玲，杨慧兰，宣敏，等. 三种方法检测生殖器疱疹病毒的比较［J］. 中国麻风皮肤病杂志，2012，28（2）：132-133.

［9］ 赖维，Cheng-Yen Chen，苏向阳. 荧光多重实时 PCR 检测单纯疱疹病毒［J］. 中华皮肤科杂志. 2004，（5）：27-29.

［10］ 王秀梅，陈世义，于海滨，等. 普通 PCR 与巢式 PCR 检测生殖器疱疹病毒的对照［J］. 中国实验诊断学，2010，14（1）：118-119.

（孙海青）

第七章

尖锐湿疣实验室检测技术

第一节　疾病概述

尖锐湿疣（condyloma acuminatum，CA）又称生殖器疣或性病疣，是一种由人乳头瘤病毒（human papilloma virus，HPV）引起的皮肤黏膜良性增生性性传播疾病，主要侵犯生殖器、会阴和肛门等部位。

一、流行病学

尖锐湿疣在全球范围内广泛流行，2015 年英格兰尖锐湿疣发病率为 125.8/10 万，美国 2015 年女性、男男同性恋者和男性异性恋者尖锐湿疣患病率分别为 0.9%、3.3% 和 4.3%。在我国，2008—2016 年国家性病监测点尖锐湿疣报告发病率为 24.65/10 万 ~ 29.47/10 万，高发地区主要分布于长江三角洲、珠江三角洲和闽江地区。男女发病率比例约为 1.1∶1，高发年龄段为 20 ~ 39 岁的性活跃人群。

尖锐湿疣感染常见的传播方式为性接触传播，也可通过直接接触感染者病损部位或间接接触病毒污染物品，新生儿可在通过产道时被感染，病毒感染仅停留于局部皮肤和黏膜中，不产生病毒血症，易形成持续性感染。

尖锐湿疣感染危险因素包括性伴侣的个数、第一次性生活年龄、吸烟、口服避孕药、慢性炎症、免疫抑制和分娩次数等，年龄是最重要的危险因素。

二、病原学

尖锐湿疣由 HPV 感染外阴、生殖道引起，HPV 是一种嗜上皮组织的无包膜双链环状 DNA 病毒，呈球形，直径为 52 ~ 55nm，由病毒蛋白衣壳和核心单拷贝的病毒基因组 DNA 构成。该病毒基因组长 7.8 ~ 8.0kb，按功能将其分为 3 个编码区，即长控制区（long control region，LCR）、早期基因区和晚期基因区。当前应用分子生物学技术对 HPV 进行分型，约有 200 种 HPV 型别从人体中鉴定出来，其中 40 多种可以感染泌尿生殖道。根据其致病性的强弱，可分为高危型和低危型。高危型 HPV 主要引起外生殖器癌、宫颈癌及高度外阴、宫颈上皮内瘤变及其他部位恶性病变等，主要型别有 HPV16、18、26、31、33、35、39、45、51、52、53、56、58、59、66、68、73 和 82 等。低危型 HPV 主要诱发外生殖器和皮肤的尖锐湿疣以及低度外阴、宫颈上皮内瘤变及其他部位的疣类病变和低度上皮内瘤变等，其型别主要有 HPV 6、11、40、42、43、44、54、61、70、72、81 和 83 等。尖锐湿疣常常混合感染多种 HPV 型别，90% 的尖锐湿疣与低危 HPV 6 型和 11 型感染有关。

三、致病机制

当 HPV 病毒感染宿主时，致使机体的免疫功能紊乱。HPV 是双链环状闭合 DNA，它的转录和翻译都是以真核细胞的方式进行的。宿主细胞表面存在着 HPV 特异性受体，能识别和结合病毒。感染时，HPV 首先附着在宿主细胞上，然后侵入宿主细胞后分解为各个组分，基因组复制，完成各种蛋白质的表达后再重新组装起来，以这样的繁殖方式进行繁殖可以有效地逃避宿主细胞的免疫应答，从而造成宿主的感染。尖锐湿疣的产生过程可能为 HPV 感染基底细胞，引起细胞凋亡异常，导致细胞过度增殖所致。HPV 基因在复制的过程中也干扰了鳞状上皮细胞的分化模式，使细胞角蛋白多肽表达模式发生改变，出现皮肤角蛋白模式的异常，导致与鳞状上皮细胞分化有关的角化异常。

尖锐湿疣的确切发病机制尚不明确，有研究表明尖锐湿疣的发病可能与细胞周期的改变有关。HPV 作用可能改变宿主细胞的某些基因表达，这种基因改变可能对细胞周期的调控造成影响，导致细胞的异常增殖。

四、临床表现

尖锐湿疣感染潜伏期为 3 周至 8 个月，平均 3 个月。

男性好发于冠状沟、包皮、龟头、阴茎干、尿道口、阴囊和肛周等处，女性好发于大小阴唇、尿道口、阴道口、会阴、肛周、阴道壁、宫颈等处，肛交者可发生于肛周、肛管和直肠，口交者可发生于口腔。

皮损初期表现为针头至绿豆大小丘疹，逐渐增大增多，呈乳头状、鸡冠状、菜花状，或扁平状、团块状的赘生物。可单发或多发，色泽可为肤色、灰白色、暗红色或棕黑色等。因皮损摩擦、脆性增加，可发生糜烂、破溃、出血，或继发感染。免疫功能低下者或妊娠妇女可出现疣体明显增大，数目增加，少数患者发生巨大型尖锐湿疣。

一般无自觉症状，少数患者可觉有瘙痒感、异物感、压迫感或灼痛感。女性患者可有阴道分泌物增多。

五、诊断及鉴别诊断

（一）诊断

1. **流行病学史** 有多性伴，不安全性行为，或性伴感染史；或与尖锐湿疣患者有密切的间接接触史；或新生儿母亲为 HPV 感染者。

2. **临床表现** 根据 HPV 感染后造成宿主不同损害可分为以下 3 种感染类型。①显性感染：出现肉眼可见疣体是生殖道 HPV 感染最容易识别的症状，因此显性感染的诊断主要依据临床医师对增生物的观察进行判断。②亚临床感染（subclinical papillomaviral infection，SPI）：介于显性感染和潜伏感染（latent papillomaviral infection，LPI）之间，指患者常无临床症状，医生进行体格检查时通过肉眼不易识别出皮肤损害。SPI 往往需要借助醋酸白试验、病理活检、放大镜或内镜检查才能发现。部分患者皮肤组织病理会出现 HPV 感染的凹空细胞改变。异性恋男性 SPI 主要出现在阴茎和阴囊，而男男性行为者更常出现在肛周区或肛管内。女性 SPI 常发生于宫颈处。③ LPI：常见于 HPV 感染早期或治疗后期。LPI 指 HPV 进入皮肤黏膜后，未导致任何临床症状和体征，醋酸白试验、组织学和细胞学检查均无异常发现。如果在局部皮肤黏膜通过分子生物学方法检测出

HPV 感染而无临床改变可诊断为 LPI。

3. **实验室检查**　主要包括病理学检查和核酸检测试验。

病理学检查：主要表现为乳头瘤样增生，表皮角化过度伴角化不全，颗粒层增生，棘层肥厚，棘层浅表有凹空细胞，真皮浅层炎细胞浸润等。

核酸检测试验：临床标本做 HPV 核酸检测试验，结果呈阳性。

（二）鉴别诊断

尖锐湿疣应与阴茎珍珠状丘疹、绒毛状小阴唇、皮脂腺异位症、二期梅毒、鲍恩样丘疹病、生殖器鳞状细胞癌、传染性软疣等鉴别诊断。

六、治疗及预后

尖锐湿疣治疗一般原则：尽早去除疣体，尽可能消除疣体周围亚临床感染和潜伏感染，减少复发。临床常用的治疗方法包括局部药物治疗、物理治疗和手术治疗。影响 HPV 感染转归的主要因素包括：感染 HPV 的亚型、感染持续的时间以及其他因素。

七、预防

使用安全套可以降低生殖道 HPV 感染的危险性，也可以减少 HPV 感染相关疾病的危险性，但是 HPV 感染可以发生在未被安全套覆盖或保护的区域如阴囊、阴唇或肛周。

第二节　实验室检测技术

一、技术沿革及前沿进展

HPV 不是一类新发现的病毒，而是一类古老的病毒，我国早在《内经》中就有人皮肤疣的描述。直到 1907 年人们才认识到 HPV 是人皮肤疣的病原体，由于当时该病毒不能在体外组织细胞中培养，又缺乏有效的检测手段，延缓了对其的研究。随着电子显微镜的问世，1949 年由 Straus 等人首先在电子显微镜下，从人皮肤普通疣体的浸出液中观察到 HPV 病毒颗粒，但由于当时不能对其进行基因检测，无法分清其病毒的类型，更不能对其进行分型、定位及定量。

20世纪90年代以来，随着分子生物学技术突飞猛进的发展，HPV的检测技术也取得了极大的突破。20世纪末HPV的检测方法主要有：①形态学观察法；②免疫组化法；③点杂交法；④吸印原位杂交法；⑤ PCR/RFLP法；⑥ PCR/Southern法等。

21世纪以来，随着HPV成为肿瘤病因学的研究热点，商品化的HPV检测方法不断涌现。目前HPV分子生物学检测方法主要包括HPV-DNA的检测和以HPV E6/E7mRNA为靶分子的HPV-RNA检测。针对HPV-DNA的检测主要包括核酸杂交方法和聚合酶链反应（PCR）技术，核酸杂交法主要有免疫印迹、原位杂交、第二代杂交捕获法（HC-2）等。

二、主要实验室检测技术

HPV病毒无体外模型，在培养细胞中不能产生完整的病毒颗粒，培养的人表皮角化细胞中感染HPV假病毒或其他后，病毒DNA可以复制并持续存在，但检测不到衣壳蛋白，分离不到病毒颗粒。目前HPV检测方法主要包括病理学检查和核酸检测。

（一）病理学检查

HPV感染人体表皮细胞后，在细胞内增殖合成衣壳蛋白而成为HPV抗原成分，可通过特殊染色或免疫酶染色检测感染组织细胞内的HPV抗原成分，判断有无HPV感染，常用方法主要包括：

1. **醋酸白试验**　将5%的醋酸溶液涂抹皮损处，3～5min后观察皮损表面。如见到均匀一致的变白区域，为醋酸白试验阳性。该方法简单易行，对尖锐湿疣感染具有重要意义，但采用此法存在一定的争议性，在部分疾病（如尿道炎、包皮龟头炎或糜烂破损处）可出现假阳性。

2. **组织病理学检查**　HPV感染后主要表现为乳头瘤样增生，表皮角化过度伴角化不全，颗粒层增生，棘层肥厚，棘层浅表有凹空细胞（细胞出现增大、变圆、核深染/固缩、核周空晕的现象），真皮浅层炎细胞浸润等。

（二）核酸检测

HPV 核酸检测是目前诊断尖锐湿疣感染最主要的检测方法。目前，已有大量的商品化 HPV 核酸检测试剂和实验室自建检测方法，主要包括 HPV-DNA 的检测和以 HPV E6/E7 mRNA 为靶分子的 HPV-RNA 检测两大类。

1. HPV-DNA 检测方法 HPV-DNA 检测技术主要分为三大类：经典核酸杂交检测方法、信号放大技术和核酸扩增及其衍生技术。

（1）经典核酸杂交方法：这类技术都属于固相杂交技术，包括经典的 Southern 印迹杂交、原位杂交、斑点印迹杂交等，主要是采用放射性标记的同源性核酸探针，来检测标本中的 HPV 感染。

方法学评价：该类方法由于操作较烦琐，不太适用于处理大批量的临床标本，且敏感度欠佳，目前主要用于实验室研究，在临床上已逐渐被其他方法所淘汰。

（2）信号放大技术：该类技术是通过特异性探针与核酸杂交，通过化学发光信号的级联放大对核酸进行检测的一种方法。最常见的检测方法主要为第二代杂交捕获法（hybridcapture 2，HC-2）和酶切信号放大法（invader technology）。

第二代杂交捕获法：是最早获得美国食品及药品管理局（FDA）批准用于 HPV 检测的技术，可用于新鲜宫颈细胞标本，也可用于甲醛溶液固定、石蜡包埋的组织检测。该法检测 18 种 HPV 亚型，包括 13 种高危 HR HPV 亚型（16、18、31、33、35、39、45、51、52、56、58、59、68）和 5 种低危 LR HPV 亚型（6、11、42、42、44）。其基本原理是将标记好的与不同亚型 HPV-DNA 互补的混合 RNA 探针和变性的单链靶 HPV-DNA 杂交，再转移至锚定了可与特定的 HPV-DNA 和 RNA 杂交物结合的捕获抗体的微孔板上，洗脱背景后，通过化学发光法检测结果。

方法学评价：该方法优点是标本处理简单、操作简便、重复性好、敏感度高（87%~96%），最低可检出 0.2~1.0 pg/ml 的 HPV-DNA，可以判断高危/低危亚型，也可以对病毒负荷进行半定量。缺点是费用较高，且不能区分具体的 HPV 亚型，特异性相对较低（20%~85%）。由于交叉反应的问题，假阳性率为 10%~19%。另外没有内对照。

酶切信号放大法：基于专利 Invader 技术的 Cleavase 酶切信号放大法的原理主要是在等温反应下，由 Cleavase 酶特异性识别并切除分子结构，通过分子杂交和化学信号放大，从而直接检测特定的核苷酸序列。以该技术为支撑开发的 Cervista HPV HR 和 Cervista HPV 16/18 检测法于 2009 年获 FDA 批准用于临床 HPV 检测。Cervista HPV HR 能检测 14 种高危 HR-HPV 亚型（13 种高危 HR-HPV 亚型 +HPV 66），Cervista HPV 16/18 检测可以对 HPV 16、18 分型。

方法学评价：该方法为全自动化，在实验操作上不易造成交叉污染，敏感度和特异性与 HC-2 检测相当，Cervista HPV HR 常用于快速区分高危和低危亚型 HPV 感染，但不区分具体是哪一种或者哪几种亚型的感染。Cervista HPV 16/18 检测可以并只能区分 HPV 16/18 亚型。

（3）核酸扩增及衍生技术：该类方法多样，核心技术为聚合酶链扩增反应（PCR），包括常规 PCR 技术、实时荧光定量 PCR 技术、PCR-酶联免疫吸附测定检测技术、PCR 结合反向杂交技术等。在 HPV PCR 扩增中，靶区的选择和引物的设计对于扩增的效率尤为重要。目前，大多数试剂选取 L1 作为检测靶区。由于其在不同型别中高度保守，可设计通用型引物扩增多种型别，且不同型别的 L1 呈现足够的序列差异，允许通过其他的方法进一步分析具体型别。根据引物的设计方式不同，可分为通用型引物和特异性引物 PCR 扩增检测体系。

通用型引物 PCR：采用通用型引物进行扩增，其最大的优势是能够在单个反应中实现多种不同型别的扩增。大多数通用引物主要针对高度保守且在不同型别中突变频率较低的 L1 区，少数试剂选取 E1 通用引物（CPI/CPII）。

特异性引物 PCR：特异性引物的检测试剂主要是基于 PCR 荧光探针法，包括两类：①在单个反应中扩增高危型 HR-HPV，通过特异性探针检测各个型别，并对 HPV 16、18 分型；②基于多重荧光 PCR，通过多管反应进行分型。

方法学评价：基于通用型引物的 PCR 扩增检测方法通过 PCR 扩增后，结合不同的方法学对 HPV 进行鉴定和分型。反式杂交法是鉴定分型最常见的方法，主要通过偶联生物素的通用引物进行 PCR 扩增，扩增产物经变性后，在碱性条件下与包被在膜条上、微孔板或微球上的多种型特异性探针（14～37 种）杂交，通过加入链霉素 - 碱性磷酸酶和底物显色来判定各型别是否阳性。此外，还可结合多种方法进行鉴定，如荧光探针法、基因芯片法、毛细管电泳法、限制性内切酶片段长度多态性分析、测序和质谱分析法等。通用型引物 PCR 系统的试剂存在一定的局限，由于在单个反应中对多种型别同时进行扩增，与各型别的配对效率不同，从而造成各型别之间的灵敏度存在差异。尤其对于检测多重感染的样本时，不同型别扩增间会相互竞争，会存在一定的漏检率。有研究显示，通用性引物扩增检测 HPV 感染的灵敏度低于特异性引物扩增系统。

特异性引物扩增系统方法学评价：该类试剂操作简单，能够在单个反应中检测多种高危型，且可对高风险的 HPV 16 和 HPV 18 型分型。在单一反应中，设计针对 3 种或 4 种 HPV 特异性引物，检测 4 个通道并分析出具体型别。通过多个反应实现多种型别的分型，特异性引物 PCR 的优势在于能够保证高灵敏度和高特异性地鉴定单一型别，有利于多重感染中不同 HPV 型别的检出，与 PCR-RBD、PCR 导流杂交法比较，该类试剂在检测 HPV 时，提高了各型别的分析灵敏度，每种型别的检测限可以提高至 10～100copies/ 反应，并能够对于样品中的病毒进行半定量。

2. HPV-RNA 检测方法　Aptima（transcription mediated amplification，转录介导的扩增技术，即 TMA 技术）是第一个获 FDA 认证的 HPV mRNA 检测技术，该方法检测原理是基于转录介导的扩增技术方法，通过包被寡核苷酸的 DNA 探针捕获裂解细胞后释放的 RNA，采用逆转录酶和 T7 RNA 聚合酶扩增 RNA，采用标记荧光的 DNA 探针进行检测。

方法学评价：该方法可直接检测出基于 HPV 的 2 个致癌基因 E6、E7 mRNA，降低传统 HPV-DNA 检测对一过性 HPV 感染的检出率，可识别出真正有癌变风险的 HPV 感染。常用的 Aptima HPV test 可检出 14 种高危型 HPV（16、18、31、33、35、39、45、51、52、56、58、59、66 和 68），但不能具体分型。Aptima HPV 16、18 / 45 对于 HPV16 型可以区分检测具体型别，对于 18 / 45 型的 HPV 感染仅能混合报告阳性或阴性，无法区分具体型别。

由于 HPV 不能培养，准确的诊断极大程度取决于适当的分子生物学检测技术。目前市场上的 HPV 检测试剂达数百种之多，采用不同的检测方法，有不同的检测敏感度、特异性和标本及临床实用性。根据具体的检测目的、要求、标本状况等因素选择适当的 HPV 检测技术是得到满意结果的保证。要得到一个同时具有高敏感度和高特异性的检查方法，理论上来说是互相矛盾的。每种 HPV 检测方法都有其优势和不足，总有一种或几种合适的选择。作为实验室检测人员，需要了解不同的检测手段，根据不同的检测要求，合理地权衡比较，选择正确的检测方法，以期为 HPV 临床诊治提供更好的依据及策略。

第三节　临床应用案例分析

病例①

患者，女性，27 岁。因阴道口出现菜花状赘生物 3 月就诊。

实验室检查：血、尿常规正常，肝、肾功能正常。醋酸白试验阳性。HPV 核酸检测为 6 型阳性。

分析思路：该病例患者年龄 27 岁，属性行为活跃期。就诊原因是阴道口出现菜花状赘生物。符合尖锐湿疣流行病学及典型临床表现。实验室检查醋酸白试验阳性、HPV 核酸检测 6 型阳性，可确诊为尖锐湿疣。HPV 6 型和 11 型是引起尖锐湿疣的主要病原体，实验室检测 HPV 分型对临床确诊及病因分析具有重要的意义。

参考文献

[1] 耿建祥，王旭波. 人乳头瘤病毒检测及其临床应用 [M]. 北京：人民卫生出版社，2009，75-95.

[2] 中华医学会皮肤性病学分会性病学组，中国医师协会皮肤科分会性病亚专业委员会. 尖锐湿疣诊疗指南（2014）[J]. 中华皮肤科杂志，2014，47（8）：598-599.

［3］ 靳大川，梁彦玲，左雨点，等. HPV 分子生物学检测方法研究进展［J］. 医学研究杂志，2019，48（2）：1-4，82.

［4］ 王轶英，王悦，孔北华，等. HPV 定量检测的临床意义与研究进展［J］. 中华妇产科杂志，2017，52（8）：569-572.

［5］ GROSS GE，WERNER RN，BECKER JC，et a. S2k guideline：HPV-associated lesions of the external genital region and the anus-anogenital warts and precancerous lesions of the vulva，the penis，and the peri-and intra-anal skin（short version）［J］. J Dtsch Dermatol Ges. 2018，16（2）：242-255.

［6］ 刘宁，张立丽，赵艳明，等. 北京部分地区女性人群 HPV 感染情况与基因型分布特征［J］. 海南医学，2018，29（18）：2561-2564.

［7］ DEOLIVEIRA C M，FREGNANI J G，VILLA L L. HPV Vaccine：Updates and Highlights［J］. ActaCytol. 2019，63（2）：159-168.

［8］ WOODMAN CB，COLLINS SI，YOUNG LS. The natural history of cervical HPV infection：unresolved issues［J］. Nat Rev Cancer. 2007，7（1）：11-22.

［9］ MOODY CA，LAIMINS LA. Human papillomavirus oncoproteins：pathways to transformation［J］. Nat Rev Cancer. 2010，10（8）：550-560.

［10］ SCHIFFMAN M，CASTLE PE，JERONIMO J，et al. Human papillomavirus and cervical cancer［J］. Lancet，2007，370（9590）：890-907.

［11］ SASLOW D，CASTLE PE，COX JT，et al. American Cancer Society Guideline for human papillomavirus（HPV）vaccine use to prevent cervical cancer and its precursors［J］. CA Cancer J Clin，2007，57（1）：7-28.

（袁星星）

第八章

其他性病实验室检测技术

其他性传播疾病主要有软下疳、阴道滴虫病、生殖道念珠菌病及细菌性阴道病。实验室检测主要以病原学、血清学及分子生物学等方法为主，同时还包括一些生化反应来间接提示病原体感染。针对每种疾病其主要检测方法不同，其中病原学的检测包括直接显微镜镜检、培养；血清学检测主要针对病原体的抗原及产生的抗体进行检测，间接证实病原体的存在，其检测方法主要为免疫学方法；核酸分子检测，包括各种 PCR 法及核酸序列测定等方法。

第一节　软下疳

软下疳（venereal ulcer）是由杜克雷嗜血杆菌感染引起，主要发生于生殖器部位多个痛性溃疡，多伴有腹股沟淋巴结化脓性病变的一种性传播疾病。

一、流行病学

本病由性交传染，临床上男性多于女性患者。主要流行于热带及亚热带地区，多见于非洲、亚洲和拉丁美洲，尤其是发展中国家，软下疳可能是生殖器溃疡主要的原因之一。20 世纪 40 年代，在我国此病较为常见，发病率仅次于梅毒和淋病，故有"第三性病"之称，目前在我国比较少见。此病经性行为方式传播。软下疳在邻近国家发病较高，传入我国极为可能，可能会有个别的漏诊漏报。

二、病原学

1889 年，意大利皮肤病学家杜克雷从 3 例患有生殖器溃疡的患者患部取脓性分泌物，接种到自己身上，并形成了溃疡。他在自身患部排出的脓性分泌物中培养出一种可在含血培养基上生长的微生物被称之为杜克雷嗜血杆菌，既软性下疳的致病菌。

杜克雷嗜血杆菌的形态特点是短而细小，呈短棒状，两端较为钝圆。长约 1.5μm，宽约 0.5μm。往往成双平行排列呈双链状。此菌无鞭毛，也不形成芽孢，革兰氏染色为阴性。大多数细菌分布在细胞外呈链状排列，仅少数细菌可在细胞内呈团块分布。人是它的储存宿主。杜克雷嗜血杆菌对温度敏感，不耐热，超过 38℃时就很快死亡，干燥及 65℃时均可迅速死亡，但耐寒性能较强（图 8-1）。

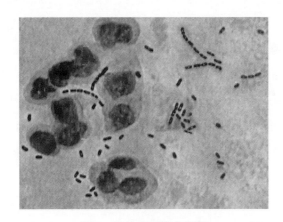

图 8-1　杜克雷嗜血杆菌

三、致病机制

临床确诊为软下疳时，杜克雷菌抗原免疫印迹吸附试验可以检测到血清 IgG、IgM 抗体增多。通过血清抗体试验表明体内存在特异性抗原决定簇。用杜克雷菌作兔皮内感染实验可引起很强的抗体反应，其抗体合成的经过与其他细胞感染相同，而人类产生抗体反应的过程比动物的复杂。在整个感染过程中存在有可识别的重要共同抗原，或在感染的某一时期存在可识别的共同抗原及个体相关抗原。总之杜克雷菌的免疫应答对宿主本身所起的作用仍不清楚，因为人类可以重复感染。很明显不存在完全保护性免疫。

四、临床表现

此病潜伏期 3~14d。男性好发部位有冠状沟、包皮、包皮系带、龟头、阴茎体、会阴部以及肛周等处，女性为小阴唇、大阴唇、阴唇系带、前庭、阴蒂、子宫颈、会阴部以及肛周等处。也有报告溃疡见于乳房、大腿内侧、手指及口腔内。在接触病原体后，感染部位出现一个小炎性丘疹或脓疱，以后迅速变为脓疱，3~5d 后损害继续侵袭患处形成疼痛剧烈的深溃疡。溃疡呈圆形或卵圆形，质地柔软，容易出血，边缘粗糙不整齐。表面覆有恶臭的黄灰色渗出物。大多数患者在出现溃疡以后，继而出现腹股沟化脓性淋巴结炎，有疼痛，进一步可以发生化脓、表面皮肤发红现象。肿大的淋巴结常有波动感，可自然破溃流脓，形成溃疡和窦道。并发症包括包皮炎、嵌顿包茎、尿道瘘、尿道狭窄、阴茎干淋巴管炎、阴囊或阴唇象皮肿以及溃疡的继发其他感染等。

临床诊断根据患者发病前 4~5d 有性接触史，在生殖器部位发生一个或多个痛性溃疡，基底软，有触痛，腹股沟淋巴结疼痛、肿大，甚至破溃形成溃疡，并通过暗视野显微镜检查及梅毒血清学试验阴性排除梅毒，可初步考虑为软下疳，如涂片查到革兰氏阴性链杆菌，可以做出临床诊断，但确诊尚需进行培养和鉴定。

五、诊断与鉴别诊断

同时本病应与一些生殖器溃疡性疾病鉴别，如硬下疳、生殖器疱疹、性病性淋巴肉芽肿、急性女阴溃疡、贝切赫特综合征等。本病常被误诊为生殖器疱疹，生殖器疱疹在疱疹阶段出现多发性，成群生性水疱，细菌检测阴性，其次与硬下疳作鉴别时，需注意梅毒的硬下疳较硬，脓性分泌物少，无痛。以及除外其他急性外阴性溃疡等。

六、治疗及预后

治疗原则：应遵循及时、足量、规则用药的原则。治疗期间应避免性生活。性伴应同时检查和治疗。治疗后应进行随访判愈。

治疗方案：可选用下列之一方案治疗：阿奇霉素，一次顿服；头孢曲松，一次肌内注射；红霉素，口服，4 次 /d，共 7d；环丙沙星，2 次 /d，口服，共 3d（孕妇及哺乳妇女忌服）；大观霉素，一次肌内注射。早期应用上述药物可预防横痃发生，如已发生横痃，不宜切开引流，局部皮损未破溃时外用鱼石脂、红霉素软膏；溃疡可用高锰酸钾溶液或双氧水冲洗，然后外用红霉素乳膏。对淋巴结脓肿，穿刺应从远位正常皮肤刺入脓腔，抽取脓液。可反复远位刺入抽取脓汁，注入抗生素治疗。

预防：主要为规范性行为，避免发生高危性行为，在出现可疑的症状与体征时及早就医。做好患者日用品的消毒工作，患者在恢复期之前所用过的内衣、内裤、床单、被单要煮沸消毒，用过的浴盆及马桶要用 70% 酒精擦拭。

七、实验室检测技术

（一）病原学检测

1. **直接显微镜镜检**　从开放性溃疡处直接取材涂片，未破溃病灶穿刺取材涂片，革兰氏染色或亚甲蓝染色后镜检。杜克雷嗜血杆菌的形态特点是短而细小，呈短棒状，两端较为钝圆。长约 1.5μm，宽约 0.5μm。往往成双平行排列呈双链状。此菌无鞭毛，也不形成芽孢，革兰氏染色为阴性。大多数细菌分布在细胞外呈链状排列，仅少数细菌可在细胞内呈团块分布。从病灶中或培养菌落中取材检查可见 2 个或 2 个以上细菌连成锁状有如鱼群在游泳，故称鱼群状。在淋巴结组织切片中可见典型的连锁杆菌。

2. **培养检测法**　软下疳菌分离培养较为困难，故在采取病变材料时应注意取软下疳溃疡边缘下潴留脓汁或穿刺横痃抽吸的脓汁作为检体，或用生理盐水充分洗涤溃疡底面后，再用生理盐水湿棉签涂抹标本送微生物培养。

国际上软下疳的标准培养基一种是 GCHGS（Hammondgonococcal media），由淋球菌琼脂培养基加牛血红蛋白、胎牛血清、万古霉素及纤维素、氨基酸等组成；另外一种是 MHHb（Muller-Hinton 琼脂，由 Muller-Hinton 琼脂、马血、万古霉素及其他培养成分组成），上述两种培养基可以同时应用，以提高阳性率。菌落常于接种后 24 ~ 48h 形成。色灰黄而透亮，直径为 1 ~ 2mm。

杜克雷嗜血杆菌的培养不仅有助于诊断，而且可确定分离的细菌对抗生素的敏感性，目前已分离出耐抗生素的杜克雷嗜血杆菌。

（二）血清学检查

根据抗原抗体特异性结合反应原理，血清学检测有补体结合试验、凝集反应、荧光抗体间接法、酶免疫法（EIA）、斑点免疫结合法等，不断发展并较多应用的是 EIA，从最初一般的酶免疫法，到吸附的酶免疫法，所使用的抗原由全细胞发展到纯化的杜克雷嗜血杆菌（HD）脂寡糖（LOS）抗原和外膜蛋白抗原及重组蛋白抗原。目前的血清学试验方法敏感性较低，不利于早期诊断，且无法区分现症感染或既往感染，因而不能用作诊断试验，尚未推广。

（三）核酸分子检测法

PCR 方法可以快速检测临床标本中的 DNA，同时更准确方法为通过核酸序列测定对临床标本进行微生物学鉴定。

八、临床应用案例分析

病例 1

患者，女性，22 岁，因肛周、会阴部疼痛 2 周于 1988 年 11 月来诊。就诊前二周曾旅游广东，有不洁性交史，性交后 3 ~ 4d 出现肛周疼痛，解大便时尤重，5 ~ 6d 后解小便也感疼痛，并发现有肿物，局部分泌物增多。

查体：大阴唇外缘有 3 个半球状绿豆大疱疹，疱液浑浊，呈黄白色。大小阴唇、肛周见约黄豆大至花生米大浅溃疡面，触痛，易出血。会阴部、肛周有光滑湿润的肉红色肉芽肿样增生物，约花生米或枣核大，触痛明显，双侧腹股沟各触及 2 ~ 3 枚黄豆大、蚕豆大淋巴结，质中等硬，活动，触痛明显。妇科检查：阴道分泌物不多，乳白色，黏性，阴道黏膜未见异常，宫颈轻度糜烂，分泌物黏性，乳白色。

实验室检查：分别取溃疡面、阴道、宫颈分泌物做革兰氏染色，于溃疡面分泌物涂片中找到革兰氏阴性杆菌（呈单独或短链状排列），未找到革兰氏阴性双球菌。溃疡面分泌物、疱疹液培养有嗜血杆菌生长。血清康氏反应阴性。暗视野检查梅毒螺旋体阴性，会阴部增生肉芽组织活检病理检查结果为急性炎症改变。

诊断：根据临床表现及实验室检查确诊为软下疳。

本例有如下特点：涂片及培养杜克雷嗜血杆菌均阳性，有明确病原学诊断依据。针对治疗效果良好。

第二节　生殖道滴虫病

生殖道滴虫病在女性中主要为滴虫性阴道炎（trichomonas vaginitis，TV）在男性中主要为滴虫性尿道炎，均由毛滴虫引起。寄生在人体的毛滴虫有阴道毛滴虫、人毛滴虫和口腔毛滴虫，分别寄生于泌尿生殖系统、肠道和口腔，与性传播有关的是阴道毛滴虫。

一、流行病学

本病是一种主要通过性交传播的寄生虫疾病，具有传染性。由有鞭毛的阴道毛滴虫侵入阴道而发病。滴虫性阴道炎遍及世界各地，据估计，美国每年妇女感染人数为 300 万，全世界为 1.8 亿，国外资料表明：滴虫感染率与性接触次数有关，成年处女感染率为零。我国 20 世纪 50 年代滴虫的感染率已婚妇女为 20% 左右，20 世纪 70 年代发病率明显下降。近年来，国外一些国家或地区由于受性解放的思想影响，阴道滴虫病发病又有上升，以性功能旺盛期为易感年龄。传染源是滴虫患者和带虫者，主要通过性交直接传染，亦可通过公共浴池，游泳池，坐式马桶等间接传播。

阴道毛滴虫滋养体主要寄生于女性阴道，尤以后穹隆多见，偶可侵入尿道。男性感染者一般寄生于尿道、前列腺，也可侵及睾丸、附睾及包皮下组织。虫体以纵二分裂法繁殖。滋养体既是繁殖阶段，也是感染和致病阶段。该虫通过直接或间接接触方式在人群中传播。

二、病原学

毛滴虫呈广梨形或椭圆形，长为 10 ~ 30μm，宽 10 ~ 20μm，头部有 4

根与虫体等长的鞭毛。毛滴虫对不同的环境适应力很强，能在 25～42℃条件下生长繁殖，3～5℃的低温可生存 21d，在 46℃时仍能生存 20～60min，脱离人体后在半干燥的条件下也可生存数小时。毛滴虫不但寄生于缺氧的阴道内，并可侵入尿道和尿道旁腺，甚至于上行至输尿管及肾盂。最适宜于毛滴虫生长的 pH 是 5.5～6，如 pH 为 5 以下或 7.5 以上则毛滴虫的生长会受到抑制。

阴道毛滴虫的生活史仅有滋养体阶段而无包囊阶段。活体呈无色透明，有折光性，体态多变，活动力强。固定染色后呈梨形，体长 7～23μm，前端有一个泡状核，核上缘有 5 颗排列成环状的基体，由此发出 5 根鞭毛：4 根前鞭毛，1 根后鞭毛。1 根轴柱，纤细透明，纵贯虫体，自后端伸出体外。体外侧前 1/2 处，有一波动膜，其外缘与向后延伸的后鞭毛相连。虫体借助鞭毛摆动前进，以波动膜的波动作旋转式运动。胞质内有深染的颗粒，为该虫特有的氢化酶体（hydrogenosome）（图 8-2）。

在人体体液中，毛滴虫状态不同，在白带中可见其繁殖，在精液中也可见其繁殖，但在尿中未见其繁殖。

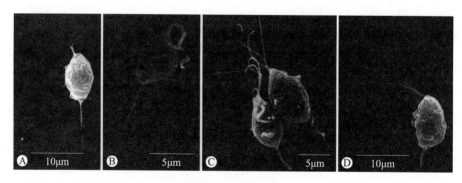

图 8-2　阴道毛滴虫

三、致病机制

毛滴虫的致病力随着虫株及宿主生理状况、免疫功能、内分泌以及阴道内细菌或真菌感染等而改变，尤其是妇女在妊娠及泌尿生殖系统生理失调时更易出现炎症。感染数天后，阴道黏膜出现充血、水肿、上皮细胞变性脱落，白细胞炎症反应。健康妇女阴道因乳酸杆菌作用，pH 维持在 3.8 ~ 4.4 之间，可抑制其他细菌生长，不利于滴虫生长，称为阴道的自净作用。然而滴虫在阴道中消耗糖原，妨碍乳酸杆菌的酵解作用，影响乳酸浓度，从而使阴道 pH 转为中性或碱性。妊娠及月经后的阴道生理周期使 pH 接近中性，这些都有利于滴虫繁殖，因而感染和复发率较高。

感染初期，毛滴虫对阴道上皮细胞黏附，并产生细胞外毒性因子。黏附过程除涉及至少四种黏附蛋白（2 ~ 65kD）的参与外，还与毛滴虫的阿米巴样变形有关，已报道毛滴虫分泌的毒性因子包括：细胞分离因子，两种半胱氨酸蛋白酶（30kD 和 6kD），以及一种溶血毒素。溶血作用可能是滴虫与红细胞直接作用的结果。

四、临床表现

多数病例无症状，白带增多变黄绿色。偶可发生尿频、尿急、尿痛、血尿，或腹痛、腹泻、黏液便，或齿槽溢脓、龋齿。常引起尿道炎，可致膀胱炎、前庭大腺炎。

五、诊断与鉴别诊断

具有典型症状的阴道毛滴虫病，诊断并不困难。典型症状可作为临床诊断的依据，未查见滴虫也可诊断。对不典型患者及带虫者则应依靠检查滴虫来确诊。

同时需鉴别诊断

（1）念珠菌性阴道炎外阴阴道瘙痒，奶酪样或豆渣样白带，阴道有白色假膜。真菌检查阳性。

（2）细菌性阴道病：①非化脓性、灰白色黏稠阴道分泌物；②阴道分泌物有鱼腥味，胺试验阳性；③阴道分泌物 pH 为 5.0 ~ 5.5；④分泌物中有线索细胞。

六、治疗及预后

治疗包括全身治疗和局部治疗。

全身治疗药物有：甲硝唑（灭滴灵）、替硝唑、曲古霉素等。

局部治疗：先用肥皂棉球擦洗阴道壁，并用 0.02% 高锰酸钾溶液或温开水冲洗阴道，再用 1% 乳酸或 0.5% 醋酸洗后擦干。滴维净、卡巴肿或甲硝唑，任选一种塞入阴道后穹隆或喷洒阴道内，每晚或隔夜一次，7～10d 为 1 疗程，可连用 2～3 个疗程。

预防：提倡淋浴，尽量少洗浴池；配偶患生殖道滴虫病时要减少或最好不进行性生活，性生活时要使用避孕套；清洗个人内裤要用单独的盆具；滴虫性阴道炎的治疗必须坚持内外用药、夫妇同治，搞好个人卫生。

七、实验室检测技术

（一）病原学检测

1. 直接显微镜镜检

（1）悬滴法：悬滴法是检查阴道毛滴虫最简单方法，阳性率可达 80%～90%。将检体涂在载玻片上，再加 1 滴生理盐水后加盖玻片，用 100～200 倍镜检，可见原虫鞭毛波动膜活动。在生理盐水中加 5% 的中性红，滴虫不能死亡，并不着色，而周围形成粉红色，对白色的原虫易于认出，或用 1 600 倍吖啶橙液 1 滴滴入新鲜标本上，用荧光显微镜观察，可见虫体带有淡黄绿色的荧光，直接镜检法检出率极高。

（2）涂片染色法：将分泌物涂在玻片上，待自然干燥后可用不同染液染色，如革兰氏染色，瑞特染色，吉姆萨染色，PAS 染色和利什曼染色。这种方法不仅可看到滴虫的形状和内容，而且能同时看到阴道内存在的其他微生物。也可用吖啶橙染色，荧光显微镜检查。

2. 培养检测法
培养法分为肉汤培养法和营养琼脂培养法：将阴道分泌物或尿道分泌物加入肉汤培养基（Diamand's 培养基）内，置 37℃温箱中培养 48h，每隔 72h 接种 1 次，取培养混匀液 1 滴涂片，染色镜检。琼脂培养法采用改良 Diamand's 培养基进行培养。由于培养法操作时间长且烦琐，实验室内检测未形成推广。

（二）血清学检测

检测阴道毛滴虫特定的抗原。常用的免疫学方法有荧光抗体检查法，

ELISA 法，胶乳凝集法等，其阳性率较涂片法高，但临床一般不采用免疫学方法检查。

（三）核酸分子检测

基因探针（Gen-Probe）检测法，用于全自动 TIGRIS 系统上的 APTIMA 毛滴虫检测在所有样本中都表现出了较高的敏感性，且高于湿图片镜检和培养法的敏感性。

八、临床应用案例分析

病例 1

患者，女性，22 岁。患者不洁性交后近两天带下量多，色黄如脓，外阴、阴道奇痒如虫爬，伴尿频、尿急、尿痛，口干口苦，心烦难寐，小便黄短。

妇科检查：外阴、阴道潮红，阴道分泌物多，色黄质稀如脓，带腥臭味。

实验室检查：查白带涂片发现滴虫。

诊断：根据临床表现及实验室检查诊断为滴虫性阴道炎。

治疗：每晚阴道塞灭滴灵 2 片，每天 3 次，连用 14d。性伴同服灭滴灵 14d，用药 5d，症状完全消失，继续用药共 14d。月经干净后复查白带正常。

本例有如下特点：白带涂片发现滴虫，有明确病原学诊断依据。针对治疗效果良好。

第三节　生殖道念珠菌病

生殖道念珠菌病（genital candidiasis）主要是由白念珠菌感染所引起的一种常见的黏膜念珠菌病。可累及男女两性，男性表现为念珠菌性包皮龟头炎，好发于包皮过长者；而女性表现为外阴阴道念珠菌病，好发于育龄妇女，以外阴瘙痒和阴道分泌物增多为主要表现。

一、流行病学

由于广泛应用广谱抗生素及皮质激素，目前该病的发病率不断增加，成为白带增多的最主要病因。阴道念珠菌病常见于青春期到绝经期前的妇女，未来月经的少女及绝经后的妇女阴道念珠菌发病率较低。在无症状的健康育龄妇女阴道中，念珠菌的检出率为 20% 左右。妊娠、服用避孕药、糖尿病等因素可使带菌率增高。男性阴茎念珠菌的检出率与包皮是否过长有着密切的关系。有包茎而未做包皮环切术者，阴茎的念珠菌检出率高于已做包皮环切术者。患阴道念珠菌病的妇女的性伙伴，其生殖器念珠菌感染率高达 70%，而有阴道念珠菌病患者的妇女，其配偶阴茎上念珠菌的检出率是对照组男性的 4 倍多。

与念珠菌阳性男性性接触的妇女中，其念珠菌感染发生率为 80%，而与念珠菌阴性男性性接触的妇女中，其念珠菌的感染率为 32%。由此可见，生殖器念珠菌病与性接触有密切的关系，阴道念珠菌与念珠菌龟头炎可通过性接触互相传播。

二、病原学

主要致病菌为白念珠菌。还有部分为其他念珠菌和球拟酵母。目前球拟酵母感染所致的病例越来越多，应引起重视。

三、致病机制

念珠菌是条件致病性真菌，侵入人体后是否发病取决于人体免疫力的高低及感染菌的数量、毒力。一般健康妇女阴道可带有念珠菌而无临床症状，当人体在妊娠、糖尿病、口服避孕药、长期应用广谱抗生素、皮质激素及免疫抑制剂等使机体免疫力下降，改变阴道内环境的情况下，容易导致念珠菌大量繁殖而致病。可通过性交传染给性伴侣，但也可以通过物体而间接传染。

四、临床表现

临床主要表现为外阴阴道念珠菌病、念珠菌性阴道炎和念珠菌性包皮龟头炎。

外阴阴道炎：外阴瘙痒、灼痛，阴道分泌物增多，尿痛、阴道内疼痛或刺激感，和浅表性性交痛。外阴瘙痒是最常见的症状，几乎见于所有有症状患者，轻重不一。典型的阴道分泌物为白色凝乳状或豆渣样，但也可呈水样或均匀黏稠状。体格检查时可见外阴潮红水肿，散在抓痕或表皮剥脱，慢性感染者外阴皮肤肥厚呈苔藓样变。阴道黏膜充血，红肿或糜烂，阴道内有白色凝乳状或豆渣样分泌物，阴道壁附着有白色薄膜状物。阴道分泌物 pH 一般正常。

念珠菌性阴道炎：白带呈凝乳状或为片块状，阴道黏膜高度红肿，可见白色鹅口疮样斑块附着，易剥离，其下为受损黏膜的糜烂基底，或形成浅溃疡。严重者可遗留瘀斑，外阴瘙痒，阴道灼热瘙痒，排尿困难。携带者可无任何临床表现。

念珠菌性包皮龟头炎：包皮及龟头出现弥漫性潮红、干燥光滑，包皮内侧及冠状沟处有红色小丘疹或白色奶酪样斑片，尿道口舟状窝受累时可出现尿频、尿痛。

五、诊断与鉴别诊断

生殖器念珠菌病的临床症状表现多种多样，因而诊断应根据相应临床特点并结合真菌学检查。只有镜检看到大量芽孢、假菌丝或菌丝时，才能说明该菌处于致病状态。必要时做病理检查。

六、治疗及预后

外阴阴道念珠菌病（vulvovaginal candidiasis，VCC）局部用药，咪唑类抗真菌药比制霉菌素效果好。①3% 碳酸氢钠溶液：冲洗外阴阴道或 1：5 000 龙胆紫溶液灌注阴道。②制霉菌素栓剂或咪唑类抗真菌药栓剂：如克霉唑、咪康唑、益康唑、布康唑。外阴炎可外涂咪唑类抗真菌制剂，如克霉唑霜、咪康唑霜、益康唑霜、酮康唑霜或联苯苄唑霜等。③其他：如上述方法治疗效果欠佳时可内服下列药物：酮康唑；氟康唑；伊曲康唑。

复发性外阴阴道念珠菌病（recurrent vulvovaginal candidiasis，RVVC）目前尚无最佳治疗方案。预防或维持系统性抗真菌治疗可以有效地减少 RVVC 的复发率。所有 RVVC 病例在开始维持治疗前应作培养证实。

念珠菌性龟头炎用生理盐水或 0.1% 依沙吖啶溶液冲洗皮损处，冲洗后外涂 1%～2% 龙胆紫液或上述咪唑类霜剂。包皮过长者治愈后应做包皮环切术以防复发。并发尿道炎者可内服酮康唑、氟康唑或曲康唑。

预防：保持外阴部清洁，经常清洗，勤换内衣，保持局部干燥。避免外用类固醇皮质激素；洗澡应用淋浴，避免盆浴，对患者的配偶或性伴应一同检查、治疗，治疗期间避免性生活；不搞婚外性行为；此外如厕之后用厕纸清洁下体时，应由前至后的方向抹，避免把肛门的细菌带到阴道，引致发炎。

七、实验室检测技术

（一）病原学检测

1. 直接显微镜镜检

（1）直接涂片镜检：女性用较长的消毒棉拭子取阴道、宫颈分泌物或阴道壁上乳白色薄膜，男性刮取阴茎龟头、冠状沟或包皮处皮损表面鳞屑作为待检标本。将待检标本用 10% 氢氧化钾或生理盐水制片，镜下可见成群的卵圆形孢子和假菌丝，如找到较多的假菌丝时，说明念珠菌处于致病阶段，对诊断更有意义。

（2）染色镜检：可用革兰氏染色法，刚果红染色或 PAS 染色法染色后镜检，其阳性率均比直接镜检法高。革兰氏染色后，孢子和假菌丝染成蓝色；刚果红和 PAS 染色，孢子和假菌丝则染成红色。

2. 分离培养检测法　有下列情况时，可考虑做念珠菌培养和鉴定以及药物敏感性试验：

（1）临床症状提示为外阴阴道念珠菌病而镜检阴性时。

（2）采用经验性治疗无并发症外阴阴道念珠菌病失败时。

（3）准备对有并发症外阴阴道念珠菌病做长期抑制性抗真菌治疗前。在无菌条件下将受检标本接种于沙氏培养基上（多采用试管法培养）。直接镜检或染色后镜检，见大量孢子，可初步诊断为念珠菌感染。

（二）血清学检查

可用免疫双扩法或胶乳凝集法可检出白念珠菌抗体。一般较少用。

（三）核酸分子检测

一般镜检法和培养法即可检出确诊，当有需要对检出的念珠菌进行菌种确定或基因分型时可用 PCR 法或基因测序测定。

八、临床应用案例分析

病例 ①

患者，女性，32 岁。患者不洁性交后近两天外阴瘙痒、灼痛，阴道分泌物增多，尿痛、阴道内疼痛或刺激感。

妇科检查：外阴潮红水肿，散在抓痕、阴道黏膜充血、红肿，阴道内有白色凝乳状阴道分泌物。

实验室检查：查白带涂片发现大量念珠菌及假菌丝。

诊断：根据临床表现及实验室检查诊断念珠菌性阴道炎。

治疗：冲洗外阴阴道，用 1∶5 000 龙胆紫溶液灌注阴道，咪康唑栓剂治疗。

本例有如下特点：白带涂片念珠菌及假菌丝，有明确病原学诊断依据。

第四节　细菌性阴道病

细菌性阴道病（bacterial vaginosis，BV）发生目前认为是由于阴道菌群失调，乳酸杆菌减少而其他病原如加德纳菌、各种厌氧菌、弯曲弧菌等大量繁殖而导致的一种以加德纳菌为主的一种混合感染状态。

一、流行病学

BV 多发生于 15～44 岁之间的妇女，在不同人群中发病率不同，一般在 10%～25% 之间，但在性工作者中高达 61%，故被认为是性传播疾病之一。

二、病原学

本病主要由乳酸杆菌减少而导致其他病原如加德纳菌（gardnerella vaginalis，GV）、各种厌氧菌、弯曲弧菌等的大量繁殖，BV 实际上是以加德纳菌为主的一种混合感染。

三、致病机制

BV 与阴道微生态状况密切相关，同时也是阴道微生态一个指标。阴道微生态环境是一个独特动态体系，随着生理及免疫状态和局部理化因素的改变而不断发生变化，大量基础研究显示，病毒感染与机体微生态环境存在重要交互作用。

四、临床表现

有 10% ~ 50% 的患者无任何症状。有症状者多诉白带增多，有味，可伴有轻度的外阴瘙痒或烧灼感。白带多为均匀一致的量较多的稀薄白带，阴道黏膜无红肿或充血等炎症表现，无滴虫、念珠菌或淋菌感染。清洁度多为 I 度。

无症状者易被忽视，以下 4 项中符合 3 项者即可诊断 BV，其中线索细胞阳性必备。

（1）阴道分泌物为均匀一致的稀薄白带；

（2）阴道 pH>4.5；

（3）氨试验阳性，取少量阴道分泌物于玻璃片上，加入 10% 氢氧化钾液 1 ~ 2 滴，若产生一种烂鱼样腥臭味即为阳性；

（4）线索细胞（clue cell）阳性，悬滴法在高倍显微镜下见到 20% 以上的 clue cell。线索细胞即阴道脱落的表层细胞表面贴附大量颗粒状物（即加德纳菌等），使细胞边缘不清。

五、诊断与鉴别诊断

细菌性阴道病为正常菌群失调，细菌定性培养在诊断中意义不大，目前，已有细菌性阴道病试剂盒供临床应用，本病应与其他阴道炎相鉴别。

六、治疗及预后

治疗包括全身用药和局部用药。

全身用药：甲硝唑 500mg，每日 2 次，共用 7 日，有效率可达 98.8%；克林霉素 300mg，每日 2 次，共用 7 日，有效率达 94%。

局部用药：甲硝唑 200mg，置于阴道内，共用 7 日；2% 克林霉素膏剂 300mg，涂擦阴道，共用 7 日，疗效较口服略差。

预防：杜绝性乱；配偶患病后要禁止性生活；防止接触传染，细菌性阴道病的患病除了直接的性行为外，间接的物品接触也会导致细菌性阴道病的发病；讲究个人卫生，每日清洗外阴、换洗内裤，个人的内裤单独清洗。

七、实验室检测技术

（一）传统 Amsel 四步标准法

1. 白带增多，变稀如奶状，有腥臭。

2. 分泌物 pH > 4.5。

3. 线索细胞阳性。

4. 胺试验阳性。符合 4 项中 3 项即可诊断为 BV 阳性。先观察其性状，后用生理盐水涂片镜检；用广谱 pH 试剂检测 pH 并记录结果；再滴加 10%KOH 镜检找线索细胞；革兰氏染色后镜检找线索细胞，查到线索细胞为阳性，否则为阴性。

（二）革兰氏染色评分法

该法是由 Nugent 于 1991 年首先提出的根据细菌形态进行半定量测定的方法。该方法是将分泌物涂片进行革兰氏染色，然后在油镜下选定 4 种优势菌（乳酸杆菌、GV、普雷沃菌、动弯杆菌）形态并用半定量评估法对分泌物标本进行评分，根据每个视野细菌数量的多少换算成积分（0～10 分），标本总分值是 4 种细菌形态分值之和，BV 的诊断标准为 ≥ 7 分，4～6 分为临界范围，1～3 分为正常。

（三）细菌代谢产物检测法

1. **脯氨酸氨基肽酶（PIP）活性检测法** PIP 是由 BV 相关病原体所分泌的特异性标志酶，故阴道分泌物中存在 PIP 活性即可诊断 BV。PIP 检验卡的检测原理是：阴道分泌物中的 PIP 与 L- 脯氨酸 -β- 萘胺作用，分解 L-

脯氨酸 -β- 萘胺释放出 α- 萘胺，并显示出颜色变化，红色或黄色表示 BV
阳性。该方法受 pH 影响较大，故应在阴道下 1/3 处采样，另外采样前应
避免性生活或使用阴道药物治疗等，以保证检测结果的准确性。此法具有
操作简便、快速且具有良好的敏感性（91.75%）和特异性（94.48%），是
一种较好的 BV 诊断方法。

2. **唾液酸酶活性检测法**　唾液酸酶主要是由 BV 患者阴道病原菌产生
的一种特异性酶。其原理为病原菌产生的唾液酸酶与试剂盒中一种遇蛋白
水解酶发生颜色反应的物质，生成唾液酸和相应物质，加显色剂即可出现
颜色变化，呈蓝色为阳性，黄色为阴性。此方法操作简便快速，技术易于
掌握，不需要特殊仪器设备，特异性（96.3%）和敏感性（95.6%）较高，
是一种较好的 BV 诊断方法，适合于临床筛查，值得推广应用。

3. **气 - 液相色谱分析法**　1980 年 Spiegel 等用气 - 液相色谱法分析阴
道分泌物中不易挥发的脂肪酸，如丁二酸盐以诊断 BV。以琥珀酸和乳酸
的比例 >0.4 作为诊断 BV 的临界值。与传统的 Amsel 标准比较特异性为
80%～96%、敏感性 56%～89%。由于气 - 液相色谱分析仪价格较贵，故
此方法不适合临床推广应用。

（四）GV 检测法

1. **直接显微镜免疫荧光法**　直接免疫荧光技术是在免疫学、生物化学
和荧光显微镜技术的基础上建立起来的医学检验技术，其原理为将不影响
抗原抗体活性的荧光素直接标记在抗体上，与样本中相应抗原结合后在荧
光显微镜下呈现特异性荧光成像。直接免疫荧光法大致操作规程：①涂
片：将样本轻缓涂抹在载玻片上，充分晾干。②固定：使用无水乙醇固定
10min，自然晾干。③染色：使用移液器及一次性吸嘴吸取 5μl 免疫荧光
试剂，均匀滴加在玻片涂样处，置于 37℃ 温育箱孵育，孵育时间 30min。
④洗涤：使用蒸馏水缓缓冲洗玻片多次，每次 5～10s，再将玻片自然晾
干。⑤观察：使用荧光显微镜进行阅片，在 100× 物镜下寻找显示为苹果
绿色荧光的目标物。该检测技术的主要特点是：特异性强、敏感性高、准
确度高，并且操作快速简便，对环境、设备要求低，特别适合于临床快速
检测诊断。

2. **分离培养法** 阴道加德纳菌是引起 BV 的主要病原菌，GV 为苛氧菌，在一般培养基上难以生长。应将分泌物接种在 GV 专用培养基上，置于 35～37℃含体积分数为 5%～10% 二氧化碳环境中孵育培养，经 48h 后挑取灰色、半透明、光滑、露滴状菌落进行涂片，革兰氏染色，生化鉴定。若符合 GV 生化反应特点即可作出诊断。临床上由于不规范使用抗生素，使细菌分离结果阳性率低。故应在治疗前采集标本，用专用的高营养培养基，以提高分离培养的阳性率。分离培养法是国际公认的金标准，并能对病原菌进行药敏试验，为临床治疗 BV 提供科学依据。但培养法检出率低、操作烦琐、分离复杂、耗时长，一般需 2～3d 才能出结果。

3. **分子生物学检测法** Sheiness 等用 GV-DNA 探针技术检测阴道分泌物中 GV 浓度，当 GV ≥ 2×10^7CFU/ml，pH > 4.5 时可诊断为 BV，其敏感性为 95.0%，特异性为 99.0%。

VP Ⅲ 微生物确证试验是根据核酸杂交技术原理，使用 2 条不同的单链 DNA 探针，1 条为俘获探针，另 1 条为彩色显影探针，检测结果可视、可记录与传统的临床诊断和湿涂片法相比敏感性更高。

八、临床应用案例分析

(病)(例)①

患者，女性，40 岁。患者不洁性交后近一个月阴道分泌物增多，伴下腹部不适，自述白带呈稀糊状。

妇科检查：外阴发育正常，阴道畅，壁光滑，内有大量均质稀糊状白带，宫颈光滑，没有异常，双附件无异常。

实验室检查：白带检查，检出线索细胞，胺试验阳性，阴道加德纳菌荧光抗体染色阳性。

诊断：根据临床表现及实验室检查细菌性阴道病。

治疗：冲洗外阴阴道，外用甲硝唑栓，每晚 1 次，连用 7 日。

本例有如下特点：白带检查发现线索细胞及胺试验阳性、阴道加德纳菌检测阳性，有较明确病原学诊断依据。

参考文献

［1］ ROGGEN EL, HOOFD G, VAN DYCK E, et al. Enzyme immunoassays（EIAs）for the detection of anti－Haemophilus ducreyi serum IgA, IgG, and IgM antibodies［J］. Sex Tmnsm Dis, 1994, 21（1）: 36-42.

［2］ CHEN CY, MERTZ KJ, SPINOLA SM, et al. Comparison of enzyme immunoassays for antibodies to Haemophilus ducreyi in a community outbreak of chancroid in the United States［J］. J Infect Dis, 1997, 175（6）: 1390-1395.

［3］ ELKINS C, YI K, OLSEN B, et al. Development of a serological test for Haemophilusducreyi for seroprevalence studies［J］. J Clin Microbiol, 2000, 38（4）: 1520-1526.

［4］ DUTRO SM, WOOD GE, TOTTEN PA. Prevalence of, antibody responseto, and immunity induced by Haemophilusducreyi hemolysin［J］. Infect Immun, 1999, 67（7）: 3317-3328.

［5］ TOTTEU PA, KUYPERS JM, CHEN CY, et al. Etiology of genital ulcer disease in Dakar, Senegal, and comparison of PCR and serologic as－Saysfor detection of Haemophilusducreyi［J］. J Clin Microbiol, 2000, 38（1）: 268-273.

［6］ BRUISTEN SM, CAIRO I, FENNEMA H, et al. Diagnosing genital ulcer disease in a clinic for sexually transmitted diseases in Amsterdam, The Netherlands［J］. J Clin Microbiol, 2001, 39（2）: 601-605.

［7］ PATTERSON K, OLSEN B, THOMAS C, et al. Development of a rapid immunodiagnostic test for Haemophilusducreyi［J］. J Clin Mierobiol, 2002, 40（10）: 3694-3702.

［8］ 吴志华. 现代皮肤性病学［M］. 2 版. 广州：广东人民出版社, 2000.

［9］ 曹泽毅. 中华妇产科学［M］. 2 版. 北京：人民卫生出版社, 1999.

［10］ 赵辨. 临床皮肤病学［M］. 3 版. 南京：江苏科学技术出版, 2001.

［11］ TAYLOR-ROBINSON D, BOUSTOULLER YL. Damage to oviduct organ cultures by Gardnerella vaginalis［J］. Int J Exp Pathol, 2011, 92（4）: 260-265.

［12］ 曹泽毅. 中华妇产科学［M］. 北京：人民卫生出版社, 1999.

［13］王树坤. 细菌性阴道病的诊断与治疗［J］. 中国微生态学杂志，2002，14（1）：52-53.

［14］周涌，李明，王欲扬，等. 细菌性阴道病加特纳菌检测的临价值［J］. 实用预防医学，2010，17（3）：435-437.

［15］马玉楠. 细菌性阴道病及其诊断［J］. 中华检验医学杂志，2000，23（5）：303-304.

（代芳芳）

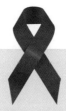

下篇

性病艾滋病常用
实验室检测技术
及进展

第九章

酶免疫技术

一、历史沿革

免疫技术是利用抗原抗体反应进行的检测方法，即应用制备好的特异性抗原或抗体作为试剂，用以检测标本中相应的抗体或抗原，早期以免疫沉淀和免疫凝集试验为主。1941 年 Coons 建立的荧光抗体技术使组织和细胞中抗原物质的定位成为可能，荧光素也成为了最早的标记物。1956 年问世的放射免疫测定则开创了免疫技术中的特异性超微量检测的历史。以放射免疫技术为代表的标记免疫技术相继问世，它将某种可测定的物质（如放射性核素、荧光素、酶、胶体金、化学发光剂等）标记于抗原（抗体）上制成标记物，加入到抗原抗体的反应体系中与相应的抗体（抗原）反应，以检测标记物的有无及其含量间接反映被测物的存在与多少，形成将标记技术与抗原抗体反应相结合的标记免疫技术（放射免疫技术、荧光免疫技术、酶免疫技术、金免疫技术、化学发光免疫技术等），解决了以前难以测定的微量生物活性物质如激素等的临床检测问题。以其操作简便、敏感性高、准确性好、易于商品化和自动化等特点逐渐替代了凝集、沉淀等经典的免疫学检验技术，不仅用于检测抗原、抗体、补体、免疫细胞、细胞因子等免疫相关物质，也可用于检测酶、微量元素、激素、微量蛋白等体液中各种微量物质，理论上一切具有抗原性或半抗原性的物质均可利用现代免疫检验技术进行检测，使免疫学检验渗透到医学的各个领域。

1966 年，美国的 Nakane 和 Pierce 以及法国的 Avrameas 和 Uriel 同时报道了酶免疫测定技术，分别利用酶替代荧光素定位组织中的抗原，在光镜和电镜下观察。之后，人们利用酶标记抗原（抗体）作为主要试剂，创立了酶免疫分析技术（enzyme immunoassay，EIA）以及随后发展出的酶免疫组织化学技术（enzyme immunohistochemistry technique），二者统称酶免疫技术。这种技术在保留抗原抗体反应特异性的同时，通过结合酶催化反应的高效性及生物放大作用，提升了抗原抗体反应检测的灵敏度，成为三大经典标记免疫技术之一。以酶免疫技术为基础，联合生物素 - 亲和素放大系统形成化学发光免疫分析技术，其检测灵敏度和自动化程度均可得到明显提高，从而使酶免疫技术不断更新，应用范围不断拓展。酶免疫技术已与形式各异、各具特点和用途的定位、定量的标记免疫技术融合发展，在医疗卫生、食品安全、生物环境等多学科领域应用日益广泛，在性病艾滋病实验室中也是最常用的血清学检测技术之一。

二、检测原理

酶免疫技术是将酶高效催化反应的专一性和抗原抗体反应的特异性相结合的一种免疫标记检测技术。它将酶与抗体或抗原结合成酶标结合物（酶标记抗原或抗体），酶标结合物在保留抗原（抗体）免疫学活性的同时，又保留了酶对底物的催化活性。在酶标结合物与相应抗体（抗原）结合后，加入酶的相应底物，通过酶催化底物产生显色反应，对待测物进行定位、定性及定量检测。

三、技术特点

在三大经典标记免疫技术中，酶免疫技术具有检测灵敏度、特异性高，准确性好，操作简便，酶标试剂保存时间长，对环境污染小等优点，更重要的是酶免疫技术可与其他生物学技术融合发展，在不断改善基础技术的同时，又能衍生出各具特色的新技术。

（一）酶和相应底物

1. 酶的要求　酶免疫技术的关键在于检测酶催化底物的反应，对免疫反应的结果进行放大，大幅提高检测方法的灵敏度。因此，用于标记的酶应符合以下要求：

（1）酶纯度高，活性强，具有高效的催化活性；

（2）易标记在抗原（抗体）上，且标记后酶的活性稳定，抗原抗体反应不受影响；

（3）催化作用专一，酶活性不受样品基质及其他成分的影响，且待测样本中不存在与标记酶相同的内源性酶及其抑制剂。在均相酶免疫测定技术中，用于标记的酶还需具有酶标物与相应抗原（抗体）结合后酶活性被抑制或增强的特点；

（4）催化反应的产物易于检测，方法简易，灵敏度、精确度高；

（5）酶及其底物均对人体和环境无害，且制备简易，成本低，易于保存。

2. 常用的酶与相应底物　目前实验室检测常用的酶有三种：辣根过氧化物酶（horseradish peroxidase，HRP）、碱性磷酸酶（alkaline phosphatase，ALP）和 β- 半乳糖苷酶（β-galactosidase，β-Gal）。

（1）辣根过氧化物酶（HRP）：HRP 因其易于提取制备，价格低廉，易于保存，且标记后活性稳定等特点而备受青睐，目前在酶联免疫吸附试验（enzyme linked immunosorbent assay，ELISA）中是应用最广泛的标记酶。HRP 的催化反应为：$DH_2 + H_2O_2 \rightarrow D + 2H_2O$，通常被称为底物的是供氢体 DH_2。在催化反应中，HRP 对受氢体的专一性较高，除过氧化氢外仅作用于小分子醇过氧化物和尿素过氧化物。而供氢体较多，有以下几种：

1）邻苯二胺（orthophenylenediamino，OPD）：OPD 是 HRP 最为敏感的色原底物之一，是在 ELISA 中应用最早的底物。OPD 在 HRP 作用下呈橙黄色，加入硫酸（盐酸）终止反应后呈棕黄色，最大吸收峰在 492nm 处。但 OPD 有其明显缺陷：溶液稳定性差，配制后需在 1h 内使用；易变色，显色反应需避光进行；本身具有潜在致癌性。商品化 OPD 常为片剂或粉剂，检测时溶于相应缓冲液中。

2）四甲基联苯胺（3,3,5,5-tetramethylbenzidine，TMB）：TMB 目前是 ELISA 中最常用的底物。在 HRP 作用下呈蓝色，硫酸终止反应后呈黄色，最大吸收峰在 450nm 处。TMB 优于 OPD 的方面在于其稳定性好、显色反应无需避光、无致癌性，但其水溶性较差。因此商品化的 ELISA 试剂盒中常有配制好的 A 液与 B 液，分别是过氧化氢和 TMB 溶液。在使用 ELISA 试剂盒时，如果底物出现颜色，或两种溶液单独混合即显色，表明溶液变质或污染。

3）其他底物：O-dianisidene（ODA），5- 氨基水杨酸（5-aminosalicyclicacid，5-ASA）和 2，2'- 氨基 - 二（3- 乙基 - 苯并噻唑啉磺酸 -6）铵盐［2,2'-amino-di（3-ethylben-zothiazoline sulphonic acid-6）ammonium salt，ABTS］等。

（2）碱性磷酸酶（ALP）：ALP 在酶免疫分析中的应用仅次于 HRP 系统。这种酶可提取自大肠杆菌或小牛的肠黏膜，但菌源性和肠黏膜来源的 ALP 分子量和最适 pH 均不同，且肠黏膜来源的 ALP 活性更高。但 ALP 的活性受磷酸盐抑制，因此常用于温育和洗涤的磷酸盐缓冲液（PBS）不得用于 ALP 系统的检测试剂盒。在酶免疫分析中，ALP 系统虽然灵敏度高，但因制备工艺受限，难以获得高纯度 ALP 制剂，因此稳定性较差，在标记抗原（抗体）时酶标物的得率较低。ALP 常用的底物为对 - 硝基苯磷酸酯（p-nitrophenyl phosphate，p-NPP），在 ALP 作用下呈黄色，最大吸收峰在 405nm，使用氢氧化钠作用终止液，可使 ALP 失活且吸光度增强。

（3）β- 半乳糖苷酶（β-Gal）：β-Gal 在酶免疫分析中应用明显少于前两者，但均相酶免疫技术中应用普遍。该酶来源于大肠埃希菌，因在人类血液标本中缺乏，故在检测时不受内源性酶的干扰。β-Gal 的常用底物为 4- 甲基伞形酮 -β-D 半乳糖苷（4-methylumbellifery-β-D-galactoside，4MUG），在 β-Gal 作用下可产生高强度荧光物质，其灵敏度较 HRP 系统大幅提高，但对检测体系要求高，需使用荧光检测仪。

（4）其他的酶：有葡萄糖氧化酶和脲酶等。其中脲酶的特点是通过酶的催化反应使溶液 pH 发生改变，从而使指示剂变色，且人体内没有内源性酶。

（二）酶标记技术

酶免疫技术的核心组成部分是酶标记物，即通过化学反应将酶与抗原（抗体）结合形成复合物，也称为酶标抗原（抗体）。由于在商品化试剂盒中，酶标记物最易受外界环境影响，因此酶标记物的稳定性直接决定了试剂盒的有效期，而酶标记物的质量直接反应了酶免疫技术的效果。

1. **标记方法**　将酶与抗原或抗体结合的标记方法各具特色，应按照酶种类的不同而选择合适的方法，符合要求的标记方法需满足：简便易行，酶标记物得率高；标记反应不影响酶和抗原（抗体）本身的活性；标记后的产物稳定。常用的方法有以下两种：

（1）交联法：该方法是在酶与抗原（抗体）之间，利用某种双功能交联剂，连接两头蛋白质分子形成酶标记物。常用的戊二醛交联法为：将过量的戊二醛与酶反应，让戊二醛的醛基结合上酶的氨基，在去除未与酶结合的戊二醛后，加入抗原（抗体）使其氨基与戊二醛的另一个醛基结合，最终形成酶 - 戊二醛 - 抗原（抗体）复合物，也即酶标记物。

（2）直接法：该法使酶蛋白活化后直接与抗原（抗体）结合，标记产率相对高于交联法。目前在 HRP 系统的标记方法中，最常用的为改良过碘酸钠法。该法首先将酶的游离氨基进行封闭，再用过碘酸钠将酶的多糖羟基氧化为醛基，使醛基与抗原（抗体）的氨基相结合，再加入硼氢化钠还原后，即可得到稳定的酶标记物。

2. 纯化方法 上述方法制备的结合物一般混有未结合的酶和抗原（抗体）。理论上混有的游离酶不影响 ELISA 中最后的酶活性测定，因为非特异性吸附的游离酶已经通过洗涤除去，但游离的抗原（抗体）会与酶标记物竞争性结合待测物，从而影响检测结果。因此对制备的结合物进行纯化是必要的。纯化的方法较多，分离大分子混合物的方法均可应用。常用的纯化方法有葡聚糖凝胶柱层析法和 50% 饱和硫酸铵盐析法，盐析法操作简单，但纯化效果不如凝胶层析。

3. 鉴定方法 制得的酶标记物必须对其质量和标记率进行鉴定。质量鉴定包括酶活性和抗原（抗体）免疫活性的鉴定。使用双向扩散法鉴定时，如抗原（抗体）免疫活性存在则会出现沉淀线，在沉淀线处反复漂洗除去游离的酶标记物后，加入酶的底物，如果出现显色反应则表明酶活性存在。标记率鉴定常用紫外分光光度法检测酶标记物中酶和抗原（抗体）蛋白的含量，依据公式算得标记率。

（三）固相载体

除均相免疫测定外，非均相免疫测定最终都要将游离与结合的酶标记物进行分离，然后进行酶活性的测定。固相抗原或抗体就是将抗原或抗体包被于固相载体表面，这种方法最常用于非均相酶免疫测定中快速分离游离与结合的酶标记物。因此，对固相载体的选择是非均相酶免疫测定的关键。

1. 固相载体的要求　游离抗原或抗体固相化的基础是固相载体，因此，理想的固相载体须符合以下特点：对抗原或抗体的免疫活性无影响，且固相载体的活性基团朝向反应溶液；与抗原或抗体有较高、稳定的结合容量；固相化后可长期保存且不易洗脱。

2. 固相载体的种类

（1）塑料制品：用聚苯乙烯制成的微量反应板、小试管和小珠是非均相酶免疫测定中最常用的固相载体，其将抗体或蛋白类抗原通过共价键或物理吸附机制结合到载体表面，方法简便、成本低廉且易于自动化。但其主要缺点是抗原（抗体）结合容量不高，测定反应过程中固相抗原（抗体）脱吸附率较高，且不均一，从而对检测的灵敏度、精确性造成影响。目前常采用预处理使塑料制品带有不同结合蛋白质的功能基团（如肼基和烷胺基），抗原或抗体通过化学偶联方法与其结合，可明显改进这些不足。聚苯乙烯本身具有吸附蛋白质的作用，抗体或蛋白类抗原吸附在其上后免疫活性不受影响。最常用的载体是微量反应板，在 ELISA 试剂盒中也称为 ELISA 板，以 8×12 的 96 孔板为通用标准板型。对少量标本的检测，也有条形的 8 联或 12 联孔板，可置入 96 孔的座架中。ELISA 板的特点是能同时进行大量标本的检测，并在特定比色仪（如酶标仪）上迅速判读出结果。ELISA 板的使用便于建立从加样、孵育、洗涤到比色的标准化操作流程，目前已有多种自动化 ELISA 检测仪器。

（2）微粒：这种固相载体使用聚苯乙烯高分子单体聚合成微球或颗粒，直径为微米甚至纳米级，带有能与蛋白质结合的功能基团而易与抗原（抗体）形成化学偶联，结合量大，提高了检测灵敏度。这些微粒可以均匀地分散在这个反应液中，反应速度快。磁化的微粒可以借由磁板简单快速地完成分离操作，在自动化荧光酶免疫测定、化学发光酶免疫测定中应用普遍，可以理解为将传统的固相载体"液相"化，在酶免疫技术由手工法向自动化检测转换中起到了关键作用。

（3）膜载体：常用硝酸纤维素膜（nitrocellulose，NC）、玻璃纤维素膜及尼龙膜等微孔滤膜。它们通过非共价键吸附抗原（抗体），吸附能力较强，如 NC 对大多数抗原（抗体）的吸附率近 100%，广泛应用于定性或半定量斑点 ELISA 的固相载体。

（4）玻璃载体：其原理类似于塑料制品，主要用于含特异蛋白的细胞、组织的原位形态学检验。

（四）免疫吸附方法

1. 包被 将抗原（抗体）结合在固相载体上的过程称为包被。目前普遍使用的 ELISA 板多采用吸附方式包被抗原（抗体）。多采用偏碱性（pH 9.6）的碳酸盐溶液作为稀释液，4℃过夜或 37℃下 2～6h 完成包被反应。通过一些方法对抗体进行预处理，可以使抗体部分结构发生变性而增加疏水性，提高固相载体对抗体的吸附。包被后的固相载体可在 4℃下保留免疫活性半年以上。包被时如果蛋白过多会在载体表面形成多层聚集，洗涤时易脱落，影响免疫复合物的稳定性和均一性，因此用于包被的抗原（抗体）的浓度需要预实验筛选确定。

2. 封闭 包被时如果蛋白过低，载体表面留有空白的结合位点，则检测时样本中的蛋白或酶标记物也会吸附于载体表面，这些非特异性结合导致显色反应本底偏高。因此，常用 1%～5% 牛血清白蛋白或 5%～20% 小牛血清再包被一次，减少此干扰，该过程称为封闭。

四、方法分类

随着标记免疫技术的飞速发展，应用不同的标记物，根据不同原理、不同技术建立的检测方法层出不穷，但这些不同的方法都归属在酶免疫技术的两大类型之中，即酶免疫分析（EIA）和酶免疫组织化学技术（enzyme immunohistochemistry technique）。前者用于液体标本中抗原或抗体的定性或定量检测，后者则用于组织切片或其他标本中抗原的定位。

EIA 是用酶标记抗原（抗体）作为标记物，用于检测液体样品中可溶性抗原（抗体）含量的微量分析技术。EIA 反应系统中，酶标抗体（抗原）经反应后，可与相应抗原（抗体）形成免疫复合物，通过测定酶促显色反应的程度，间接测得待测抗原（抗体）的含量。根据抗原抗体反应体系是否改变，也即是否需将结合或游离的酶标物分离，EIA 可分为均相

（homogeneous）和异相（heterogeneous）两大类。

酶免疫组化技术与荧光抗体技术类似，酶标抗体与组织切片上的抗原结合，然后通过酶促反应形成有色沉淀物，可在普通光学显微镜下观察。有时酶促反应的产物可出现电子密度的改变，可在电子显微镜下观察，称酶免疫电镜技术。

综上，酶免疫技术的分类见图 9-1。

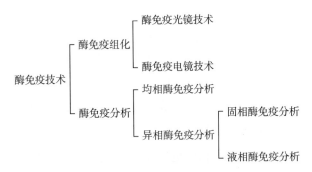

图 9-1　酶免疫技术的分类

（一）均相酶免疫分析

均相酶免疫分析是利用酶标记物与相应抗原（抗体）结合后，标记酶的活性发生改变，不需将结合与游离的酶标记物分离，即可通过测定标记酶活性的改变，从而测得抗原或抗体的含量。这种技术主要用于小分子激素、药物等半抗原的测定，适合自动化测定，但反应中被抑制的酶活性低，需用高灵敏的光度计测定，对反应温度等要求相对严格，应用相对局限。最早应用于临床检测的是酶增强免疫测定技术，目前克隆酶供体免疫分析技术也比较成熟。

1. **酶增强免疫测定技术**　其原理是酶标记抗原与相应抗体结合后，与酶密切接触的抗体在空间上阻碍了酶的活性与底物的结合，酶的活性受到抑制。加入待测抗原后，待测抗原与酶标抗原竞争性与抗体结合，酶标抗原与抗体结合后酶活性下降，而待测抗原增加使得游离的具有活性的酶增多，因而待测抗原的浓度与酶活性呈正相关，通过测定酶促显色反应可测得抗原含量。

2. 克隆酶供体免疫分析 其原理是克隆合成某种功能性酶分子的两个无酶活性片段：酶受体（enzyme acceptor，EA）和酶供体（enzyme donor，ED）。单独的酶受体和供体均无酶活性，而在一定条件下结合后拥有完整的酶活性。用酶供体标记抗原（ED-Ag），标本中待测的抗原和 ED-Ag 与特异性抗体竞争性结合，结合的 ED-Ag 因空间位阻干扰无法结合酶受体，而游离的 ED-Ag 可与 EA 结合成有活性的全酶，加入底物测定酶活性，酶活性的大小与待测抗原含量呈正相关。

（二）异相酶免疫分析

异相酶免疫分析基本原理是抗原抗体反应平衡后，需采用适当的方法分离游离和结合的酶标记物，然后对底物的显色反应程度进行测定，再推算出待测抗原（抗体）的含量。根据测定方法是否使用固相支持物，又分为液相和固相酶免疫分析两类。

1. 固相酶免疫分析 固相酶免疫分析是利用固相支持物作为载体，预先吸附抗原（抗体），在载体表面进行免疫反应并形成抗原抗体复合物，洗涤弃去反应液中无关成分并加入底物，通过测定固相载体上的酶标记物催化底物生成的有色产物，确定待测抗原（抗体）的含量。目前应用最广泛的是聚苯乙烯等材料作为固相载体的 ELISA。

2. 液相酶免疫分析 液相酶免疫分析主要用于检测样品中极微量的短肽激素和某些药物等小分子半抗原，其灵敏度与放射免疫测定相近，可达 ng 至 pg 水平。但因酶标记物具有更好的稳定性，且无放射性污染，近年呈逐步取代放射免疫测定的趋势。根据样品抗原加样顺序及温育反应时相不同而又分为平衡法和非平衡法两种。前者将待测抗原（或标准品）、酶标记抗原及特异性抗体相继加入反应体系，进行一次温育，待反应达平衡后，再加分离剂，经离心沉淀后，吸弃上清（含未与抗体结合的游离酶标记抗原），测定沉淀物（酶标记抗原抗体结合物）中酶活性，根据显色反应的溶液吸光度（OD）值绘制标准曲线，测得待测抗原的含量。而非平衡法是先将待测抗原与抗体混合反应达平衡，再加入酶标记抗原继续温育一段时间，最后进行分离、测定步骤。通常，非平衡法分析测定的灵敏度高于平衡法。

五、常用酶免疫技术

（一）酶联免疫吸附试验

1. 基本原理 酶联免疫吸附试验即 ELISA，是将酶催化的放大的作用与特异性抗原抗体反应结合起来的一种微量分析技术，是实验室最常用的酶免疫技术。具有准确性高、检测时间短、价格低廉、判断结果有客观标准、结果便于记录和保存等优点，适合大批标本的检测，在食品安全、医疗卫生及免疫分析试验等领域应用广泛。

2. 方法类型 ELISA 既可检测抗原又可检测抗体，包括三个必要的试剂：固相化的抗原（抗体）；酶标记抗原（抗体）；底物。检测抗原时，蛋白大分子抗原多采用双抗体夹心法，而只有单个抗原簇的小分子则用竞争法。检测抗体时，常采用间接法、双抗原夹心法、竞争法及捕获法等。

（1）抗原检测方法

1）双抗体夹心法：双抗体夹心法是检测抗原最常用的方法，抗原需含有至少两个抗原决定簇的多价抗原。其原理是先将特异性抗体包被于固相载体，再加入待测标本并温育，形成固相抗体 - 抗原复合物后，通过洗涤去除游离成分。然后加入酶标抗体并温育，形成固相抗体 - 抗原 - 酶标抗体复合物，洗涤除去游离酶标抗体。最后加入底物，发生显色反应，根据产物的显色程度进行抗原的定性及定量检测（图 9-2）。临床上常用于乙型肝炎表面抗原（HBsAg）、甲胎蛋白、人绒毛膜促性腺激素等检测。

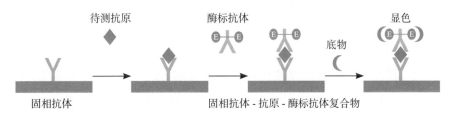

待测抗原　　　　酶标抗体　　　　　　　　　　显色

底物

固相抗体　　　　　　　固相抗体 - 抗原 - 酶标抗体复合物

图 9-2　双抗体夹心法检测抗体原理

2）双位点一步法：该法是针对抗原分子上有两个不同且空间距离较远抗原决定簇，分别制备两种单克隆抗体，用于包被和酶标记。测定时将待测抗原及酶标抗体同时加入反应体系，只进行一次温育，在洗涤后即可加入底物进行显色测定。但当待测抗原浓度过高，过量的抗原可分别与固相抗体和酶标抗体结合而抑制夹心复合物形成，产生钩状效应（hook effect），显色降低，严重时可出现假阴性结果，此时需将标本稀释后重新测定。

3）竞争法：主要用于测定只有一个抗原决定簇的小分子抗原或半抗原，如药物、激素等。该法先用特异性抗体包被固相载体，再同时加入待测抗原和酶标抗原，二者竞争性结合固相抗体，温育洗涤后加入底物显色（图9-3）。其特点是：酶标抗原与样品或标准品中的抗原具有相同与固相抗体的结合力；固相抗体和酶标抗原的量是固定的，且前者的结合位点少于酶标抗原和未标记抗原的分子数量总和；反应后，测得的酶活性与待测抗原浓度呈负相关。

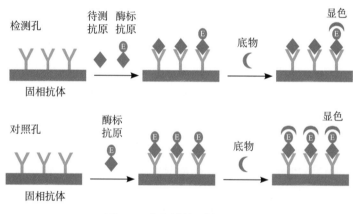

图 9-3 竞争法检测抗原原理

（2）抗体检测方法

1）间接法：间接法是抗体检测的最常用方法。其原理是将抗原包被在固相载体上，加入待测样本，形成固相抗原 - 待测抗体复合物，经温育洗涤，加入酶标抗体（称酶标二抗，是针对待测抗体的抗体，常用羊抗人IgG），再次温育洗涤，形成固相抗原 - 待测抗体 - 酶标二抗复合物，加入底物启动显色反应（图9-4）。由于酶标二抗仅针对免疫球蛋白的一种类别，且常用抗人IgG，因此酶标二抗的试剂具有一定通用性，只需更换固相抗原即可检测样本中的多种抗体。但易受到样本中高浓度的非特异性

IgG 干扰，此时需要对样本进行稀释。目前间接法常用于丙肝、梅毒、人免疫缺陷病毒抗体的检测。

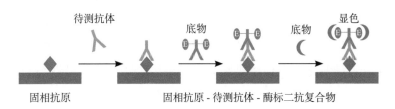

图 9-4　间接法检测抗体原理

2）双抗原夹心法：由于双抗原夹心法可检测某种特定抗体的所有类别免疫球蛋白，而且不受非特异性 IgG 感染，因此灵敏度和特异度高于间接法。其原理与双抗体夹心法类似，也可采用双位点一步法，但由于机体产生抗体的量有限，一般不会出现钩状效应。临床上乙型肝炎表面抗体（Anti-HBs）常用此法测定。

3）竞争法：当制备的抗原性质不稳定、不易得到足够的纯化抗原或含有难以除去的杂质时，可采用该法测定抗体，临床应用较多的是乙型肝炎核心抗体（Anti-HBc）和乙型肝炎 e 抗体（Anti-HBe）的检测。

① Anti-HBc 的竞争法：将核心抗原包被在固相载体上形成固相抗原，加入待测样本和酶标抗体（酶标记的 Anti-HBc），二者与固相抗原竞争性结合，温育洗涤后加入底物显色，显色强弱与待测的 Anti-HBc 呈负相关。

② Anti-HBe 的竞争法：将 Anti-HBe 包被在固相载体上形成固相抗体，加入待测样本（含 Anti-HBe）和乙型肝炎 e 抗原（HBeAg），固相抗体与待测抗体竞争性结合 HBeAg，待测抗体浓度越高，则形成的固相抗体 - 抗原复合物越少，温育洗涤后再加入酶标抗体（酶标记的 Anti-HBe），再次温育洗涤后加入底物显色，显色强弱与待测的 Anti-HBe 成负相关。这种方法避免了因 HBeAg 易向乙型肝炎核心抗原（HBcAg）转化而导致的测定误差。

4）捕获法：又称反向间接法。主要用于血清中特定抗体免疫球蛋白（immunoglobulin，Ig）类别的测定，目前最常用于病毒急性感染诊断中的

IgM 型抗体检测。其原理为，将针对 IgM 的第二抗体（如羊抗人 μ 链抗体）包被于固相载体形成固相抗体，加入待测标本后，所有的标本中的 IgM 抗体均被固相抗体捕获。再加入特异性抗原，与固相抗体捕获的特异性 IgM 结合，然后加入针对特异性抗原的酶标抗体，形成固相抗人 μ 链 -IgM- 抗原 - 酶标抗体复合物，加入底物显色，对待测标本中的抗原特异性 IgM 进行定性或定量测定。但该法需除外类风湿因子（可非特异性与 IgG 的 Fc 段结合）及其他非特异性 IgM 的干扰。前者可产生假阳性，后者因竞争性结合固相抗体可降低检测灵敏度。由于急性感染时特异性 IgM 含量较高，可对样本进行适当稀释，降低非特异性 IgM 的含量，但对特异性 IgM 的影响较小。捕获法在临床上常用于病原体急性感染的实验室诊断，如急性肺炎支原体感染检测抗肺炎支原体 -IgM 抗体；急性甲型和戊型病毒性肝炎可分别检测抗 HAV-IgM、HEV-IgM 抗体；区分乙型肝炎急性和慢性感染时可检测抗 HBc-IgM 抗体。

3. 常见问题及原因 ELISA 以操作简单、灵敏度较高、特异性较好、经济、安全等特点在临床上广泛应用，尤其适用于基层筛查实验室乙肝、丙肝和 HIV 抗体的检测。但其操作步骤较多，尤其人工操作时诸多难控因素导致的各个环节产生的问题都可对检测结果产生影响。

（1）阴性对照出现阳性结果

1）试剂或样品污染，或者由于溅洒出现交叉污染：应更换试剂，小心操作，避免溅洒。

2）洗板不彻底：洗液应充满板孔，确保每个孔均被充分洗涤，洗板应排净剩余的反应液体。

3）抗体量过多导致非特异性结合：应根据试剂盒说明书推荐量、文献报道使用量或预实验摸索的合适剂量使用抗体，尽量使用较少的抗体量。

（2）酶标板整体背景高

1）抗体非特异性结合：应确保进行了适当的封闭处理，最好使用与二抗同种动物来源的血清或小牛血清，防止非特异性结合；使用亲和力强、纯度高的抗体时最好经过预吸收处理，抗体试剂盒一般会进行标注是否需预吸收处理。

2）底物浓度过高或反应时间过长：应调整底物的浓度，按试剂盒说明书或文献要求，必要时进行预实验确定适当的底物浓度。当酶标板显色足够进行比色仪读数时，立即使用终止液终止反应，若无特殊要求需按试剂盒推荐反应时间进行。

3）底物溶液污染：检查底物溶液，正常的底物溶液清亮透明，若变黄或其他颜色则表明溶液被污染。

4）孵育或显色反应未避光：某些试剂孵育过程及大部分显色反应需避光进行。

（3）吸光度数值过高或过低

1）样品中待检抗原含量太低导致检测值过低：可尝试增加样品的使用量或更换更灵敏的检测方法。

2）加入抗体量不合适：应确定使用的是建议抗体用量，或为得到更好的结果通过预实验进行优化。

3）孵育温度不适合：应保证在反应最适且稳定的温度下孵育，一般为水浴（37℃），某些试剂要求室温（25℃）或冰浴。

4）孵育时间不足导致检测结果过低：应适当延长孵育时间，确保抗原抗体充分结合。

（二）酶联免疫斑点试验

酶联免疫斑点试验（enzyme linked immunospot，ELISPOT）源自ELISA，是定量测定抗体形成细胞技术的延伸和发展，已越来越多地应用于细胞因子（或抗体）分泌细胞的定量测定。其原理为：将待测细胞因子抗体包被在固相载体上（ELISA板），加入可分泌相应细胞因子的待测细胞，在一定条件下培养（如加入刺激物），待测细胞向周围分泌细胞因子，细胞因子被固相抗体捕获，洗涤去除细胞后加入酶标抗体，再次温育洗涤后加入底物显色（图9-5）。ELISPOT选用的底物在酶促反应后形成不溶性产物，在分泌细胞因子的细胞相应位置上形成斑点（图9-6），便于观察和计数分泌细胞因子的细胞。斑点的数量与分泌的细胞数量有关，斑点的颜色深浅与分泌细胞因子的量有关。斑点的计数可在显微镜下或采用酶联斑点分析仪自动化分析。

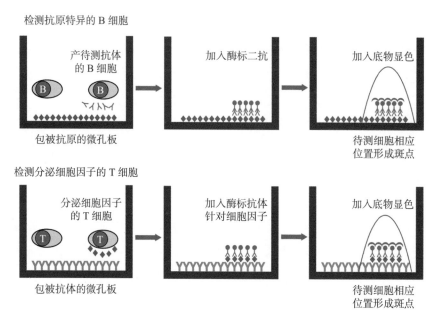

图 9-5　ELISPOT 检测原理

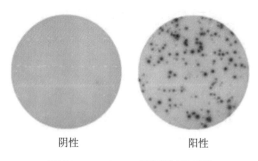

图 9-6　ELISPOT 检测结果示例

　　ELISPOT 优于传统抗体、细胞因子或其他可溶性分子分泌细胞的检测方法，能从 20 万 ~ 30 万个细胞中检测出 1 个分泌相应分子的细胞，如引入生物素 - 亲和素系统，敏感性可大大提高。目前 ELISPOT 主要用于测定产生特异性抗体的相应 B 淋巴细胞，分泌细胞因子相应细胞的测定。在细胞因子检测方面应用较多的是 γ- 干扰素的测定，白细胞介素 -7 和白细胞

介素 -15 具有刺激 γ- 干扰素分泌的能力，能增加检测 γ- 干扰素的敏感性，可作为刺激物用于此类细胞因子的检测。此外，辅助 T 细胞 -1 和辅助 T 细胞 -2 可分泌不同的细胞因子，也可用此法通过检测细胞因子的种类，从而判断 TH1/TH2 状态。

六、方法学评价

方法以手工操作为主，受人员、环境等影响因素较多，亦可应用于自动化酶免仪。总体批间变异相对较大，多用于定性检测，但也有用于定量检测，测定线性范围较窄。

七、临床应用

酶免疫分析技术具有高度的敏感性和特异性，几乎所有的可溶性抗原抗体系统均可用以检测。它的检测限可达 ng 甚至 pg 水平。由于酶免疫分析技术步骤复杂，试剂制备困难，只有用符合要求的试剂和标准化操作，才能得到可靠的检测结果。因此，酶免疫分析技术在医学检验中的普及归功于标准化商品试剂盒和自动化检测仪器的问世。

商品化 ELISA 试剂盒中应包含包被好的固相载体、酶标记物、底物、洗涤液和终止液等。理想的试剂盒会将试剂配置成应用液，并且加入色素使各试剂呈不同颜色，这类有色试剂可有效减少人为操作失误。ELISA 中的洗涤步骤相对烦琐，而使用自动化洗板仪不仅节省人力和时间，而且利于操作的标准化，在中小型实验室中相当普及。但应对洗板仪进行定期维护，确认各孔的洗涤效果相同且彻底，防止洗涤过程管路堵塞等问题对检测结果的影响。

自动化 ELISA 分析仪也日趋普及，类似于全自动生化分析仪，有开放系统和封闭系统两类，前者适用于所有 96 孔板的 ELISA 测定，而后者只能搭配特定试剂使用。其中分析仪的加样针（机械臂）的数量，会大大影响检测时效。分析仪试剂针与样本针分开的设计，检测速度往往优于试剂和样本合用一根针的设计。

均相酶免疫分析技术主要用于药物及小分子物质的测定；而在异相酶

免疫分析技术中，ELISA 应用最广泛，可以检测以下各类物质：

（一）病原体及其抗体

1. **病毒** 肝炎病毒、风疹病毒、麻疹病毒、疱疹病毒、流感病毒、轮状病毒、巨细胞病毒、EB 病毒和细小病毒等；

2. **细菌** 链球菌、嗜肺军团菌、结核分枝杆菌、幽门螺杆菌、布鲁杆菌等；

3. **支原体和衣原体** 肺炎支原体、解脲脲原体、肺炎衣原体和沙眼衣原体等；

4. **寄生虫** 弓形虫、阿米巴、疟原虫等。

（二）蛋白质

免疫球蛋白、补体组分、肿瘤标志物（甲胎蛋白、癌胚抗原、糖类抗原等）、血浆蛋白、同工酶（如肌酸激酶同工酶 MB 等）、激素（如促甲状腺激素、卵泡刺激素、人绒毛膜促性腺激素等）。

（三）非肽类激素

甲状腺素、雌激素、抗缪勒管激素、肾上腺皮质激素等。

（四）药物和毒品

地高辛、苯巴比妥、吗啡等。

参考文献

[1] 王兰兰. 临床免疫学检验［M］. 北京：人民卫生出版社，2017.

[2] 丛玉隆，尹一兵，陈瑜. 检验医学高级教程［M］. 北京：人民军医出版社，2010.

[3] 王兰兰，许化溪. 临床免疫学检验［M］. 5 版. 北京：人民卫生出版社，2012.

[4] 吕世静. 临床免疫学检验［M］. 2 版. 北京：中国医药科技出版社，2010.

[5] 丛玉隆. 实用检验医学［M］. 2 版. 北京：人民卫生出版社，2013.

[6] 李金明. 临床酶免疫测定技术［M］. 北京：人民军医出版社，2005.

（姜菲菲）

第十章

发光免疫检测技术

发光免疫分析技术是将发光分析和免疫反应相结合而建立的一种新的检测微量抗原或抗体的标记免疫分析技术。该方法可兼有发光分析的高敏感性和抗原抗体反应的高特异性，具有无放射性危害、可定量、检测范围宽、方法稳定快速、操作简单自动化程度高等优势。

一、历史沿革

化学发光（chemiluminescence，CL）即在化学反应过程中瞬间以释放光子的形式放出能量，这一现象早在 19 世纪 80 年代就得到证实，但未受到人们的关注。直到 Yallow 和 Berson 在 20 世纪 60 年代初，创建了放射免疫分析技术（radioimmunoassay，RIA），因其高灵敏度和高特异性而受到普遍应用。而化学发光免疫分析（chemiluminescence immunoassay，CLIA）是在 RIA 的基本理论基础上建立起来的一种非放射标记免疫分析法，其标记发光剂为示踪物信号。早期的 CLIA 具有和 RIA 相似的高特异性，但灵敏度不如 RIA。自从 1978 年 Halman 成功地建立了 CLIA 以来，经过许多学者近 20 年的实验研究，加速了 CLIA 的逐步完善。目前 CLIA 已广泛应用到了基础医学和临床医学的各个领域，成为目前最先进的标记免疫测定技术。

从早期提出直至成为现代商品化的试剂和仪器，CLIA 大体可划分为 4 代。第 1 代：20 世纪 70 年代，化学发光和生物发光作为示踪信号建立非放射性标记分析方法，采用鲁米诺衍生物 ABEI 标记抗原或者抗体，未能达到临床应用水平；第 2 代：1985 年，针对第 1 代 CLIA 存在的灵敏度尚不够高及闪光信号难以控制测量等因素，提出了以辣根过氧化物酶（horseradish peroxidase，HRP）标记抗原或者抗体，未能广泛应用于临床；第 3 代：20

世纪 80 年代，发现吖啶酯衍生物是理想的直接标记抗体或抗原的发光剂，并实现了 CLIA 的完全自动化，随后研制出以碱性磷酸酶为标记物的试剂盒，HRP 催化发光持续时间方面也得到进一步研究；第 4 代：20 世纪 90 年代电化学发光免疫分析（ECLIA）问世，是一种与上述发光原理完全不同的新型 CLIA，是 CLIA 优点较为集中的完美分析技术。

二、检测原理

发光是指分子或原子中的电子吸收能量后，由基态跃迁至激发态，然后再回到基态并释放光子的过程。化学发光是指某些物质在发生化学反应时，吸收了反应过程中产生的化学能，使反应的产物分子或反应的中间态分子中的电子跃迁到激发态，而当电子从激发态回复到基态时，以发射光子的形式释放出能量的现象。

化学发光免疫分析法（CLIA）是把免疫反应与发光反应结合起来的一种定量分析技术，既具有发光检测的高灵敏性，又具有免疫分析法的高特异性。CLIA 主要有两个部分，即免疫反应系统和化学发光系统。免疫反应系统与其他免疫测定系统（如放射免疫测定）中的抗原抗体反应系统相同；化学发光系统则是利用某些发光化合物如鲁米诺（luminol）、异鲁米诺（isolu-minol）、金刚烷（AMPPD）及吖啶酯（AE）等经过氧化剂氧化或催化剂催化后，使其成为激发态产物，当其回到基态时就会将剩余能量转变为光子，随后利用发光信号测量仪器测量光量子的产额。该方法的反应检测过程为将发光物质直接标记于抗原（即化学发光免疫分析）或抗体（即免疫化学发光分析）上，经氧化剂或催化剂的激发后，即可快速稳定的发光，其产生的光量子的强度与所测抗原的浓度可成比例，也可将氧化剂（如碱性磷酸酶等）或催化剂标记于抗原或抗体上，当抗原抗体反应结束后分离去多余的标记物，再与发光底物进行反应，其产生的光量子的强度也与待测抗原的浓度成比例；然后利用测量发光信号的仪器，分析接收光量子的产量，最后通过计算机系统转换成被测物质的浓度单位。发光免疫分析的灵敏度高于包括 RIA 在内的传统检测方法，其检测范围宽，同时测试时间短，仅需 30 ~ 60min 即可。

三、技术特点

（一）化学发光免疫分析中常用的标记物质及类型

1. 直接参与反应的标记物　直接参与反应的标记物在化学结构上有产生发光的特殊基团，在发光免疫分析过程中可直接参与发光反应，常用的有吖啶酯类化合物。吖啶酯是有效的发光标记物，其通过起动发光试剂的作用而发光，强烈的直接发光可在 1s 内完成，为快速地闪烁发光。吖啶酯用于免疫分析的标记物，其化学反应简单、快速、无需催化剂；采用竞争法检测小分子抗原，采用夹心法检测大分子抗原，非特异性结合少，本底低；与大分子的结合不会减少其所产生的光量，从而增加了灵敏度。

2. 酶促反应标记物　酶促反应标记物作为发光反应的催化剂或作为一种能量传递过程中的受体，其本身又直接参与发光反应。从标记免疫分析的角度，酶催化化学发光免疫分析应属于酶免疫分析，其操作步骤与酶免疫分析完全相同，只是反应的底物是发光剂。检测过程为以酶标记生物活性物质（如酶标记的抗原或抗体）进行免疫反应，免疫反应复合物上的酶再作用于发光底物，在信号试剂作用下发光，利用发光信号测量仪进行发光量的测定。目前常用的标记酶为辣根过氧化物酶（HRP）和碱性磷酸酶（ALP），它们也有各自的发光底物。

（1）辣根过氧化物酶：常用的底物为鲁米诺或其衍生物如异鲁米诺。在过氧化物酶及活性氧（过氧化阴离子、单线态氧、羟自由基、过氧化氢）的存在下，鲁米诺在碱性缓冲液中进行氧化反应，生成激发态中间体，当其回到基态时发光，波长为 425nm。

（2）碱性磷酸酶：其所用底物为环 1，2- 二氧乙烷衍生物（AMPPD）。碱性磷酸酶用于化学发光酶免疫分析底物而设计的分子结构中包含起稳定作用的基团——金刚烷基，其分子中发光基团为芳香基团和酶作用的基团，在酶及起动发光试剂的作用下引起化学发光。

3. 非酶标记物　非酶类标记物作为化学反应的催化剂或能量传递过程中的中间体（或受体），不直接参与化学反应。在这类反应中参与能量传递反应的标记物含量与免疫反应中抗原抗体复合物形成的量呈正相关，并直接与反应底物产生的光子强度相关。该体系中的发光物质在激发态与基态的活动越强，产生的光子就越多，其发射光的强度与被检测物的浓度呈正相关。

最常用的有三联吡啶钌标记物，该系统由三丙胺（TPA）和三联吡啶钌 N 基羟基琥珀酰胺酯（NHS）组成，其中，吡啶钌标记抗体，TPA 参与氧化还原反应。因其发生氧化还原反应产生光子的过程需在电极表面进行，所以该系统专门用于电化学发光免疫分析。发光底物为三联吡啶钌，用另一反应物三丙胺来激发光反应，在阳极表面，这两种物质可同时失去电子，发生氧化反应。反应过程为在电极板上二价的三联吡啶钌迅速被氧化成三价的三联吡啶钌，与此同时三丙胺也在电极板上被氧化成三丙胺阳离子自由基，三丙胺阳离子自由基自发地释放一个质子而变成三丙胺非稳定分子，将一个电子递给三价的三联吡啶钌，形成激发态的二价三联吡啶钌；激发态的二价三联吡啶钌在衰减的同时发射一个波长为 620nm 的光子，重新回到基态的二价三联吡啶钌。上述过程在电极表面反复进行，从而产生高效、稳定的连续发光，并不断增强。

（二）化学发光免疫分析中标记技术

1. 碳二亚胺（EDC）缩合法　水溶性碳二亚胺可用于制备大分子 - 大分子或大分子 - 半抗原衍生物的交联剂。蛋白质分子中的游离羧基与发光剂分子中的氨基经碳二亚胺缩合反应形成稳定的酰胺键。此反应应用范围广，结构中有羧基或氨基的标志物均可使用此法进行标记，反应较温和。

2. 过碘酸钠氧化法　先利用过碘酸钠（NaIO$_4$）氧化糖蛋白中的羟基使之成为活泼的醛基，再通过醛基与发光剂中的氨基反应形成 Schiff 碱；后者经硼氢化钠（NaBH$_4$）还原—N=C—键后成为稳定的标记结合物。此发光剂标记的糖蛋白稳定性好，标记物不易脱落。此法可用于标记含有芳香伯胺和脂肪伯胺的发光剂。

3. 重氮盐偶联剂　芳香胺能与 NaNO$_2$ 和 HCl 反应生成重氮盐，该重氮盐能直接与蛋白质酪氨酸残基上的邻位酚羟基反应，形成偶氮化合物。蛋白质分子能偶合重氮盐的位置还有组氨酸残基的咪唑环以及色氨酸残基的吲哚环。该法的优点是简易、成本低、重复性好。

4. N- 羟基琥珀酸亚胺活化法　蛋白质分子中羧基通过 N- 羟基琥珀酰亚胺活化，再与发光剂的氨基偶联形成酰胺键的发光标记物。

（三）影响标记的因素

1. 发光剂及标记方法的选择 合适的标记方法需根据发光剂的结构与性质和被标记物的结构来选择。

2. 被标记蛋白质的性质 抗原作为被标记物时，应具有较高的纯度和免疫学稳定性；抗体作为被标记物时，要求具有较高的效价。为了减少血清中所含氧化酶类的影响，同时排除其他物质对发光免疫测定的干扰，可用提纯的 IgG 来代替全血清。

3. 原料比 抗体：发光剂：交联剂的克分子比会影响制备发光剂-抗体结合物时结合物的发光效率。当确定一种交联剂后，必须仔细地选择它们之间的克分子比，求出最佳比例。

4. 标记率 标记率是指结合物中的抗体与发光剂之间的克分子比。每一种发光剂对应于被标记物都有特定的最佳标记率，因此标记物选择不好，会造成标记率低、不易保存等现象。

5. 温度 对于较稳定的小分子被标记物，温度对其影响较小；但当被标记物是抗原或抗体蛋白质时，由于蛋白质对热的不稳定性，温度对其有一定影响，为避免蛋白质在标记过程中活性丧失，应尽量选择较低的温度。

6. 纯化与保存 多数经偶联反应制备的结合物，使用前都需进行及时的纯化，方法主要有透析法、凝胶过滤法和盐析沉淀法等。对新制备或经长时间保存的结合物，在使用前均需进行蛋白质的含量、免疫学活性及发光效率等指标的测定，以保证实验结果的准确、可靠。结合物一般可分装保存在 -70℃条件下，最好冰冻干燥保存，这样可保存数年之久而不丧失活性。

四、方法分类

化学发光免疫分析根据发光标记物及反应原理的不同，可分为直接化学发光免疫分析、化学发光酶免疫分析、电化学发光免疫分析和鲁米诺氧途径免疫分析。

（一）直接化学发光免疫分析

直接化学发光免疫分析是用化学发光剂（如吖啶酯）直接标记抗体（抗原），与待测标本中相应的抗原（抗体）发生免疫反应后，形成固相包

被抗体 - 待测抗原 - 吖啶酯标记抗体复合物，这时只需加入氧化剂（H_2O_2）和 pH 纠正液（NaOH）成为碱性环境，不需要催化剂，化学发光剂即可分解、发光。发光信号由集光器和光电倍增管接收，记录单位时间内所产生的光子能，这部分光的积分与待测抗原的量成正比，可从标准曲线上计算出待测抗原的含量。

直接化学发光的特点：①氧化反应简单快速，不需要催化剂，只需要碱性环境；②反应体系发光迅速，背景噪音低，保证了检测的敏感性；③化学发光剂可直接标记抗原或抗体，结合稳定，不影响标记物的生物学活性和理化特性；④发光为瞬间发光，持续时间短，因此，对信号检测仪的灵敏度要求比较高。

（二）化学发光酶免疫分析

化学发光酶免疫分析（chemiluminescence enzyme immunoassay，CLEIA）是用参与催化某一化学发光反应的酶如辣根过氧化物酶（HRP）或碱性磷酸酶（ALP）来标记抗体（或抗原），与待测标本中相应的抗原（抗体）形成固相包被抗体 - 待测抗原 - 酶标记抗体复合物，洗涤后加入底物（发光剂），之后酶催化和分解底物发光。由光量子阅读系统接收光信号，光电倍增管将光信号转变为电信号并加以放大，再把它们传送至计算机数据处理系统，计算出测定物的浓度。

1. 辣根过氧化物酶标记的化学发光免疫分析　该分析系统采用 HRP 标记抗体（或抗原），与反应体系中的待测标本和固相载体发生免疫反应后，形成固相包被抗体 - 待测抗原 - 酶标记抗体复合物，这时加入鲁米诺发光剂、H_2O_2 和化学发光增强剂使产生化学发光。

2. 碱性磷酸酶标记的化学发光免疫分析　该分析系统以碱性磷酸酶（ALP）标记抗体（或抗原），与反应体系中的待测标本和固相载体发生免疫反应后，形成固相包被抗体 - 待测抗原 - 酶标记抗体复合物，这时加入 AMPPD 发光剂，碱性磷酸酶使 AMPPD 脱去磷酸根基团而发光。

化学发光酶免疫分析特点：①化学发光酶免疫分析属酶免疫测定范畴，测定过程与 ELISA 相似，仅最后一步酶反应的底物改为发光剂和测定的仪器为光信号检测仪；②酶标记抗原或抗体结合稳定；③酶催化鲁米诺、AMPPD 等发光剂发出的光稳定，持续时间长，便于记录和测定。

（三）电化学发光免疫分析

电化学发光免疫分析（electrochemiluminescence immunoassay, ECLIA）是以电化学发光剂三联吡啶钌标记抗体（抗原），以三丙胺（TPA）为电子供体，在电场中因电子转移而发生的特异性化学发光反应，它包括电化学和化学发光两个过程。在反应体系内，磁性微粒为固相载体包被抗体，标记抗体的标志物为三联吡啶钌，待测标本与其发生免疫反应后，形成磁性微粒包被抗体 - 待测抗原 - 三联吡啶钌标记抗体复合物，复合物被吸入流动室，同时注入 TPA 缓冲液。当磁性微粒流经电极表面时，被安装在电极下面的电磁铁吸引住，而缓冲液冲走未结合的标记抗体和标本。与此同时电极加压，启动电化学发光反应，使三联吡啶钌和 TPA 在电极表面进行电子转移，产生电化学发光。由安装在流动室上方的光信号检测器检测产生的光信号，光的强度与待测抗原的浓度成正比。

电化学发光免疫分析特点：①三联吡啶钌在电场中因不断得到三丙胺提供的电子，可周而复始地发光，持续时间长，信号强度高，容易对其进行测定和控制；②三联吡啶钌直接标记抗原或抗体，其结合稳定，不影响标记物的理化特性；③试剂灵敏度高，稳定性好（图 10-1）。

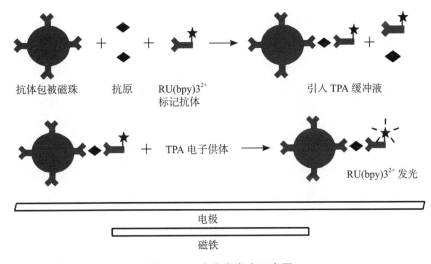

抗体包被磁珠　　抗原　　RU(bpy)3^{2+}标记抗体　　　　　　　引入 TPA 缓冲液

　+　TPA 电子供体　→　RU(bpy)3^{2+} 发光

电极

磁铁

图 10-1　电化学发光示意图

五、操作技术要点

（一）操作过程要点

操作程序的规范化是提高和保证化学发光测定准确性的前提，因此在进行操作时必须注意以下几点：①冷藏试剂使用前需预温至 20℃，并避免产生泡沫，发光反应最适温度在 25～28℃，为保证试剂测定的准确性，应严格控制实验室温度在 18～25℃；②发光反应灵敏度很高，因此应严格按照说明书要求控制每一步反应时间；③操作前仔细阅读使用说明书，不同批号的试剂不得混用；④仪器运行时，注意避光，尤其需避免阳光直射，以免干扰仪器的稳定性；⑤标准曲线的制备及使用时间应根据各制造商试剂盒的规定制订；⑥建议各实验室根据各自的实际条件建立临界值范围。

（二）影响检测结果因素

影响检测结果差异的因素较多，如试剂盒的质量、有效期、贮存条件、操作者对仪器的校准、实验室的条件等。通常标本最好用血清，同时避免溶血、脂血和黄疸血。标本量少时，由于仪器吸入不足而影响检测效果。若血清或血浆样品量少，可能会导致吸入混有血细胞成分的血清或血浆，甚至可能因吸入纤维蛋白而堵塞吸样针，从而导致检验结果的偏差。干扰物质的存在也会影响检测结果，最常见的干扰物质是患者服用了相关的药物，没有按正确的采样要求采集标本，以至于药物影响了检测结果，药物浓度检测时也应注意这方面的干扰。

不同反应模式对测定值有统计学意义，最常见的是双位点夹心法和竞争法，因前者使用两株单克隆抗体，具有高度特异性，测定值低于竞争法。即使采用完全相同的反应模式，因抗体的特异性和亲和力的不同，对测定值也有一定的影响。另外固相抗体的制备、标记物的比活性、标准品的差异都是影响测定值的因素。CLIA 本质上还是利用抗原抗体反应原理对微量物质进行检测，所以同样存在钩状效应的问题。解决钩状效应最好的办法就是对标本进行稀释后检测，结果再乘以稀释倍数。

六、方法学评价

化学发光免疫测定技术灵敏度可实现 ng 甚至 pg 级微量待检物质的定

量检测，能够捕捉到血清标志物微小的变化，弥补了 RIA、ELISA、TIFA 等其他标记免疫方法灵敏度的不足；测定的线性范围宽，可满足 $10^3 \sim 10^6$ 数量级内的绝对定量检测需要；检测自动化，排除了人为的误差，操作简便快速，无放射性污染，试剂保存时间长，经济实用，因此，可利于临床检测诊断、动态观察治疗效果和病程的转归等。

七、临床应用

目前，基于化学发光标记的免疫技术在临床检验中可用于各种激素分析、肿瘤标志物分析、传染性疾病的病原诊断、心脏疾病的特征标志物测定、过敏性疾病的检测及治疗药物监测等等。其在传染性疾病检测中的应用主要有常用感染标志物的检测、肝炎病毒的检测、HIV 的检测、梅毒螺旋体抗体的检测、TORCH 的检测等。

参考文献

[1] 王兰兰. 临床免疫学与检验［M］. 5 版. 北京：人民卫生出版社，2017.

[2] 叶应抚，王毓三，申子瑜. 全国临床检验操作规程［M］. 4 版. 南京：东南大学出版社，2006，82-87.

[3] 李振甲，应希堂，马世俊. 化学发光免疫分析技术的研究现状与展望［J］. 国际检验医学杂志，2006，27（1）：95-97.

[4] 农天雷. 常用化学发光免疫分析技术及其特点［J］. 现代医药卫生，2011，27（14）：2156-2158.

[5] 徐中玉. 发光免疫分析的质量控制［J］. 检验医学与临床，2010，7（3）：280-281.

（党燕）

第十一章

免疫胶体金技术

一、历史沿革

胶体金又被称作金溶胶,是在还原剂如白磷、抗坏血酸、枸橼酸钠、鞣酸的作用下将金盐还原成金后形成的大小均匀的金颗粒悬液,且通过静电作用形成稳定的胶体状态。免疫胶体金技术(immune colloidal gold technology)有效地将抗原抗体特异性反应和胶体金作为示踪标志物结合在一起,已成为一种新型、独特的免疫标记技术。自 1971 年 Faulk 和 Taytor 将胶体金引入免疫化学后,且随着多克隆抗体及单克隆抗体技术的成熟,免疫胶体金技术逐渐得到了完善和发展,在生物医学各领域得到了日益广泛的应用。目前在医学检验中的应用主要是免疫层析法(immunochromatography)和快速免疫金渗滤法(dot-immuogold filtration assay, DIGFA),用于检测 HBsAg、HCG 和抗双链 DNA 抗体等,具有简单、快速、准确和无污染等优点。无需昂贵的仪器,结果易于判断。

二、检测原理

胶体金是由氯金酸(HAuCl$_4$)在还原剂如白磷、抗坏血酸、枸橼酸钠、鞣酸等作用下,可聚合成一定大小的金颗粒,并由于静电作用成为一种稳定的胶体状态,形成带负电的疏水胶溶液,由于静电作用而成为稳定的胶体状态,故称胶体金。胶体金在弱碱环境下带负电荷,可与蛋白质分子的正电荷基团形成牢固的结合,由于这种结合是静电结合,所以不影响蛋白质的生物特性。

胶体金除了与蛋白质结合以外,还可以与许多其他生物大分子结合,如 SPA、PHA、ConA 等。根据胶体金的一些物理性状,如高电子密度、颗粒大小、形状及颜色反应,加上结合物的免疫和生物学特性,因而使胶体金广泛地应用于免疫学、组织学、病理学和细胞生物学等领域。

胶体金标记，是蛋白质等高分子被吸附到胶体金颗粒表面的包被过程。吸附机制可能是胶体金颗粒表面负电荷与蛋白质的正电荷基团因静电吸附而形成牢固结合。用还原法可以方便地从氯金酸制备各种不同粒径、不同颜色的胶体金颗粒。这种球形的粒子对蛋白质有很强的吸附功能，可以与葡萄球菌 A 蛋白、免疫球蛋白、毒素、糖蛋白、酶、抗生素、激素、牛血清白蛋白多肽缀合物等非共价结合，因而在基础研究和临床实验中成为非常有用的工具。免疫金标记技术（Immunogold labelling techique）主要利用了金颗粒具有高电子密度的特性，在金标蛋白结合处，在显微镜下可见黑褐色颗粒，当这些标记物在相应的配体处大量聚集时，肉眼可见红色或粉红色斑点，因而用于定性或半定量的快速免疫检测方法中。

三、技术要点

1. 胶体金的制备

（1）枸橼酸三钠还原法制备金溶胶：取 0.01% 氯金酸水溶液 100ml 加热至沸，搅动下准确加入 1% 枸橼酸三钠水溶液 0.7ml，金黄色的氯金酸水溶液在 2min 内变为紫红色，继续煮沸 15min，冷却后以蒸馏水恢复到原体积，如此制备的金溶胶其可见光区最高吸收峰在 535nm。金溶胶的光散射性与溶胶颗粒的大小密切相关，一旦颗粒大小发生变化，光散射也随之发生变异，产生肉眼可见的显著颜色变化，这就是金溶胶用于免疫沉淀或免疫凝集试验的基础。金溶胶颗粒的直径与制备时加入的枸橼酸三钠是密切相关的，保持其他条件恒定，仅改变加入的枸橼酸三钠量，可制得不同颜色的金溶胶，也就是不同粒径的金溶胶。

（2）玻璃容器的清洁：玻璃表面少量污染会干扰胶体金颗粒的生成，一切玻璃容器绝对清洁，用前经过强酸洗后硅化。专用的清洁器皿以第一次生成的胶体金稳定其表面，弃去后以双蒸水淋洗，可代替硅化处理。

（3）试剂、水质和环境：氯金酸极易吸潮，对金属有强烈腐蚀性，不能使用金属药匙，避免接触天平秤盘。金颗粒容易吸附于电极而使之堵塞，故不能用 pH 电极测定金溶液 pH。应选用缓冲容量大的缓冲系统，但应注意不应使缓冲液浓度过高而使金溶胶自凝。

2. 免疫金制备　免疫金是指胶体金与抗原或抗体等大分子物质的结合

物。制备原理为蛋白质被吸附到胶体金颗粒表面而结合的过程，吸附机制尚不清楚，一般认为胶体金表面带负电荷，与蛋白质的正电荷间靠静电力相互吸引，达到范德华引力范围内形成牢固的结合，同时胶体金颗粒的粗糙表面也是形成吸附的重要条件。因此环境 pH 和离子强度是影响吸附的主要因素，其他如胶体金颗粒的大小、蛋白质的分子量及蛋白质浓度等也会影响蛋白质的吸附。

四、方法分类

免疫胶体金技术应用于定性检测中主要有两种方法：斑点免疫金渗滤法（dot immunogold filtration assay，DIGFA）和金免疫层析试验（gold immunochromatography assay，GICA）。两种检测方法的优点为操作简单、检验迅速、抗基质干扰强、灵敏度及特异性高等，故可作为现场诊断及检验的重要方法。近年来随着免疫胶体金技术的不断发展和完善，其相应的定量及半定量方法也逐渐成熟，胶体金自身的颜色为较显著的粉红或红色，能够通过光学传感器和肉眼对检测线的色彩深浅程度进行判定，以进行定量及半定量检验。

很早之前即有学者认为硝酸纤维素膜之上显色的面积和抗体浓度有密切的联系，也因此构建了半定量检验方法。研究人员构建了一种简单的、迅速的胶体金免疫层析法，能够对牛乳中新霉素残留量进行半定量检验。同时，还有相关学者构建了一种检验尿液中微量白蛋白的 DIGFA 检验法，该检验方法联合散射免疫浊度法具有较高的符合性。

免疫胶体金技术在定量检验中的应用原理主要建立在硝酸纤维素膜上，检测线的色彩深浅程度和待检物浓度间表现为一定的比例关系。通过光学传感器扫描试剂条，并和预先备好的标准曲线进行比较，以获得定量分析的检测结果。因试剂条检测线的显色在检验中会表现出动态变化，试剂条的制造技术、待检样本及检验环境的差异均会对该变化过程及结果造成一定的影响。

1. **斑点免疫金渗滤法** 斑点金免疫渗滤法是将抗原或抗体点加在固相载体硝酸纤维素薄膜上，制成抗原或抗体包被的微孔滤膜并贴置于吸水材料上，依次在膜上滴加标本、免疫胶体金及洗涤液等试剂并与硝酸纤维素膜上的相应抗体或抗原发生反应，过量试剂很快渗入吸水材料中。抗原抗体反应后，形成大分子胶体金复合物，从而使阳性结果在膜上呈现红色斑点。液体通过微孔滤膜时，渗滤液中的抗原或抗体与膜上的抗体或抗原接触，起到亲和层析的浓缩作用，达到快速检测的目的，此法为 POCT 主要方法之一，本方法除试剂盒本身外，不需要任何仪器设备。其方法类型主要有：

（1）双抗体夹心法测抗原：用抗体结合在微孔滤膜中央，滴加待检标本，若标本中为待测抗原则与膜上抗体结合，然后滴加金标抗体，加洗涤液洗涤后，阳性者即在膜中央呈红色斑点。

（2）间接法测特异性抗体：用抗原包被在微孔膜上，滴加待测标本，滴加洗涤液洗涤后，滴加金标抗体，加洗涤液洗涤后，阳性者即在膜中央呈红色斑点。该法由于血清标本中非目的 IgG 的干扰，易导致假阳性结果，临床较少用。

此法操作简单，一般按照试剂盒操作说明书操作即可，结果观察时，在膜中央有清晰淡红色或红色斑点为阳性反应，反之为阴性反应，斑点的深浅相应地提示阳性强弱。

临床上应用有斑点金免疫渗滤法检测结核抗体、肺炎支原体 IgM 抗体、甲型肝炎病毒 IgM 抗体等。

2. 金免疫层析试验　金免疫层析试验（GICA）是用胶体金标记技术和蛋白质层析技术结合的以微孔滤膜为载体的快速固相膜免疫分析技术，基于层析作用的横流。具体是将各种反应试剂分点固定在试纸条上，检测标本加在试纸条的一端，通过毛细管作用使样品溶液在层析材料上泳动，样本中的待测物与层析材料中的反应试剂发生特异结合反应，形成复合物被富集在或固定在层析条上的特定区域（检测线），通过标记免疫技术显色，其特点是可进行单份样本检测且简单、快速、不需要任何仪器设备。

GICA 试剂为试纸条形式，在一塑料片上依次粘贴如下组分：①吸水纸；②玻璃纤维膜，膜上固定着干燥的金标抗体；③硝酸纤维素膜，膜上包被着线条状的抗体；④吸水纸。以上各组分首尾相互衔接。该方法多用于检测抗原，但也可以用于检测抗体，其特点为单一试剂，一步操作。其方法类型主要有：

（1）双抗体夹心法检测抗原：如图 11-1 所示，G 处为金标抗体，T 处包被抗体，C 处包被抗金标抗体，B 处为吸水纸，试验时将标本滴加在 A 端，通过层析作用，待测标本向 B 端流动，流经 G 处时将金标抗体复溶，若待测标本中含有待测抗原，则形成金标抗体 - 抗原复合物，移至 T 处时，形成金标抗体 - 抗原 - 抗体复合物，金标抗体被固定下来，在 T 区显示红色线条，呈阳性反应，多余的金标抗体移至 C 处被抗金标抗体捕获，呈现红色质控线。例如临床应用 HCG、LH 及传染病病原体抗原的检测等。

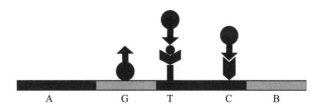

图 11-1　金标免疫层析试验双抗体夹心法检测大分子抗原

（2）竞争法测小分子抗原：如图 11-2 所示，G 处为金标抗体，T 处包被标准抗原，C 处包被抗金标抗体，试验时将待测标本滴加在 A 处，若待测标本中含有待测抗原，流经 G 处时结合金标抗体，当金标抗体 - 抗原复合物流经 T 处时，因无足够游离的金标抗体与膜上标准抗原结合，T 处无红色线条出现，结果为阳性，游离金标抗体或金标抗体复合物流经 C 处时，与该处的抗金标抗体结合出现红色质控线，若标本中不含待测抗原，金标抗体则与 T 处的标准抗原结合，在 T 处出现红色线条，结果为阴性。

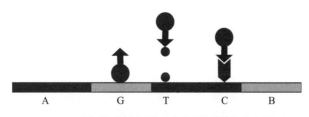

图 11-2　金标免疫层析试验竞争法检测小分子抗原

（3）间接法测抗体：将抗原连接到固相载体上，样品中待测抗体与之结合成固相抗原 - 受检抗体复合物，再用金标二抗（针对待检抗体的抗体）与固相免疫复合物中的抗体结合，形成固相抗原 - 受检抗体 - 金标二抗复合物，根据显色程度，测定待测抗体含量，如临床中 HIV 抗体（1+2）的测定。

对金免疫层析试验，临床上有现成的试剂盒供应，试剂盒主要成分为胶体金层析条，所用试剂全部为干试剂，它们被组合在一试剂条上，试剂条的底板为单面胶塑料片，层析条为多孔聚乙烯、硝酸纤维素、玻璃纤维素材料等。一般 A、B 两端粘贴吸水性强的滤纸等材料，G 为干燥固定在玻璃纤维膜等材料上的胶体金结合物，T 黏附有已知抗体或抗原，C 处黏附有质控品（抗免疫金抗体），T、C 点往往以直线形式包被在膜上。

3. 胶体金免疫比浊法　胶体金免疫比浊法（Turbidimetric inhibition immunoassay）是一种新型的抗原抗体特异性结合的动态测定方法。其原理是：利用抗原抗体专一性特异性反应和金颗粒聚集导致颜色改变，将抗体标记上胶体金颗粒，待测样品中的抗原与多个抗体发生反应，产生抗原抗体复合物，使得胶体金颗粒聚集成大颗粒，从而导致溶液颜色发生明显改变，光吸收发生改变，光吸收的变化量与抗原抗体复合物的量呈正比，从而与抗原量呈正比，配合全自动生化仪可实现定量检测。刘献文等通过将 C 反应蛋白多克隆抗体标记到胶体金颗粒表面，成功制备出胶体金免疫比浊法试剂盒，灵敏度可达 0.01mg/L，检测上限达到 500mg/L。

4. 胶体金与新型技术结合发展　基于胶体金的免疫标记技术操作简单，快速且成本低。特别是它可以提供非熟练人员的现场检测，并已被用于检测高分子量分析物，如细菌、病毒、激素、寄生虫抗原等。尽管这种方法被广泛用于快速检测，但它仍然存在一些不足之处。主要是该测定是半定量，灵敏度较低。因此与光谱等技术结合，开发高灵敏度型胶体金免疫标记技术成为近年来胶体金技术的发展趋势。

胶体金标记技术标记物制备简便，且不存在内源酶干扰及潜在致癌风险的酶底物（如邻苯二胺）和放射性同位素污染。近些年，免疫金标记技术发展迅速，广泛应用在各个领域，但本法灵敏度不及酶标法和酶发光免疫测定法，在临床应用中应引起高度重视，且该技术目前不能准确定量，只能作为定性或半定量试验。目前主要应用于正常体液中不存在的物质（如传染病抗原和抗体及毒品类药物）和正常含量极低而在特殊情况下异常升高的物质（如 HCG），由于其质控问题一直是个很难量化的概念，尽管不乏各种关于金标法质量控制的报道，但是与其他免疫标记方法相比，依旧缺乏一整套严密的质控体系。近年来，国内外已出现一些新型探针来解决这些问题，一些纳米材料如氧化石墨烯，Fe_3O_4 纳米粒子已被用作免疫试纸条的颜色探针。此外，为了提高灵敏度并实现准确定量，一些荧光纳米粒子已被用作荧光试纸条的新型信号探针。这些新型探针与免疫胶体金结合可以实现超灵敏的检测，我们期望未来可以有更多新型的探针材料应用到免疫胶体金技术中。

五、方法学评价

免疫胶体金技术具有操作简单、快速，结果准确、易于判读，稳定性好等优点，已成为继荧光素、酶、同位素及乳胶标记技术之后的又一种重要标记技术。该方法具有以下优点：

1. 标记物制备简单，不存在内源酶干扰及具有潜在致癌风险的酶显色底物（如邻苯二胺）和放射性同位素污染等问题。

2. 与酶标记技术等相比，没有底物反应这一步，提高检测速度。

3. 利用颗粒大小不同的胶体金还可以作为双重甚至多重标记，使定位更加精确。

4. 金标记过程是一定浓度下的物理吸附。因此，几乎所有大分子物质都可以被金标记，标记后大分子物质活性不变。

5. 试剂和样本用量少，无需酶标仪、荧光显微镜等检测仪器，适合多种检测环境以及多种检测需要。

尽管这种方法被广泛用于快速检测，但亦存在一些不足之处。主要是该测定是半定量，灵敏度较低。因此，与光谱等技术结合，开发高灵敏度的胶体金免疫标记技术成为近年来胶体金技术的发展趋势。

六、临床应用

免疫胶体金技术已被广泛用于临床体外诊断，如肿瘤、自身免疫性疾病、儿童疾病、心血管疾病、感染性疾病以及毒品等领域的检测。

1. 肿瘤标志物检测　由于该技术具有快速、方便等特点，越来越多的用于肿瘤筛选和普查方面，目前应用最多的是甲胎蛋白、癌胚抗原和前列腺癌特异性抗原的筛选和快速诊断。

2. 自身抗体检测　多数自身免疫疾病患者血清中都会出现自身抗体。虽然有些自身抗体在疾病中的确切意义尚未得到严格的证实，但其于疾病的相关性已得到认可。目前免疫胶体金技术已用于抗 ds-DNA 抗体检测、抗 sm 抗体检测、抗 ENA 抗体检测等的检测。

3. 儿童疾病监测　目前儿科领域常用的胶体金法检测项目有：便潜血、轮状病毒、HBsAg 与抗体和肺炎支原体检测等。

4. 心血管疾病监测　随着心肌损伤标志物检测的发展，为了满足临床上快速准的需要，近年来，特别是 21 世纪以来，心肌损伤标志物的胶体金检测方法和专用仪器得到了飞速发展。肌红蛋白全血胶体金定性检测、cTnT 胶体金定性测定等，能实现急性冠脉综合征病人快速、精确诊断的POCT 检测也显得越来越重要。

5. 感染性疾病监测　感染性疾病相关标志物是目前临床实验室检测最多的物质，其中包括细菌、病毒、寄生虫、螺旋体等。针对这些病原微生物的抗原成分或感染后所产生的抗体采用胶体金技术对其进行检测，具有快速诊断，床旁诊断等优点。

参考文献

［1］王兰兰，吴健民. 临床免疫学与检验［M］. 北京：人民卫生出版社，2007，132-137.

［2］李永勤，杨瑞馥. 以膜为固相载体的免疫胶体金快速试验［J］. 微生物学免疫学进展，2003，31（1）：74-78.

［3］武晋慧，孟利. 免疫胶体金技术及其应用研究进展［J］. 中国农学通报，2019，35（13）：146-151.

［4］许鹏展. 免疫胶体金技术在医学检验领域的应用与进展［J］. 医疗装备，2017，

30（8）：202-203.

［5］ 杨明胜，吴英. 胶体金免疫试带法与 ELISA 法检测 HBsAg 的互补性［J］. 现代检验医学杂志，2003，18（2）：25-26.

［6］ 崔希，熊齐荣，熊勇华，等. 免疫磁分离结合胶体金免疫层析法快速检测大肠杆菌 O157：h7［J］. 分析化学，2013，41（12）：1812-1816.

［7］ 杜春红，王鹏，张建中，等. 重组鼠疫菌 F1 抗原制备胶体金免疫层析试纸条的研制与现场应用评价［J］. 中华地方病学杂志，2014，33（5）：498-503.

［8］ 陈晓燕，黄守民，杨珊，等. 无偿献血前梅毒抗体快速筛查应用探讨［J］. 临床输血与检验，2014，16（2）：122-124，128.

［9］ WANG R, ZENG L, YANG H, et al. Detection of okadaic acid（OA）using ELISA and colloidal gold immunoassay based on monoclonal antibody［J］. Journal of Hazardous Materials, 2017, 339：154-160.

［10］ LU S Y, LI Y S, LIN C, et al. Production of monoclonal antibody and application in indirect competitive ELISA for detecting okadaic acid and dinophytoxin-1 in seafood［J］. Environmental Science & Pollution Research, 2011, 19（7）：2619-2626.

［11］ 刘程，刘芳，刘箐，等. 出血性大肠杆菌 O157：H7 单克隆抗体制备及免疫胶体金试纸条的研制［J］. 食品与发酵工业，2014，40（5）：199-205.

［12］ YU L, LI P, DING X, et al. Graphene oxide and carboxylated graphene oxide：Viable two-dimensional nanolabels for lateral flowimmunoassays［J］. Talanta, 2017, 165：167-175.

［13］ LIU C, JIA Q, YANG C, et al. Lateral flow immunochromatographic assay for sensitive pesticide detection by using Fe_3O_4 nanoparticle aggregates as color reagents［J］. Analytical Chemistry, 2011, 83（17）：6778-6784.

［14］ YAO L, TENG J, ZHU M, et al. MWCNTs based high sensitive lateral flow strip biosensor for rapid determination of aqueous mercury ions［J］. Biosensors & Bioelectronics, 2016, 85：331-336.

［15］ XIAO K, WANG K, QIN W, et al. Use of quantum dot beads-labeled monoclonal antibody to improve the sensitivity of a quantitative and simultaneous immunochromatographic assay for neuron specific enolase and carcinoembryonic antigen［J］. Talanta，2017，164：463-469.

［16］张来宾，张珊珊，杨文，等. 胶体金免疫层析技术在食品检测中的应用［J］. 吉林农业，2018，（8）：94-95.

［17］王定保，秦娜. 两种液相免疫比浊法测定胱抑素 C 的试剂性能平行比对［J］. 中国卫生检验杂志，2013，（14）：2888-2890.

（代芳芳）

第十二章

流式细胞术

流式细胞术（flow cytometry，FCM）是利用流式细胞仪快速定量分析细胞等生物粒子群体的理化、生物学特征以及根据这些特征精确分选细胞的新技术。研究对象为生物颗粒，如各种细胞、微生物及人工合成微球等。流式细胞术具有速度快、灵敏度高、多参数、精度高和无害性等特点，可用于细胞亚群、细胞周期、细胞凋亡、细胞增殖、细胞因子检测等，本章节将重点介绍流式细胞分析技术在淋巴细胞数量和功能检测上的临床应用。

一、历史沿革

流式细胞仪是一种集激光技术、电子物理技术、电子测量技术、电子计算机技术、细胞荧光技术、单克隆抗体技术为一体的新型高科技仪器，因此流式细胞术的发展史涉及了很多领域。1930 年，Caspersson 和 Thorell 试图寻找研究细胞新的工具，致力于细胞计数研究。1934 年，Moldavan 首次提出悬浮的单个红细胞等流过玻璃毛细管，用显微镜计数数量，并进一步试图用光电仪记录装置进行细胞计数的设想。1940 年 Coons 用荧光素抗体标记细胞内的特定蛋白。1949 年 Wallace Coulter 提出在悬液中计数粒子的方法并获得专利。1950 年 Caspersson 用显微分光光度计的紫外和可见光光谱区检测细胞，1953 年 Crosland-Taylor 应用分层鞘流原理，设计了一个流动室，成功设计了红细胞光学自动计数器，这奠定了现代流式细胞术中的鞘流技术的基础。同年 Parker 和 Horst 描述一种红细胞计数装置，成为流式细胞仪的雏形。1956 年 Coulter 生产出血细胞计数器，1959 年推出 B 型计数器，开启自动化细胞计数。1965 年，Kamentsky 等提出两个设想，一是分光光度计定量细胞成分，二是结合测量值对细胞分类，1967 年，Kamentsky 和 Maelamed 在 Moldaven 的方法基础上提出细胞分选的方法。1967 年 Holm 等设计了利用汞弧光灯激发荧光染色的细胞、由光电检测设备进行计数的装置。1969 年 Van Dilla Fulwyer 等在 Los Alamos 国家实验室（即现在的 National Flow Cytometry Resource Labs）研制出一种流式细胞仪，并通过荧光强度的检测确定细胞内 DNA 的含量。1973 年 Steinkamp 利用激光激发双色荧光色素标记的细胞设计了细胞分选装置。之后各具特色的流式细胞仪出现使流式细胞术进入一个空前飞速发展的时代。

流式细胞术在 20 世纪 60 年代后期开始发展，迄今已有四十多年的历史，先前多用于科学研究。80 年代后用于监测艾滋病患者疾病的进展，开启了流式细胞仪用于临床的新纪元。目前随着流式细胞术发展的不断成熟，在临床医学检测中得到了广泛应用，涉及领域包括免疫学领域、微生物检测领域、肿瘤疾病诊断领域以及血液疾病诊断领域等，如辅助白血病的诊断和分型，通过分选干细胞过继回输用于疾病的治疗等。由于流式细胞术的发明，使细胞生物学和生物医学领域中对研究细胞的发生、发育、发展所需进行的定量分析成为可能，促进了免疫学、细胞遗传学、肿瘤生物学和血液学等多学科的发展。

二、基本结构和检测原理

流式细胞仪的基本结构主要由四部分组成：液流系统包括流动室和液流驱动系统；光学系统包括激发光和光束形成系统；电子系统包括光电转换和数据处理系统，主要是信号检测、放大、存储、显示、分析；有分选功能的细胞仪另有分选系统。流式细胞仪主要原理和系统组成密切相关，根据系统的主要组成涉及光学原理、光电转换原理、测试原理等。

（一）流式细胞仪的基本结构

1. **液流系统**　液流系统是由流动室和液流驱动系统组成。流动室由样品管、鞘液管和喷嘴等组成，是液流系统的心脏。样品管贮放样品，单个细胞悬液在液流压力作用下从样品管射出；鞘液由鞘液管从四周流向喷孔，包围在样品外周后从喷嘴射出。鞘液的作用是将被检测细胞限制在液流的轴线上，在鞘液的包裹下单行排列，依次通过检测区域，并保证每个细胞通过激光照射区的时间相同，获得准确的细胞荧光信号。分选型流式细胞仪的流动室上还装有压电晶体，接收到振荡信号可发生振动。液流驱动系统包括压缩空气泵、鞘流过滤器、压力传感器和样本压力调节器等。液流的驱动一般采用加正压的方法，以保证鞘流的流速恒定。

2. **光学系统**　光学系统由激光光源、光束形成系统、多组透镜、滤光片等组成。检测信号包括散射光信号和荧光信号。散射光信号又包括前向角散射光（forward scatter，FSC）和侧向角散射光（90°散射光，side scatter，SSC）。FSC用光电二极管收集，在前向小角度进行检测，FSC信号亦称小角散射光，这种信号基本上反映了细胞体积的大小；SSC用光电倍增管收集，其信号强弱反映细胞内部颗粒复杂程度，因为光电倍增光与激光束和鞘流形成的平面垂直，SSC亦称90°散射光；荧光信号用光电倍增管收集，其接收方向与激光束垂直，经过一系列双色性反射镜和带通滤光片的分离，形成多个不同波长的荧光信号。每种荧光染料均有特定的激发波长，被激发后会有发射波长，流式细胞仪检测的即是它特定的发射波长。这些光学信号通过利用各种不同波长的光学滤片来收集（检测），亦可称之为特定的荧光通道来收集。通常将这些光学滤片称为二向色性滤片（dichroic filter），它包括允许长于设定波长的光通过的长通滤片（long-pass filter，LP）、允许短于设定波长的光通过的短通滤片（short-pass filter，SP）及允许一定带宽波长的光通过的带通滤片（band-pass filter，BP）。这些滤片通常以45°角放置，该滤片可以通过一定波长的光，同时也可以阻断并折射不符合该波长的光。这样可将不同波长的散色光和荧光信号区分开。

3. **电子系统**　电子系统的作用是将产生的光学信号按比例转换成电脉冲信号，进行数字化处理转入电子计算机。电子系统包括光电转换器、前置放大电路、模数转换电路和数据处理系统组成。光电转换器主要功能是将光学信号转换为电流信号，前向角散射光信号比较强，用光电二极管检测；侧向角散射光信号比较弱，用光电倍增管（photomultiplier tube，PMT）接受放大；荧光也用PMT接受放大。前置放大器将电流信号转换为电压信号。模数转换电路将模拟的电压峰值转换为数字化信号。经过电子系统，散射光和荧光信号被接收后由电子系统补偿、调整，经模数转换成数字信号送计算机处理。数据处理系统主要由计算机和各种应用软件组成。

4. 分选系统　具有分选功能的流式细胞仪才具有分选系统。流式细胞仪的分选是指根据所测定的各个参数将指定的细胞从群体中分离出来。细胞的分选是通过分离含有单细胞液滴而实现的。分选方式有两种，一种是通道式分选，另一种是电荷式分选。

（二）检测原理

首先待测细胞或微粒制备成单细胞悬液，经特异性荧光染料标记抗体进行染色后，荧光抗体与细胞或微粒上抗原结合。在恒定的气压下进入流动室，鞘流在高压下喷出，由于鞘流管方向与待测细胞有一定角度，根据流体力学的层流原理，待测细胞或微粒在鞘液的包裹下单行排列，高速流动，依次通过流式细胞仪检测区。流式细胞仪以激光作为发光源，经过聚焦整形后的光束，垂直照射在样品流上，被荧光染色的细胞在激光束的照射下，产生散射光和激发荧光。前向散射光和侧向散射光分别反应细胞的大小和颗粒度，荧光信号反应标记抗体对应抗原的情况，荧光信号的强度代表了所测细胞膜表面抗原的强度或其核内物质的浓度。计算机把所测量到的各种信号进行处理，通过分析可获得细胞的相应的各种特征。

三、技术特点

（一）参数

参数是流式细胞仪采集用于分析的信号，包括三种：前向散射光（FS）反映细胞的大小；侧向散射光（SS）反映细胞内部结构的复杂程度、细胞颗粒多少；荧光 FL 反映细胞标记荧光的情况。

（二）数据的常用显示方式

数据显示方式包括单参数直方图（histogram）、二维点图（dot plot）、二维等高图（contour）、假三维图（pseudo 3D）和列表模式（list mode）等。

1. 单参数直方图　是一维数据用的最多的图形，以分布直方图来显示，横轴为该参数测量强度的相对值，单位是道数，可以是线性或者对数，纵轴一般是细胞出现的频率或相对细胞数（图 12-1），图 12-1 中横坐标是对数形式。

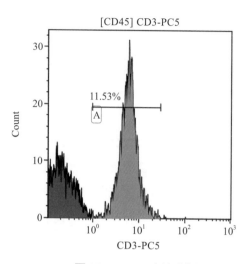

图 12-1　CD3 表达分析

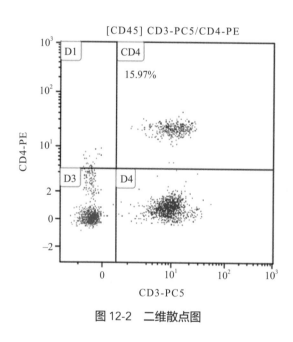

图 12-2　二维散点图

2. 双参数图　包括二维散点图、二维等高线图、密度图。双参数图能够显示两个独立参数与细胞相对数之间的关系，横、纵坐标分别代表两个独立参数，平面上每一个点表示具有相应坐标值的细胞，散点图是一种双变量描述，可被分为四象限，至少产生四种可能的结果来明确区分阴性和阳性（图 12-2）。图 12-2 中，右上象限，表示 $CD3^+CD4^+$ 细胞占淋巴细胞的百分比。其结果用整个散点图中出现的特定象限的细胞占全部细胞的百分率表示，每个点表示一个单独事件。散点图优点是比直方图直观。二维等高图类似于地图上的等高线表示法。等高图上每一条连续曲线上具有相同的细胞相对或绝对数，即"等高"。

3. **假三维图**　是利用计算机技术对二维等高图的一种视觉直观的表现方法。它把原二维图中的隐坐标——细胞数同时显现，但参数维图可以通过旋转、倾斜等操作，以便多方位的观察"山峰"和"谷地"的结构和细节，有助于对数据进行分析。

（三）设门

流式细胞术参数分析基于选定细胞群进行，细胞群的选定通过设门（gate）实现。设门是指在细胞分布图中指定某一个范围或某一性状的细胞群，并对其进行单参数或多参数分析。设门是在单参数、双参数图中根据细胞群的分布圈定需要分析的细胞群，门的样式也有很多中，包括线性门、矩形门、多边形门、圆形门、十字形门及任意形门。设门后，细胞群就被分成不同的区域。临床中常用的类型为任意形门、线性门、矩形门和十字形门。

（四）样本的制备

FCM 对细胞的各种参数分析基于单细胞的基础上，所以不论是外周血细胞、培养细胞或组织细胞，需要选择不同的分散细胞的方法制备成单细胞悬液，同时还要保证细胞完整性。如果两个或多个细胞间粘连重叠或细胞碎片过度，会影响信号的收集和收集信号的真实性，因此，制备单细胞悬液是流式细胞分析的最关键的第一步。临床应用中检测的一般标本类型为 EDTA 抗凝全血，新鲜获取的外周血为单细胞悬液，可以直接进行抗体标记。下面简单介绍几种细胞样品的制备。

1. **临床检测常用的外周血处理方法**　血液中淋巴细胞、单核细胞、血小板和红细胞是最常用于检测的细胞成分。目前临床淋巴细胞亚群检测可先进行抗体标记染色，然后用红细胞裂解剂将新鲜 EDTA 抗凝全血中的红细胞溶解成碎片，洗涤或者不洗涤后进行上机分析。用于细胞计数的检测使用免洗红细胞裂解剂。

2. **单个核细胞样品的制备**　有时在检测前需要将单个核细胞或血小板从血液中分离出来。常用的单个核细胞分离液有 Ficoll 和 Percoll 两种。

聚蔗糖 - 泛影葡胺（Ficoll）分离液法主要用于分离外周血中的单个核细胞，是一种单次密度梯度离心分离法。聚蔗糖－泛影葡胺是一种较理想的细胞分层液，其主要成分是一种合成的蔗糖聚合物称聚蔗糖（商品名为

Ficoll），分子量为 40kD，具有高密度、低渗透压、无毒性的特点。分离时先将分层液置试管底层，然后将抗凝全血以 Hanks 液或 PBS 液作适当稀释后（一般为 1∶1），轻轻叠加在分层液上面，使两者形成一个清晰的界面。水平式离心后（一般 2 000r/min 离心 20min），离心管中会出现几个不同层次的液体和细胞带。红细胞和粒细胞密度大于分层液，同时因红细胞遇到 Ficoll 而凝集成串钱状沉积于管底。血小板则因密度小而悬浮于血浆中，唯有与分层液密度相当的单个核细胞密集在血浆层和分层液的界面中，呈白膜状，吸取该层细胞，然后洗涤离心重悬。

Percoll 分离液法是一种连续密度梯度离心分离法。Percoll 是一种经聚乙烯吡咯烷酮（PVP）处理的硅胶颗粒，对细胞无毒性。利用 Percoll 液经高速离心后形成一个连续密度梯度的原理，将密度不等的细胞分离纯化。用 Percoll 原液（密度 1.135）与约等量双离子强度的磷酸缓冲液均匀混合，高速离心后，使分层液形成一个从管底到液面密度逐渐递减的连续密度梯度，再将已制备的单个核细胞悬液轻轻叠加在液面上，低速离心后，便得四个细胞层。表层为死细胞残片和血小板，底层为粒细胞和红细胞，中间有两层，上层富含单个核细胞（75%），下层富含淋巴细胞（98%）。该法是纯化单核细胞和淋巴细胞较好的方法，但操作流程较长，手续较多。

3. 培养细胞的样品制备　培养细胞是贴壁生长的单层细胞，要制备成单细胞悬液前须先加蛋白酶消化后，用机械吹打的方法使生长的细胞从玻璃壁上脱落下来。用 PBS 或者生理盐水洗涤，用吸管反复吹打，使其成单细胞状态，但要注意吹打的用力均一性，避免细胞损伤破裂。采用 400 目尼龙网过滤细胞悬液以去除残留的粘连的细胞，调整细胞浓度，用显微镜观察是否为单细胞悬液。若细胞是悬浮生长，可不用酶消化处理，直接吹打制备单细胞悬液。目前，临床上肺泡灌洗液的检测采用此方法。

4. 新鲜实体组织单细胞悬液的制备　新鲜实体组织进行单细胞悬液的制备是一个困难复杂的操作技术，需要结合机械法、酶处理法、化学试剂处理和表面活性剂处理法等方法进行处理，但实际操作中无论采取何种方法，对细胞的表面结构、细胞活性与功能、细胞 DNA 的完整性都会受到不同程度的损伤，一般用于科研。

（五）常用的荧光染料

在流式细胞分析中，适用于免疫荧光染色的染料需要具备以下条件：荧光染料应有较高的光子产量和消光系数；荧光染料对激发光波长有较强的吸收，降低背景干扰；发射光波长与激发光波长间有较大的波长差，减少背景信号对荧光信号的干扰；易与被标记的抗原、抗体或其他生物物质结合，而不影响结合物的特异性等。临床上较为常用的染料有异硫氰酸荧光素、藻胆蛋白类、德州红、AlexaFluo 488 等。

1. FITC　异硫氰酸荧光素（fluorescein isothiocyanate，FITC），是一种酸性荧光染料，在 488nm 氩离子激光器的激发下，可以产生亮绿色荧光，发射荧光在 530nm 附近。因 FITC 与抗体的结合不影响抗体自身特异性，所以 FITC 是免疫荧光标记最常用的荧光探针，但其发射的强度受溶液的 pH 影响较大，当溶液的 pH 偏酸性时，荧光强度降低，因此应用 FITC 时 pH 值偏中性可以保证发射荧光的稳定性。

2. PE　藻胆蛋白类是常用的一类荧光染料，主要包括藻红蛋白（phycoerythrin，PE）、藻青蛋白（phycoyanin，PC）、别藻青蛋白（Allophycocyanin，APC）三类。PE 在 488nm 氩离子激光器的激发下，发射荧光峰值约为 576nm。其特点如表 12-1，在这类染料中，最常用的荧光染料是 PE，其荧光发射强度比 FITC 强 19 倍，PE 和 FITC 是目前在双参数免疫荧光标记中使用最多的两类染料。

3. Pe-Cy5　藻红蛋白花青苷 5（phycoerythrin cyanin 5，Pe-Cy5）是常用的能量复合型染料之一，Cy 是吲哚双碳花青衍生物，Cy5 与 PE 结合形成偶联物 Pe-Cy5。Pe-Cy5 和 PE 产生的激发光之间重叠光谱较小，不需要太多的荧光补偿，因此与 FITC、PE 联合应用较为广泛。

4. Pe-Cy7　同 Pe-Cy5 一样，Pe-Cy7 也是一种常用的能量复合型染料，可以被 488nm 单激发光激发。可以与 FITC、PE 联合使用。PE-Cy7 与 APC 之间荧光补偿较小，是一种理想的荧光搭配。

5. APC　APC 是别藻青蛋白，最大吸收峰为 650nm，发射光的峰值为 670nm，因此不同于前面几种染料，APC 需要用 633nm 的氦 - 氖激光器激发。

6. **德州红** 德州红（texas red）是罗丹明的衍生物，其与生物偶联的抗体有很强的亲和力，其激发光波长为 568nm，发射光峰值为 615nm，产生红色荧光。

7. **AlexaFluo 488** 一种卢瑟荧光染料，发射光谱与 FITC 相近。最大激发为 494nm，发射光峰值为 519nm，可用 FITC 荧光通道进行检测（表 12-1）。

表 12-1 常用的荧光染料的特点

名称	染料	激发光/nm	发射光/nm	颜色	特点
异硫氰酸荧光素	FITC	488	525	绿色	对 pH 敏感，与抗体结合不影响特异性
藻红蛋白	PE	488	575	橙色	消光系数和量子产额高
能量传递复合染料	Pe-Cy5	488	670	红色	减少交叉，成本高
能量传递复合染料	Pe-Cy7	488	755	深红色	
德州红	Texas red	568	615	红色	稳定，偶联后量子产额低
别藻青蛋白	APC	633	670	红色	消光系数和量子产额高
AlexaFluo 488		488	519	绿色	荧光不易淬灭

标记抗体的荧光染料的选择根据激光及滤光片，可以参考专门的配色软件，虽然临床有固定的组合，但在特殊情况下还需要自己配色。配色之前首先要明确需要几种抗体，另外还要遵循以下几条基本原则：强弱搭配，避免补偿，减少偶联染料，避开自发荧光。弱表达的抗原需要搭配强荧光，强表达的抗原可以搭配弱荧光。减少荧光的发射光谱之间交叉的部分。

（六）标记染色

直接免疫荧光染色法选用的是单克隆荧光抗体，直接结合细胞表面特异性抗原，直接标记分析特异性强，荧光标记干扰因素较少。间接免疫荧光染色法是选用特异性的单抗（一抗）与待测的细胞结合后，再用荧光素标记的二抗（针对一抗的特异性抗体）进行标记染色。临床检测多为多种抗原参数同时检测，已能从厂家购买商品化多色标记抗体，在选择抗体组合时应考虑到免疫荧光染料与激发光源，以及荧光染料之间的相互结合问题。避免同一激发光激发的两种染料的发射光谱有较大的交叉和重叠。

四、方法分类

以往将流式细胞仪分为三大类：第一为临床型（台式机），功能相对简单，操作简便，自动化程度高易于学习，主要用于临床细胞免疫学分析、核酸分析等。第二类为科研型（大型机），机身较大，功能强大，每天开机需要进行光路调整，需要有经验的工作人员进行操作。这类流式细胞分析仪除了可以完成临床的检测项目外，还可以进行染色体核型分析、膜电位分析等。第三类为新型仪器，这些仪器有软件自动调控，减少了手动调节光路的麻烦，一般有 2～4 根激光管，可以检测十多种荧光参数和两种散射光信号，分选仪器可以高速 4 路分选。

根据有无细胞分选功能，可分为流式细胞分选仪和流式细胞分析仪。根据结构不同，可分为一般流式细胞仪（零分辨率流式细胞仪）和狭缝扫描流式细胞仪（高分辨率流式细胞仪）。前者的激光光斑为椭圆形，光斑直径大于被检细胞体积，只能提供细胞内某种生物化学成分的参数，不能对细胞形态和亚细胞形态进行分辨。狭缝扫描流式细胞仪是一种高分辨率的检测仪器，被检细胞直径大于激光光斑直径，细胞通过光束时各部分被依次扫描，根据荧光信号的先后，就可得到一维的细胞轮廓组方图，可计算出细胞直径大小、核直径大小、核浆比例等一系列的形态学信息。

五、操作要点

流式细胞检测的一般流程为细胞抗体标记染色、上机采集数据和数据分析三大部分。为了保证结果的可靠性，在进行检测的各个环节均应进行质量控制和标准化操作。

（一）样本的制备

采用适当的制备方式，注意尽量避免细胞结构的破坏，全血样本选择合适的溶血剂；尽量保证标本的新鲜程度，临床样本若不能及时检测，短时间可以室温保存，但是最好不要超过 6h；需要长时间放置的标本应在 4℃冰箱保存；细胞洗涤的温度应在 25～37℃之间，pH 值在 7.0～7.2 之间，维持其与生理条件相似。

进行细胞绝对计数的临床样本，在样本制备时，应使用反向加样的方式，保证检测结果的准确性。

（二）免疫荧光染色的质量控制

1. 要根据仪器型号和抗原表达强弱选择合理的荧光标记抗体。不同的克隆号抗体计数结果略微有差异。

2. 注意环境影响因素。注意温度对荧光染色的影响，当样本染色后应尽量不高于 20℃，避光保存。

3. 荧光染料的浓度控制。注意试剂说明中标注的荧光抗体的浓度，以及要求的单细胞悬液细胞数量的范围，一般细胞最适密度为 $0.5 \times 10^6 \sim 1.5 \times 10^6$ 个 /ml，抗体使用之前需要做浓度滴定，确定抗体的使用量，以保证抗体可使用且达到最优效果。

4. 固定剂对免疫荧光染色的影响。荧光染色样本一般在染色后上机检测，若不能及时上机则需要进行固定，常用 1%～4% 的多聚甲醛缓冲液（pH7.4）或 0.37%～1.5% 的甲醛缓冲液（pH7.4）固定，然后保存，1% 多聚甲醛固定 4℃可放 3～5d。临床样本基本不建议固定，细胞形态会发生改变，一般当天进行检测。

（三）仪器操作技术的质量控制

流式细胞仪在上机进行样品检测前，应进行质控操作，保证实验过程中仪器的光学系统、电子系统、液流系统处于最佳的工作状态，从而保证结果的准确性。尤其是仪器更换组件后，都需要进行全面的校正。

1. **光路与流路校正** 校正物为 Flow-check，目的为确保激光光路与样品压力处于正常状态，使仪器检测时的变异减少到最小，控制仪器的 CV 值，CV 一般在 2%～3%。

2. PMT（光电倍增管）校准 采用质控品 Flow-set，保证样品检测时仪器处于最佳灵敏度工作状态。

3. 绝对计数校准 采用绝对计数校准品 Flow-count，保证计数的准确性。

4. 免疫检测的质量控制 一是同型对照（isotype control）：为免疫荧光标记中的阴性对照，选用相同源性的未标记单抗作为对照调整和设置电压，以保证特异性。二是全程质量控制：必要时，采用质控物 Immuno-Trol Cell 与待测标本一起标记和检测，结果达靶值，提示本次实验结果可靠。

5. 方案的补偿调节 每个设定好的方案，都需要进行补偿调节，因为一种荧光的发射光谱可能会有小部分被其他通道检测到，因此每个设定好的方案都需要调节补偿使检测结果更准确。

6. 固定合适的流速 采用每个方案在进行流式细胞分析时，最好固定合适上样细胞悬液流速，不同的流速会对检测结果有一定的影响。

六、方法学评价

流式细胞仪可以对细胞悬液中的单个细胞进行超微结构的多个参数分析。其检测范围包括细胞结构，如细胞大小、颗粒度、表面面积、核浆比例、DNA 含量与细胞周期、RNA 含量、蛋白质含量；细胞功能如细胞表面 / 胞浆 / 核的特异性抗原、细胞活性、细胞内细胞因子、酶活性、激素结合位点及细胞受体等。

其特点主要有以下几点，一是测量速度快，对单个细胞或生物颗粒进行快速、逐个检测，每秒可以测量数千乃至数万个细胞。二是灵敏度高，每个细胞上只需要带有 1 000 ~ 3 000 个荧光分子即能检测出来。三是多参数，同时测量细胞的多项参数特征。四是精密度高，在细胞悬液中检测细胞，比其他技术的变异系数更小，分辨率更高。五是无害性，能保持细胞不被破坏，进行定性和定量分析。六是可分选，且纯度较高，在进行细胞特征分析的同时可以把指定特征的细胞分离出来，可以进一步对特定的细胞进行培养。

七、临床应用

（一）淋巴细胞亚群数量及功能分析

淋巴细胞可分为 T 淋巴细胞、B 淋巴细胞、NK 细胞以及 NKT 淋巴细胞，T、B 淋巴细胞主要参与特异性免疫，NK 细胞主要参与天然免疫。T 细胞表面抗原主要包括 CD2、CD3、CD4/CD8、CTLA-4 和 CD28、CD40L 等。目前淋巴细胞亚群的检测已经成为诊断一些疾病、治疗疗效评价以及免疫功能检测的重要手段，如获得性免疫缺陷综合征（AIDS）。

1. **淋巴细胞亚群分类（绝对计数）、比例分析** 临床上通常依据淋巴细胞不同的 CD 分子进行抗体标记分析测定不同淋巴细胞亚群，一般先通过 CD45 表达的强弱圈出淋巴细胞群，通过 CD3/CD4 抗体双标记确定 CD4$^+$T 细胞（CD3$^+$CD4$^+$）；CD3/CD8 双抗体标记法确定 CD8$^+$T 细胞（CD3$^+$CD8$^+$）；CD3/CD19 双标记法确定 B 淋巴细胞（CD3$^-$/CD19$^+$）；CD3/CD16$^+$CD56$^+$）双标法测定 NK 细胞（CD3$^-$CD16$^+$CD56$^+$）和 NKT 细胞（CD3$^+$CD16$^+$CD56$^+$）。其中 CD4$^+$T 细胞约占外周淋巴细胞的 35%～60%；CD8$^+$T 细胞约占淋巴细胞的 15%～35%；B 淋巴细胞占外周淋巴细胞的 10%～15%；NK 细胞约占外周淋巴细胞的 5%～25%。检测时采用计数微球就可以直接得到各种细胞的数量，若无计数微球也可以通过血常规报告中外周血淋巴细胞的数量，通过计算间接获得各种淋巴细胞的数量。Treg 细胞是机体重要的免疫调节细胞，具有抑制免疫反应、炎症和免疫损伤等功能，占正常人外周血 CD4$^+$T 细胞的 5%～10%，主要标记物是 CD4、CD25 和 FoxP3 和 / 或 CD127。

2. **T 细胞分化、初始 / 记忆 T 细胞检测** 利用初始、记忆和效应 T 细胞表面标记不同（表 12-2），通过流式细胞仪检测来判断 T 细胞免疫功能状态。如 CD45RO/CD45RA/CD4/CD8 四标法对 CD4 和 CD8 细胞设门，门中 CD45RO$^+$/CD45RA$^-$ 细胞为记忆 CD4$^+$ 或 CD8$^+$T 细胞；CD62L/CD45RA/CD4/CD8 四标法分别对 CD4 和 CD8 细胞设门，门中的 CD62L$^+$CD45RA$^+$ 为初始 CD4$^+$ 或 CD8$^+$T 细胞。

表 12-2　不同亚群 T 细胞表面标志分布

表型特征	初始 T 细胞	效应 T 细胞	中央型记忆 T 细胞	效应型记忆 T 细胞
CD45RA	+	−/+	−	−
CD45RO	−	−/+	+	+
CCR7	ꟷ		+	−
CD62L	+	−	+	−
CD27	+	−/+	+	−

3. 抗原特异性 T 细胞的检测（MHC / 抗原肽四聚体检测）　用于多种病毒感染、肿瘤、自身免疫性疾病中特异性 T 细胞（Th、Tc、NK-T）免疫功能的相关研究。

（二）细胞因子检测

细胞因子（cytokine，CK）是免疫细胞和非免疫细胞合成和分泌的具有多种生物活性的低分子量的多肽和蛋白质。免疫细胞和一些非免疫细胞发挥功能的重要途径之一就是合成和分泌细胞因子，根据分泌的细胞因子及功能，辅助性 CD4+T 细胞可进一步分为 Th1、Th2 和 Th17 等。Th1 主要分泌 IL-2、IFN-γ、TNF-α，介导细胞免疫，发挥抗胞内病原体感染的作用；Th2 主要分泌 IL-4、IL-5、IL-6、IL-10，主要辅助体液免疫应答，参与超敏反应和抗寄生虫感染；Th17 主要通过分泌 IL-17、IL-21、IL-22 参与固有免疫和介导炎症反应；调节性 T 细胞（Treg）通过分泌 IL-10 和 TGF-β 发挥负向调节作用。流式细胞术检测细胞因子有以下两种方式。

1. 胞内染色法检测细胞因子（ICFC）　胞内染色法检测细胞因子检测的是细胞内新合成的细胞因子。利用荧光素偶联的抗细胞因子的单抗检测细胞内细胞因子，需要固定细胞、打孔、染色，然后上机检测。在 Th1 和 Th2 相关细胞因子检测过程中，要选择相应的刺激方式和时间，用佛波酯 PMA（蛋白酶 C，PKC）激活剂及离子霉素（Ionomycin）Ca²⁺ 转运剂；加蛋白转运阻断剂 Monensin 或 BFA 破坏高尔基体，即切断细胞因子的转运途径，防止合成细胞因子的向外分泌。由于用 PMA 刺激，会使细胞表面

CD4$^+$分子内吞，CD4$^+$表达减少或消失，因此，在同一界面中，以CD8$^+$细胞反向设置，对CD4$^+$细胞进行检测和分析。

胞内细胞因子检测可用于疫苗的研究和自身免疫、移植中的研究等。可检测：CD4$^+$T细胞对特异性刺激功能性反应，免疫反应能力，抗原特异性效应细胞功能性，产生哪种细胞因子等。

2. CBA法检测细胞外细胞因子　流式液相多重蛋白定量技术（cytometric beads array，CBA）法是直接检测分泌到细胞外的处于游离状态的细胞因子。由于流式细胞仪不能直接检测游离的细胞因子，因此，CBA技术利用人工合成的微球（直径为7.5μm的聚苯乙烯微球）代替细胞来检测。

CBA法应用领域为肿瘤研究及肿瘤疾病的辅助诊断、疗效和预后监测；免疫学研究和自身免疫性疾病的辅助诊断和监控；感染性疾病的研究、辅助诊断和疗效评价；干细胞研究和治疗监测；免疫功能监测、药效评价、药物研发、疫苗研究；细胞信号传导中磷酸化蛋白、凋亡相关蛋白定量分析等。

（三）流式细胞术检测T细胞亚群在HIV感染实验室诊断与治疗中的应用

T细胞亚群分析可辅助HIV感染的诊断，尤其是CD4$^+$T细胞数量和CD4/CD8比值可以了解机体艾滋病患者的免疫状态和疾病进展，对于确定疾病分期、指导治疗效果和疗效判断有重要意义。

（四）白血病和淋巴瘤免疫分型

正常白细胞在其分化过程中，随着系列的不同、成熟阶段的差异，会在细胞膜表面表达不同的分化抗原。白血病细胞在癌变的过程中丧失了正常细胞分化规律，根据此特点可进行免疫表型分析，判断白血病和淋巴瘤的类型，用于血液系统疾病的诊断、治疗评估和复发监测，另外还可以监测白血病微小残留病变。

（五）自身免疫病相关HLA抗原分析

检测T淋巴细胞上的HLA-B27，在临床中可辅助强直性脊柱炎的诊断，相关性高达90%，另外HLA-B27与Reiter's综合征（70%～90%）、银屑病关节炎（50%～60%）、急性前葡萄膜炎（40%～50%）相关。

（六）PNH 诊断

阵发性睡眠性血红蛋白尿（PNH）是一种补体介导的血管内溶血为特征的获得性造血干细胞克隆性疾病，PNH 患者的红细胞、粒细胞、淋巴细胞表面的糖化肌醇脂（GPI）锚链蛋白（CD55 和 CD59）明显减少或消失，临床上通过 FCM 检测血细胞上的 CD55 和 CD59 的表达可辅助诊断和疗效评估。

（七）血小板疾病及活化血小板检测

检测先天或获得性血小板疾病如 Bernard-Soulier 综合征（CD42b-42a）、血小板无力症（CD41-CD61）和免疫性血小板减少等。

（八）造血干细胞计数

足够数量的造血干细胞是造血干细胞移植成功的关键因素之一，通过 CD34 标记和细胞计数微球同时使用，或者具有计数功能的流式细胞仪是鉴定和计数造血干细胞的快速、准确、定量的方法。

流式细胞仪的临床医学研究领域中的应用，主要包括细胞凋亡、增殖、细胞免疫功能、细胞因子、多药耐药等方面。流式细胞仪多参数配合细胞分选，可以提供样本更多有效信息，分选后的细胞为后续研究提供可能。

参考文献

［1］ 曹雪涛. 免疫学前沿进展［M］. 2 版. 北京：人民卫生出版社，2011.

［2］ 王兰兰，吴建民. 临床免疫学与检验［M］. 4 版. 北京：人民卫生出版社，2010.

［3］ 曹雪涛，熊恩东，姚智. "十二五"普通高等教育本科国家级规划教材：医学免疫学［M］. 北京：人民卫生出版社，2013.

［4］ 陈朱波，曹雪涛. 流式细胞术—原理、操作及应用［M］. 北京：北京科学出版社，2010.

［5］ 吴后男. 流式细胞术原理与应用教程［M］. 北京：北京大学医学出版社，2008.

［6］ COLLIER J L. FLOW CYTOMETRY AND THE SINGLE CELL IN PHYCOLOGY

［J］. Journal of Phycology. 2000, 36（4）: 628-644.

［7］ CHATTOPADHYAY P K, ROEDERER M. Good cell, bad cell: Flow cytometry reveals T-cell subsets important in HIV disease［J］. Cytometry A, 2010, 77（7）: 614-622.

［8］ LANDAY A, OHLSSON-WILHELM B, GIORGI J V. Application of flow cytometry to the study of HIV infection［J］. AIDS, 1990, 4（6）: 479-498.

［9］ O'FLYNN K. Practical Flow Cytometry［J］. Immunology, 1984, 58（6）: 759.

［10］ JUNG T, SCHAUER U, HEUSSER C, et al. Detection of intracellular cytokines by flow cytometry［J］. Journal of Immunological Methods, 1993, 159（12）: 197-207.

［11］ 中华医学会感染病学分会艾滋病丙肝学组，中国疾病预防与控制中心. 中国艾滋病诊疗指南（2018 版）［J］. 中国艾滋病性病, 2018, 24（12）: 1266-1282.

（刘新，严艳）

第十三章

蛋白免疫印迹技术

蛋白免疫印迹（Western blot，WB）又称为 Western 印迹法、Western 杂交，利用抗原 - 抗体反应原理检测转移到膜上的特异性蛋白质。是分子生物学、生物化学和免疫遗传学中常用的一种实验方法，用于检测样品中特异性蛋白质的存在、细胞中特异蛋白质的半定量分析以及蛋白质分子的相互作用研究等。

一、历史沿革

印迹法（blotting）是指将样品转移到固相载体上，而后利用相应的探测反应来检测样品的一种方法。1975 年，Southern 建立了将 DNA 转移到硝酸纤维素膜（NC 膜）上，并利用 DNA – RNA 杂交检测特定的 DNA 片段的方法，称为 Southern 印迹法。1979 年 Towbin 等将分析 DNA 的 Southern blot 技术扩展到蛋白质研究领域，并与特异灵敏的免疫分析技术相结合，称之为"Western 印迹"，亦称蛋白质印迹、免疫印迹或转移印迹技术。一般认为 Western blot 的发明者是美国斯坦福大学的乔治·斯塔克（George Stark）。在尼尔·伯奈特（Neal Burnette）于 1981 年所著的《分析生物化学》（Analytical Biochemistry）中首次被称为 Western blot。虽然历史比较短，但由于其灵敏性高、特异性高、操作方便、可进行定性和半定量分析的优点，目前已成为蛋白质分析最流行的技术之一。

二、检测原理

蛋白免疫印迹（Western blot）与 Southern 印迹杂交或 Northern 印迹杂交方法类似，但分析的对象不同，Southern 杂交用于分析 DNA；Northern 杂交用于分析 RNA；Western 杂交用于分析蛋白质。Western blot 采用的是聚丙烯酰胺凝胶电泳，被检测物是蛋白质，"探针"是抗体，显色用标记的二抗。

Western blot 基本原理是经过 SDS- 聚丙烯酰胺凝胶电泳（SDS-PAGE）分离的蛋白质样品，转移到固相载体（例如硝酸纤维素薄膜）上，固相载体以非共价键形式吸附蛋白质，且能保持电泳分离的多肽类型及其生物学活性不变。转移到固相载体上就称为一个印迹（blot），以固相载体上的蛋白质或多肽作为抗原，与对应的抗体起免疫反应，再与酶或同位素标记的第二抗体起反应，经过底物显色或放射自显影以检测电泳分离的特异性目的基因表达的蛋白成分，原理示意图见图 13-1。简单说就是在电场的作用下将电泳分离的多肽从凝胶转移到固相载体上，然后用多肽特异性抗体进行检测。

三、技术要点

Western blot 一般操作流程为蛋白样品的制备（蛋白抽提、定量）、电泳、转膜、膜封闭、抗体的孵育（包括一抗杂交、二抗杂交）、底物显色。

（一）样品的制备

免疫印迹的优势是可分析不能用其他免疫化学技术进行研究的蛋白质样品。例如，不能标记的蛋白质或不溶于温和抽提缓冲液的蛋白质等。几乎任何蛋白质都可用于免疫印迹，任何来源的蛋白质经适当处理后都可用于免疫印迹。免疫印迹的样本可以是细胞、细菌、血液，也可以是动物组织、器官或整个微生物等来源的粗制样品。最常用的样品来源有 3 个途径：蛋白质溶液、细胞裂解液和免疫沉淀蛋白。不同来源样本的处理流程差异较大，本书将不做介绍。蛋白样品制备是 WB 的第一步，更是决定WB 成败的关键步骤，总体原则和注意事项如下：

（1）尽可能提取完全或降低样本复杂度，只集中于提取目的蛋白（通过采用不同提取方法或选择不同的试剂盒产品）。

（2）保持蛋白处于溶解状态（通过裂解液的 pH、盐浓度、表面活性剂、还原剂等的选择）。

（3）提取过程防止蛋白降解、聚集、沉淀、修饰等（低温操作，加入合适的蛋白酶抑制剂和磷酸酶抑制剂）。

（4）尽量去除核酸、多糖、脂类等干扰分子（通过加入核酸酶或采取不同提取策略）。

（5）样品分装，长期于 −80℃中保存，避免反复冻融。

（6）样品制备后需要进行定量，常用的方法有直接紫外吸收法、双缩脲法（Biuret 法）、Bradford 法、Lorry 法和 Bicinchoninic acid（BCA）法。

（二）SDS 聚丙烯酰胺凝胶电泳

1. SDS 聚丙烯酰胺凝胶配置　SDS-PAGE（十二烷基硫酸钠 - 聚丙烯酰胺凝胶电泳）是目前最常用的分离蛋白质的电泳技术。成功应用于免疫印迹的其他高分辨力蛋白质分离技术有等电聚焦、SDS-PAGE 等电聚焦、使用不同于 Tris/glycine 缓冲液的 SDS- 聚丙烯酰胺凝胶及尿素 - 聚丙烯酰胺凝胶和天然的低盐聚丙烯酰胺凝胶等。

SDS 聚丙烯酰胺凝胶成分包括丙烯酰胺和 N,N'- 亚甲双丙烯酰胺、SDS、Tris 缓冲液、四甲基乙二胺（TEMED）、过硫酸铵（APS）、Tris- 甘氨酸电泳缓冲液，其中丙烯酰胺和 N,N'- 亚甲双丙烯酰胺有一定的毒性。

凝胶的浓度需要根据检测蛋白的大小来确定，不同的凝胶浓度的蛋白分离范围不同（表 13-1）。凝胶包括分离胶和浓缩胶两部分，常采用的 12% 分离胶（Separate gel）和 5% 浓缩胶（Spacer gel），试剂配置见附表。

表 13-1　凝胶浓度与蛋白分离范围

凝胶浓度 /%	线性分离范围 /kD
15	12 ~ 43
10	16 ~ 68
7.5	36 ~ 94
5.0	57 ~ 212

在电泳之前需考虑两点：首先是上样蛋白总量；其次是凝胶的物理性状和分离胶的丙烯酰胺浓度。由于印迹技术需将蛋白质成功地从凝胶中转

移至膜上，因此，选择合适的凝胶甚为重要。简单地说，丙烯酰胺和交联剂的比例越低，转移就越易进行。因此，选择合适的凝胶可以提高蛋白检测的分辨率。对于高分子质量的蛋白质的检测，可以降低丙烯酰胺的浓度，以使待测蛋白质从分离胶顶部迁移至底部的距离达到胶长的 1/3。

尽管厚度较薄的凝胶较难处理，但厚度较薄的凝胶蛋白转移速度快、完全。通常，胶厚度的实用低限为 0.4mm。在转移过程中，条带宽度中所有的蛋白均在膜表面浓集，因此，在较厚的凝胶上加入较多的样品进行电泳可以提高灵敏度。然而，当凝胶厚度超过 2mm 时其转移效率反而下降。

鉴于此，应根据目的选择厚度、大小均适合的凝胶。若想寻求蛋白质的最佳分辨率，长胶的效果较好。必要时甚至可让某些标志物移出胶的底部，使较高分子质量的蛋白质更好地分离。若想达到最大的灵敏度，胶的厚度可增加到 1.5mm，并提高上样量。

2. 电泳　蛋白等经 SDS 处理后带负电荷，在 SDS 聚丙烯酰胺凝胶电泳时从阴极电泳向阳极，分子量大小决定了电泳速度。在电泳时还应注意以下问题：

（1）常用 SDS-PAGE 分离单一亚基组成的蛋白质。

（2）非变性 PAGE 分离多个不同亚基组成的蛋白质。

（3）分子量小于 10kD 的多肽和蛋白的电泳采用 Tris-Tricine 胶中电泳，能够获得较好的分离效果。

（4）预染或非预染的蛋白分子量 marker，用于标示电泳中蛋白的大小和示踪。

（5）管家基因编码的、很多组织和细胞中都稳定表达的蛋白，作为内参，用于检测整个 WB 实验过程及体系是否正常，并作为半定量检测目的蛋白表达量的标准对照。内参抗体种类很多，比如 β-Actin、β-Tubulin、GAPDH、Lamin B、PCNA、Na^+/K^+-ATPase 等。

（三）转膜

转膜就是将蛋白质由 SDS 凝胶上转移到固相支持物上，转膜质量的好坏直接决定了实验结果，影响转膜的因素有三方面，即膜的选择、印迹方法和实验操作。

WB 常用的转移膜主要是硝酸纤维素膜（NC）。此外也有用尼龙膜、带正电荷的尼龙（PVDF）膜、DEAE 纤维素膜。膜的选择主要从实验目的和实验要求来考虑。选择的根据主要有：膜与目的蛋白分子的结合能力，以及膜的孔径；不影响后续的显色检测；如果有后续实验，考虑后续实验的其他要求。

转膜最早的方法是简单扩散，后来使用了真空助溶液流和电洗脱。现在电洗脱或电印迹已成为标准方法。其主要优点是转印速度快、完全。电洗脱有两种方法：一种是半干转印法，即将凝胶 - 膜夹层组合放在浸有转印缓冲液的吸水纸之间；另一种是湿转印法，或称浸入式电转印，即将凝胶 - 膜夹层组合完全浸入转印缓冲液中。前者是将凝胶 - 膜夹层组合置于 2 个平板电极之间，而后者是将夹层组合放入有铂丝电极的缓冲液槽中。半干式转膜速度快，而湿式成功率高并特别适合用于分子量大于 100kD 的蛋白。这两种转印的装置已有商品出售，效果均较好。

1. **半干电转印法**　先将凝胶紧贴于一块硝酸纤维滤膜，然后再将这种夹层组合直接置于两个平板电极之间，采用这种半干方法可将蛋白质从凝胶中转印至硝酸纤维素膜上（Kyhse-Andersen 1984）。平板可以是石墨制成的，也可以是钼金的（价格较贵，但使用寿命较长）。通过电洗脱将蛋白质从凝胶中转印至滤膜上。该法转印速度快、均匀，亦不需较大的功率。使用稀释的 Tris-Glycine SDS- 聚丙烯酰胺凝胶电泳缓冲液系统，只需在阴极和阳极两边放入若干层预湿的玻璃纤维滤纸即可保持电极、凝胶和滤纸之间的良好接触。

操作步骤：

（1）用蒸馏水淋洗半干装置的平板电极。

（2）将凝胶切成适当大小用于转印。除去无关的凝胶和未使用的泳道。做好凝胶标记以确定第一条泳道的去向。在准备滤纸时，将凝胶放入转印缓冲液中。

（3）剪取 6 张吸水纸和 1 张硝酸纤维素膜，使其大小与凝胶相同。操作时要戴手套，因硝酸纤维素膜上蛋白质的结合键型尚不清楚，但油污或其他蛋白质可阻碍此种结合。

（4）将硝酸纤维素膜浸入蒸馏水中。通常是小心地将硝酸纤维素膜放在水面上使其浸湿。通过毛细吸管作用从底部开始浸湿硝酸纤维素膜（数分钟），然后将膜浸入水中 2min。再将膜放入转印缓冲液中。

（5）将吸水纸放入转印缓冲液中浸湿。

（6）将凝胶、硝酸纤维素膜和滤纸放在平板装置的底部。检查底部平板的极性。

（7）仔细检查有无气泡，并用戴有手套的手驱赶气泡或用 1 支干净吸管在夹层组合上滚动将气泡赶出。吸干凝胶 - 滤纸夹层组合旁边的缓冲液。许多装置在凝胶 - 滤纸夹层组合旁边有一个垫圈以防转印时发生短路。

（8）小心将电极插入装置顶部。接通电极（正极或红色表示阳极）并进行转印。

（9）用考马斯亮蓝对聚丙烯酰胺凝胶进行染色或银染以验证转印物。对硝酸纤维素膜适当处理后进行染色或封闭。

为了使转印有效进行，必须在电极和滤纸 / 凝胶 / 硝酸纤维素膜 / 滤纸夹层组合之间保持良好的电流通路。在整个电极的表面电流分布必须是均匀的，这意味着电极必须保持洁净而且不黏附任何非导电物质。此外，两电极之间的任何直接连接，例如，玻璃纤维滤器的错位，可为电流提供一个低电阻通路，造成短路并严重影响转印。在滤纸 / 凝胶 / 硝酸纤维素膜 / 滤纸夹层组合内存在的任何气泡也会在局部阻止转印过程。另一个常见问题是大分子量蛋白质的转印比较困难。这是转印方法难以克服的问题。如果蛋白质在分离胶中移动较慢，它从胶中移出也将较慢。若是这种情况，需降低分离胶的浓度。如果研究的是多个不同大小的多肽，一个浓度的胶又不能满足要求时，可以考虑用不同浓度的丙烯酰胺配制两种分离胶。

2. 浸入式电转印　采用浸入法将蛋白质从凝胶转移至硝酸纤维素膜是先将凝胶紧贴于一块硝酸纤维素膜，然后再将这种夹层组合浸入盛有大量缓冲液的转印槽内，使电流从转印槽的一侧通向另一侧。通过电洗脱的方法可将蛋白质从凝胶中转印至滤膜上，如同在凝胶中迁移，只不过移动方向与胶平面垂直。此法比半干法稍微费时，也需用较多的缓冲液，但它更为简便。

但对浸入式转印，尚无一组条件能将各种蛋白质完全、均匀地转印并较好保持于膜上。需根据待转印蛋白质的分子质量，配制相应转印缓冲液，并根据经验确定不同的转印时间。

操作步骤：

（1）将凝胶切成所需大小用于转印。除去无关凝胶和未使用的凝胶泳道。将凝胶做好标记以确定第一条泳道的去向。在准备滤纸时，将凝胶放入转印缓冲液中。

（2）剪取1张硝酸纤维素膜和4张吸水纸，使其大小与凝胶相同。

（3）将硝酸纤维素膜浸入蒸馏水中。通常是小心地将硝酸纤维素膜放在水面上使其浸湿。通过毛细吸管作用从底部开始浸湿硝酸纤维素膜（数分钟），然后将膜浸入水中2min。再放入转印缓冲液中5min。将吸水纸放入转印缓冲液中浸湿。

（4）将凝胶、硝酸纤维素膜、滤纸和支持垫浸入缓冲液中并保证其完全浸泡。小心地将支持垫中的气泡赶出。

（5）将转印夹层组合安装。使所有的部分保持湿润，务必使凝胶和滤纸之间接触良好。

（6）将转印夹层组合放入转印槽中，硝酸纤维素膜紧靠正极（阳极，红色电极）。

（7）一般转印4～18h。较厚的凝胶和分子质量较大的蛋白质需要较长的转印时间。可对电压和转印时间等条件进行优化，使分子质量范围很广泛的蛋白质都得到转印。在转印过程中，温度会明显升高，因此，需要使用冷却管或在低温室内进行转印以避免在夹层组合中产生气泡。

（8）转印结束后立即断开电源。小心拆开装置。在膜上做好标记。

（9）用考马斯亮蓝对凝胶进行染色或银染以验证转印物。硝酸纤维素膜经过适当处理后进行染色或封闭。

该法最常见的问题是转印夹层组合内的气泡会使局部不能发生转印。解决办法是在转印缓冲液中重新组装，在转印缓冲液中完成组装可确保夹层组合内不会再有气泡。

（四）膜的封闭

为防止一抗和/或二抗与膜的非特异性结合产生的高背景，因此需要封闭印迹膜上剩余的蛋白质结合位点。几乎适合于所有检测系统的两种封闭缓冲液是脱脂奶粉和牛血清白蛋白（BSA）。若蛋白质封闭液造成本底过高或干扰检测，则可用吐温 20（Tween-20）封闭液。脱脂奶粉成本低但不能用于磷酸化蛋白（因脱脂奶粉含有酪蛋白，该蛋白本身就是一种磷酸化蛋白），使用脱脂奶粉会结合磷酸化抗体从而易产生高背景。某些抗体用 BSA 封闭时因不明原因可能会产生比脱脂奶粉更强的信号，请仔细阅读说明书注明的注意事项和膜的特殊封闭方法。封闭一般在摇床上进行缓慢摇动，室温 2h 或者 4℃过夜。

（五）抗体的孵育

1. 一抗的孵育 按抗体说明书建议的稀释倍数，用 TBST（Tris-HCl 缓冲盐溶液 +Tween）稀释一抗，如果说明书没有建议的稀释倍数，则参照一般推荐的稀释倍数（1∶100 ~ 1∶3 000），一抗浓度过高会导致产生非特异性条带。

如果不存在高背景的问题，某些抗体用含低浓度（0.5% ~ 0.25%）脱脂奶粉或 BSA 的封闭液来稀释，可产生相对更强的信号条带。

一抗的孵育时间可从几小时至过夜（一般不超过 18h）不等，取决于抗体与蛋白的亲和性和蛋白的含量丰度，建议使用较高的抗体稀释倍数和较长的孵育时间来保证特异性结合。尽可能低温孵育，如果在封闭液中孵育一抗过夜，应在 4℃进行否则会产生污染而破坏蛋白（特别是磷酸基团）。孵育一抗时需保持适当的摇动使之均匀覆没膜，防止结合不均匀。

2. 二抗的孵育 一抗孵育结束后，用 TBST 摇动洗膜数次，每次 5min 或更长，去除残留的一抗。

用 TBST 按说明书推荐的倍数稀释二抗，如果说明书没有标出稀释倍数，则按常规的倍数稀释（1∶1 000 ~ 1∶20 000）预试，二抗的浓度过高也会导致非特异性条带。亦可以在封闭液中孵育二抗，但可能在降低背景同时导致特异性条带的信号也减弱，可能是封闭剂阻碍了抗体与靶蛋白的结合。

二抗一般用摇床缓慢摇动，在室温下孵育 1 ~ 2h 或室温过夜。

二抗的连接物推荐使用辣根过氧化物酶（horseradish peroxidase，HRP），不建议使用碱性磷酸酶（alkaline phosphatase，AP）。

（六）显色

显色分为酶促底物发光和化学发光法或荧光法，所以根据成像底物可分为显色底物和发光底物。一般常用酶有 HRP 和 AP，HRP 常用的显色底物为 3,3' - 二氨基联苯胺（DAB，呈棕色）和 4- 氯 -1- 萘酚（呈蓝紫色）。AP 常用显色底物为 5- 溴 -4- 氯 -3- 吲哚磷酸 / 氮蓝四唑（BCIP/NBT，呈深蓝色）。化学发光（chemi luminescence，CL）法是基于环化二脂酰肼（cyclic diocylhy-drazide）的化学氧化作用，生成一种不稳定的中间产物，当其衰变时即可发光。发出的光可使标准 X 线片感光，产生较易识别的图像。化学发光法比过去使用的显色或放射活性检测法更加灵敏。尽管对灵敏度增加的幅度还有很多争论，但一般认为比显色法大约增高 20 倍，比放射活性检测方法约增高 7 倍。该法的关键是使用了辣根过氧化物酶 - 偶联的二抗试剂。辣根过氧化物酶可与抗免疫球蛋白抗体、A 蛋白、G 蛋白或其他可与一抗特异结合的试剂共价结合。在过氧化氢存在的条件下，过氧化物酶催化鲁米诺（氨基苯二酰一肼）氧化后即可发光。

四、操作要点

（一）Western Blot 一般流程

大体分三个阶段进行，流程见原理示意图（图 13-1）。

第一阶段为 SDS- 聚丙烯酰胺凝胶电泳（SDS-PAGE）。抗原等蛋白样品经 SDS 处理后带阴电荷，在聚丙烯酰胺凝胶中从阴极向阳极泳动，分子量越小，泳动速度就越快。此阶段分离效果肉眼不可见（只有在染色后才显出电泳区带）。

第二阶段为蛋白质的电转移。将在凝胶中已经分离的条带转移至硝酸纤维素膜（NC 膜）上。此阶段分离的蛋白质条带肉眼仍不可见。较常用的两种电转移方法为：①半干电转印法，即凝胶与固相支持物夹在缓冲液浸湿的滤纸之间，然后通电 10 ~ 60min；②浸入式电转印，即凝胶 - 支持体夹心物浸入转移缓冲液中进行电转移，至少需 4h 或过夜。

第三阶段为靶蛋白的免疫学检测，即酶免疫定位。将印有蛋白质条带的硝酸纤维素膜（相当于包被了抗原的固相载体）依次与特异性抗体和酶标第二抗体作用后，加入能形成不溶性显色物的酶反应底物，反应后使条带染色。可用多种 2 级免疫学试剂（如 ^{125}I 标记的 A 蛋白或抗免疫球蛋白，HRP 或 AP 偶联的 A 蛋白或抗免疫球蛋白等）检测。阳性反应的条带清晰可辨，并可根据 SDA-PAGE 加入的分子量标准，确定各组分的分子量。

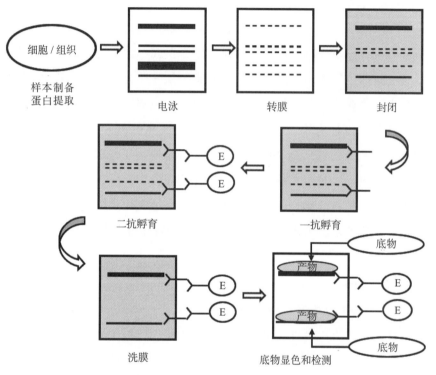

图 13-1　蛋白免疫印迹原理示意图

（二）影响因素

Western Blot 由于实验步骤较多，每一步操作都会对最终实验结果产生影响。每一步都需要严格按照要求进行，否则试验就会出现各种各样的问题，如背景高、"微笑"条带、非特异性条带等。上文已提及操作中需要注意的问题，下面主要阐述抗体选择和抗原浓度需要注意的主要问题。

影响免疫印迹成败的一个主要因素是抗原分子中可被抗体识别的表位性质。多数高分辨力凝胶电泳技术涉及抗原样品的变性，只有那些能识别耐变性表位的抗体可与抗原结合。多数多克隆抗血清中或多或少地含有这种类型的抗体，所以在免疫印迹实验中常选用多克隆抗体。相反，许多单克隆抗体不能与变性抗原反应，因为它识别的表位依赖于抗原蛋白正确折叠所形成的三维空间构象。

第二个影响免疫印迹结果的因素是蛋白质原液中抗原的浓度。对于中等分子质量的蛋白质（如约 50kD）其浓度需达到 $1/10^6$ 左右时，才易于检出。采用目前的技术，浓度低至 0.1ng 的蛋白亦可被检出。稀有蛋白在进行凝胶电泳之前要进行部分纯化，免疫沉淀是制备样品、扩大免疫印迹检测范围的一种简易方法。

（三）质量控制

WB 的对照有阳性对照、阴性对照、内参、无一抗对照和无关对照。阳性对照是含有已知的或标准量的待测抗原的样品，来源于细菌或杆状病毒超常表达系统或已鉴定的细胞系，如阳性对照裂解物。它可提示免疫印迹是否成功，并能对抗原的相对分子量进行精确比较；如果阳性对照中抗原的量是已知的，可粗略估计出待测样品中抗原的含量。如果阳性对照的结果呈阳性，即使样品呈阴性，也能说明流程的优化性和可行性。阳性结果可证明任何阴性结果的有效性。阴性对照是来源于已知不表达检测蛋白的细胞系或组织的样品，如阴性对照裂解物。使用阴性对照的目的是检查是否存在非特异性结合和假阳性结果，还可以给出待测样品的背景读数。内参即内部对照，一般是由管家基因编码表达的蛋白，它们在组织细胞中表达相对恒定，其作用是校正蛋白定量、上样过程中的实验误差，保证实验结果的准确性。无一抗对照是膜的一条带中未加入一抗的对照。只向其中加入二抗。无一抗对照指示是否存在由于二抗的非特异性结合而造成的任何非特异性结合或假阳性。在实验流程的这一步，用不含抗体的抗体稀释缓冲液替代一抗溶液。在样品上加入二抗正常孵育。无关对照，使用无关抗体。应用时使用对照要根据试验实际需求进行选择。

五、方法学评价

蛋白印迹技术是集电泳、转印和免疫标记相结合而建立的一种蛋白质检测技术，与其他蛋白分离技术相比，其具有灵敏度较高（可达 ng 级）、特异性高，且可以进行定性和半定量分析的优点。其灵敏度能达到放射免疫水平而又无需像免疫沉淀法那样必须对靶蛋白进行放射性标记，可检测到 1～5ng（最低可到 10～100pg）中等大小的靶蛋白。免疫印迹为检测样品中是否存在蛋白抗原提供了一种可靠方法，用于未知蛋白质的检测及抗原组分、抗原决定簇的分子生物学的测定；同时也可用于未知抗体的检测和单克隆抗体的鉴定等。

蛋白印迹在临床应用中存在一定的局限性。如操作流程较长，影响结果的因素较多，实验室间统一标准化操作流程有一定难度。比较成熟的临床应用为艾滋病抗体确证实验。

六、临床应用

蛋白印迹技术可用于 HIV 抗体确证试验、自身免疫性疾病自身抗体检测、幽门螺杆菌检测、老年人梅毒螺旋体抗体检测等。免疫印迹法是目前公认的确诊 HIV 感染的方法，是目前最成熟的临床应用。免疫印迹法可作为幽门螺杆菌检测的补充方法，并可对使用 RPR、FTA-ABS 和 TPPA 检测梅毒出现假阳性的标本进行确证。除此以外，免疫印迹技术在结核血清学检测中的应用尚处于萌芽研究阶段。

附：蛋白质电泳、Western Blot 所用试剂及配置

（1）12% 分离胶（Separate gel）5ml

纯水	1.6ml
30% 丙烯酰胺	2.0ml
1.5M Tris-HCl（pH8.8）	1.3ml
10%SDS	50μl
10%APS	50μl
TEMED	2μl

（2）5% 浓缩胶（Spacer gel）2ml

纯水	1.4ml
30% 丙烯酰胺	0.33ml
1.0M Tris-HCl（pH6.8）	0.25ml
10%SDS	20μl
10%APS	20μl
TEMED	2μl

（3）30% 丙烯酰胺 100ml

丙烯酰胺	29.2g
甲叉双丙烯酰胺	0.8g

少量纯水溶解后，滤纸过滤，定容至 100ml，室温避光保存。

（4）10% 过硫酸铵

过硫酸铵	0.1g
纯水	1ml

新鲜配制，4℃避光保存。

（5）SDS-PAGE 电泳缓冲液 1 000ml

Tris	3.0g
甘氨酸	14.4g
SDS	1.0g

加纯水定容至 1 000ml，室温保存。

（6）4×SDS 上样缓冲液 50ml

0.25M Tris-HCl（pH 6.8）	25ml
SDS	2g
蔗糖	5g
溴酚蓝	5mg

溶解后加入纯水至 50ml，分装为 1ml/ 管，−20℃保存。使用前每管加入 10µl β- 巯基乙醇。

（7）TEMED：室温保存。

（8）考马斯亮蓝染色液 1 000ml

考马斯亮蓝	0.25g
100% 甲醇	400ml
冰乙酸	70ml

完全溶解后加入蒸馏水至 1 000ml，滤纸过滤后室温保存。

（9）考马斯亮蓝脱色液 1 000ml

100% 甲醇	50ml
冰乙酸	7ml

加蒸馏水定容至 1 000ml，混匀后室温保存。

（10）1×TBST　1 000ml

Tris-HCl（50mM，pH7.5）	6g
0.15M NaCl	8.8g
0.1%Tween-20	50µl

定容至 1 000ml。

（11）封闭液：含 5% 脱脂奶粉的 1×TBST 溶液

1×TBST	100ml
脱脂奶粉	5g

充分溶解后，4℃保存。

（12）抗体稀释液：含 1% 脱脂奶粉的 1×TBST 溶液

1×TBST	100ml

脱脂奶粉   1g

充分溶解后，4℃保存。

参考文献

［1］ E.哈洛，D.莱恩，抗体技术实验指南［M］．沈关心，等，译．北京：北京科学出版社，2002．

［2］ 王兰兰，吴建民．临床免疫学与检验［M］．4版．北京：人民卫生出版社，2010．

［3］ BOWEN B，STEINBERG J，LAEMMLI U K，et al. The detection of DNA-binding proteins by protein blotting［J］．Nucl Acids Res，1980，8（1）：1-20．

［4］ JOHNSON D A，GAUTSCH J W，SPORTSMAN J R，et al. Improved technique utilizing nonfat dry milk for analysis of proteins and nucleic acids transferred to nitrocellulose［J］．Gene Analysis Techniques，1984，1（1）：3-8．

［5］ PEFEROEN M，HUYBRECHTS R，LOOF A D．Vacuum-blotting：a new simple and efficient transfer of proteins from sodium dodecyl sulfate-polyacrylamide gels to nitrocellulose［J］．Febs Letters，1982，145（2）：369-372．

［6］ REISER J，WARDALE J．Immunological detection of specific proteins in total cell extracts by fractionation in gels and transfer to diazophenylthioether paper［J］．European Journal of Biochemistry，2010，114（3）：569-575．

［7］ RENART J，REISER J，STARK G R．Transfer of proteins from gels to diazobenzyloxymethyl-paper and detection with antisera：a method for studying antibody specificity and antigen structure［J］．Proc Natl Acad Sci U S A，1979，76（7）：3116-3120．

［8］ TOWBIN H，GORDON J．Immunoblotting and dot immunobinding-current status and outlook［J］．Journal of Immunological Methods，1984，72（2）：313-340．

［9］ TOWBIN H，STAEHELIN T，GORDON J．Electrophoretic transfer of proteins from polyacrylamide gels to nitrocellulose sheets：procedure and some applications［J］．Analytical Biochemistry，1979，102（2）：459-471．

［10］ 张明洪，余倩，张宗辉，等．研究免疫印迹试验检测HIV抗体不确定结果与确证策略［J］．预防医学情报杂志，2015，31(8)：627-630．

［11］赵艳，闫惠平，檀玉芬，等. 抗可溶性肝抗原／肝胰抗原抗体在自身免疫性肝炎诊断及分型中的意义［J］. 中华肝脏病杂志，2007，15（4）：283-286.

［12］陈海英，番敏，张柳. 免疫印迹技术在临床幽门螺杆菌检测中的应用［J］. 中国实验诊断学，2006，10（9）：995-996.

［13］韩晓峰，刘孙琴. 免疫印迹技术在老年人梅毒螺旋体抗体阳性标本中的临床应用［J］. 医学检验与临床，2012，23(1)：29-30，41.

［14］陆学东，孙惠平，张银辉. 免疫印迹技术在临床结核病血清学诊断中的应用［J］. 中华结核和呼吸杂志，1993，16（6）：357-359.

（刘新）

第十四章

分子生物学技术

一、历史沿革

分子生物学是研究核酸、蛋白质等所有生物大分子的形态、结构特征及其重要性、规律性和相互关系的科学，是人类从分子水平上真正揭开生物世界的奥秘，由被动地适应自然界转向主动地改造和重组自然界的基础学科。当人们意识到同一生物不同世代之间的连续性是由生物体自身所携带的遗传物质所决定的，科学家为揭示这些遗传密码所进行的努力就成为人类征服自然的一部分，而以生物大分子为研究对象的分子生物学就迅速成为现代生物学领域里最具活力的学科。

从 1847 年 Schleiden 和 Schwann 提出"细胞学说"到今天，虽然不过短短一百年时间，但我们对细胞的化学组成有了深刻的认识。孟德尔的遗传学规律使人们开始了解性状遗传，而 Morgan 的基因学说则进一步将"性状"与"基因"相偶联，成为现代遗传学的奠基石。随着 Watson 和 Cricket 提出脱氧核糖核酸的双螺旋模型，及核酸化学的研究进展，为充分揭示遗传信息的传递规律铺平了道路。

现代分子生物学，广义的定义是指在分子水平上解释生物学现象，狭义的定义是指在分子水平上研究基因的结构和功能。不断地研究发现，所有生物体中的有机大分子都是以碳原子为核心，以共价键的形式与氢、氧、氮和磷等以不同方式结合构成。不仅如此，一切生物体中的各类有机大分子都是由完全相同的单体构成，如蛋白质是由 20 种氨基酸组合而成，DNA、RNA 是由 8 种碱基所组合而成，并由此产生了分子生物学的 3 条基本原理：①构成生物体各类有机大分子的单体在不同生物中都是相同的。②生物体内一切有机大分子的构成都遵循共同的规则。③某一特定生物体所拥有的核酸及蛋白质分子决定了它的属性。

从 DNA 双螺旋模型的提出至今，生物学领域的巨大变化都伴随着技术的不断革新，从基因发现到基因重组技术，从最初的 PCR 扩增技术到高通量核酸测序技术及基因芯片技术，使科学家拥有了更好的技术去探索生命的起源，也使得人类能够更好地了解自己。

因此利用各种先进技术探索并比较生物体内各种大分子、亚细胞结构，对我们了解和熟知生命的过程具有重要意义。

二、PCR 技术

（一）聚合酶链式反应

聚合酶链式反应（polymerase chain reaction，PCR）是体外快速扩增特定基因或 DNA 序列最常用的方法。20 世纪 80 年代，凯利·穆利斯（Kary Mullis）发明了该技术。当时，他供职于美国的西特斯公司（世界上第一个靠重组 DNA 技术起家的生物技术公司），PCR 反应的起始材料——模板 DNA，可以是基因组 DNA 的某个基因或基因片段（genomic），也可以是 RNA 反转录产生的 cDNA 链（RT-PCR）。

1. **检测原理** PCR 技术的原理并不复杂，首先将双链 DNA 分子在临近沸点的温度下加热分离成两条单链 DNA 分子，DNA 聚合酶以单链 DNA 为模板并利用反应混合物中的四种脱氧核苷三磷酸合成新的 DNA 互补链。DNA 聚合酶是一种天然产生的能催化 DNA（包括 RNA）的合成和修复的生物大分子，所有生物体基因组的准确复制都依赖于这类酶的活性，PCR 中使用的 DNA 聚合酶不同于一般的聚合酶，它具有很好的耐高温性，DNA 聚合酶在开始合成 DNA 时都需要有一小段双链 DNA 来启动（"引导"）新链的合成，因此新合成的 DNA 链的起点是由加入反应混合物中的一对寡核苷酸引物在模板 DNA 链两端的退火位点决定的（图 14-1）。

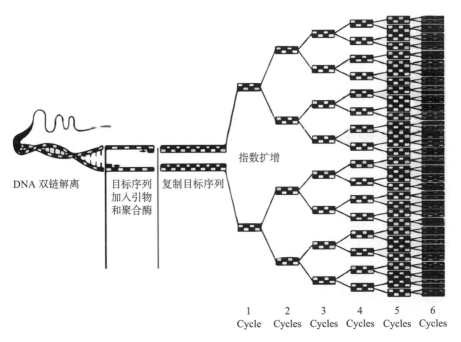

图 14-1　聚合酶链式反应（PCR）技术原理示意图

2. **技术特点**　进行 PCR 反应时，只要在试管内加入模板 DNA、PCR 引物、四种核苷酸及适当浓度的 Mg^{2+}，DNA 聚合酶就能在数小时内将目标序列扩增 100 万倍以上。双链模板 DNA 分子首先在高温下解开成长链、单链，短链引物分子立即与该模板 DNA 的特定序列相结合，产生双链区，DNA 聚合酶从引物处开始复制合成其互补链，迅速产生与目标序列完全相同的复制品。在后续反应中，无论是起始模板 DNA 还是经复制的杂合 DNA 双链，都会在高温下解开成单链，体系中的引物分子再次与其互补序列相结合，聚合酶也再度复制模板 DNA。由于在 PCR 中所选用的一对引物，是按照与扩增区段两端序列彼此互补的原则设计的，因此，每一条新生链的合成都从引物的退火结合位点开始朝相反方向延伸，每一条新合成的 DNA 链上都具有新的引物结合位点，整个 PCR 过程，即 DNA 解链（变性）、引物与模板 DNA 相结合（退火）、DNA 合成（链的延伸）三

步，可以被不断重复。经多次循环之后，反应混合物中所含有的双链 DNA
分子数，即两条引物结合位点之间的 DNA 区段的拷贝数，理论上的最高
值应是 2^n，从而满足进一步遗传分析的需求。

（二）实时定量 PCR

由于 PCR 技术具有极高的敏感性，扩增产物总量的变异系数常常达到
10%～30%，因此人们普遍认为应用简单方法对 PCR 扩增的产物进行最终
定量是不可靠的。随着技术的进步，20 世纪 90 年代末出现了实时定量
PCR（real time quantitative PCR）技术，利用带荧光检测的 PCR 仪对整个
PCR 过程中扩增 DNA 的累积速率绘制动态变化图，从而消除了在测定终
端产物丰度时有较大变异系数的问题。

1. 检测原理　实时定量 PCR 在透明的塑料小管中进行，激发光可以
直接透过管盖或管壁，激发荧光探针。荧光探针事先混合在 PCR 液中，
只有与 DNA 结合后，才能够被激发出荧光。随着新合成目的 DNA 片段
的增加，结合到 DNA 上的荧光探针增加，被激发产生的荧光也相应增
加。最简单的 DNA 结合的荧光探针是非序列特异性的，例如荧光染料
SYBR Green I，激发光波长 520nm，这种荧光染料只能与双链 DNA 结合
（图 14-2）。

2. 技术特点　利用 SYBR Green I 可以检测 PCR 反应中获得的全部
双链 DNA，但是不能区分不同的双链 DNA。为了进一步确保荧光检测的
就是靶 DNA 序列，人们又设计了仅能与目的 DNA 序列特异结合的荧光探
针，如 TaqMan 探针。TaqMan 探针是一小段被设计成可以与靶 DNA 序列
中间部位结合的单链 DNA（一般为 50～150bp），并且该单链 DNA 的 5'
端和 3' 端带有短波长和长波长两个不同荧光基团。这两个荧光基团由于距
离过近，在荧光共振能量转移（FRET）作用下发生了荧光淬灭，因而检
测不到荧光。PCR 反应开始后，随着双链 DNA 变性产生单链 DNA，
TaqMan 探针结合到与之配对的靶 DNA 序列上，并被具有外切酶活性的
Taq DNA 聚合酶逐个切除而降解，从而解除荧光淬灭的束缚，荧光基团在
激发光下发出荧光，所产生的荧光强度直接反映了被扩增的靶 DNA 总量。

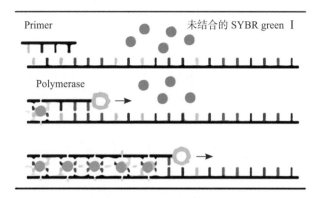

图 14-2　SYBR Green I 探针实时定量 PCR 实验过程图

应用 TaqMan 探针的实时定量 PCR 技术，TaqMan 探针具有 3 个要素：一端的短波长荧光基团（R，reporter group），一段目的 DNA 特异的碱基序列和另一端的长波长荧光基团（Q，quenching group），探针上的荧光基团十分接近，因此两个荧光基团相互发生淬灭，不产生绿色荧光。探针上的特异的碱基序列被设计成能与目的 DNA 中部序列结合，在 PCR 中，当 Taq DNA 聚合酶延伸链时，它的核酸酶活性会逐个切掉结合在目的 DNA 中部的 TaqMan 探针的碱基，从而使两个荧光基团被释放出来，解除了淬灭的束缚。短波长的荧光基团在激发光下产生绿色荧光，它的荧光强度反映新合成目的 DNA 的产量（图 14-3）。

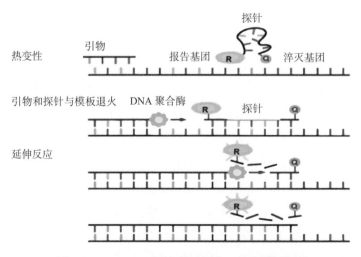

图 14-3　TaqMan 探针实时定量 PCR 实验过程图

三、测序技术

人类基因组计划的成功很大程度上得益于早期在有效地减少 DNA 测序成本的方法学上的投资。通过改良测序方法，不断提升其自动化程度，在人类基因组计划起始之后的十年内 DNA 测序的成本降低了 100 倍，从 20 世纪 70—80 年代每个碱基 10 美元降低到 1 美元 10 个碱基。在第一个人类基因组测序工作完成之际，美国国立人类基因组研究所（NHGRI）为基因组学研究的下一阶段提出了一系列计划，要在十年时间内分两阶段将测序的花费降低 4~5 个数量级：5 年后达到 10 万美元测序一个人类基因组，10 年后则要求达到 1 000 美元测序一个人类基因组！为了达到这个目标，NHGRI 资助了一系列研究项目，包括面向 10 万美元 / 基因组的、以基于 DNA 合成的测序方法和基于 DNA 连接的测序方法为代表的第二代测序仪，以及面向 1 000 美元 / 基因组的、基于纳米孔测序技术的第三代测序仪。此外，对 Sanger 测序中样本准备的简化和整合、对毛细管阵列的隔离和检测、对 DNA 聚合酶催化的核苷酸聚合反应的实时荧光监测、基于杂交的测序等一系列，基于物理、化学、生物化学和各种分光光度计、显微镜测量法鉴定核苷酸序列的技术，也在优先发展和改善之列。

（一）Sanger 测序（一代测序）

无论是对于重组质粒还是单个基因或整个基因组，分析 DNA 结构的最基本方法就是测定出这些 DNA 分子的一级结构——DNA 序列。DNA 自动测序仪的出现使得 DNA 测序过程变得快捷而稳定，计算机处理能力的迅速提高则使得大量 DNA 小片段很容易被拼接成较大的片段甚至整条染色体。高效快捷的 DNA 测序方法始于 20 世纪 70 年代中期。当时有两种不同的测序方法，一种是 Sanger 的双脱氧链终止法、一种是 Maxam-Gilbert 的化学修饰法。在 DNA 测序技术发展过程中，最终双脱氧链终止法因其更适合于序列分析的自动化而逐渐占据了显著的优势地位。

1. **检测原理**　剑桥大学的 F. Sanger 等人于 1977 年发明了利用 DNA 聚合反应的双脱氧链终止反应来测定核苷酸序列的方法。由于这种方法要求使用适当的 DNA 引物，同时以单链 DNA 为模板在 DNA 聚合酶的催化下进行 DNA 合成，因此也称为引物合成法或酶催化引物合成法。在测序过程中使用的 DNA 聚合酶一般去掉了 5'，3' 端外切核酸酶活性的 DNA

聚合酶Ⅰ的 Klenow 大片段，它利用 DNA 聚合酶所具有的两种酶催化反应的特性：①该酶能以单链 DNA 为模板，合成出准确的 DNA 互补链序列；②如果以 2'，3'- 双脱氧核苷三磷酸为底物，掺入新合成的寡核苷酸链的3'- 末端后，DNA 链的延伸即被终止。

2. **技术特点** 在 DNA 测序反应中，加入模板 DNA（即待测样本）、特异性引物、DNA 聚合酶、dATP、dTTP、dGTP、dCTP 和一种 ddNTP，当这种 2'，3'- 双脱氧 ddNTP 取代常规的脱氧核苷酸（dNTP）掺入到寡核苷酸链的 3'- 末端后，由于 ddNTP 没有 3'-OH 基团，阻断了 DNA 聚合反应，寡核苷酸链不再继续延长，从而在该位置上发生了特异性的链终止效应。在同一个反应中，由于加入了大量的带 ^{32}P 放射性标记的 4 种 dNTP 及适量的某种 ddNTP（如 ddTTP），经过适当的温育之后，将会产生出不同长度的 DNA 片段混合物。它们都具有同样的 5' 末端，并在 3' 末端的 ddNTP 处终止。将这种混合物加到变性凝胶上进行电泳分离，就可以获得一系列全部以 3' 末端 ddNTP 为终止残基的 DNA 片段的电泳谱带模式。分别加入 ddATP、ddGTP 和 ddCTP，在不同试管中温育后，点样于同一变性凝胶上做电泳分离，再通过放射自显影的方法检测单链 DNA 片段的放射性带，就可以直接读出 DNA 的核苷酸顺序。

（二）Sanger 测序法的改进及新一代测序技术

继 Sanger 的基于合成的双脱氧链终止法被广泛应用于核苷酸序列测定之后，人们对测序流程中的样品准备、分子标记、化学反应试剂以及测序的平行化等方面进行了大量的改进，开发出一系列新一代测序技术，包括已经商业化并被广泛运用的第二代测序技术：Roche 454 焦磷酸测序、Illumina Solexa 基于合成的循环阵列测序，ABI SOLID 基于连接的测序，单分子测序技术以及正在研制中的纳米孔测序技术。

人类基因组计划的提前完成离不开对早期 Sanger 测序法的不断改进。这主要包括 3 个方面：用荧光标签替代放射性标记，用毛细管电泳替代普通的平板电泳，建立新的配对末端测序方案，使对序列的测定突破了实际测序读长的限制，再加上对各种溶液、流体的自动操作技术，大大简化了文库的准备工作，整个测序流程开始向更高水平的自动化、平行化及高通量发展。现在，毛细管阵列自动测序的成本已降至每千碱基对 0.5 美元，通量也达到每机器每秒 24 个碱基。

为了满足现代生物学对测序技术的要求，一系列的策略被提出并付诸实践。虽然考虑到 Sanger 测序技术的成熟程度及其高精确度和读长上的优势，并且该技术已经受到了长期测序应用的检验，对其进一步在集成和流程整合方面进行改进不失为一个相对安全的选择，且在短期内确实带来了切实的成本缩减，但是要达到降低成本达 4 ~ 5 个数量级的目标仍然需要对测序方法进行根本性的变革，以循环阵列测序为特征的各项第二代测序技术正是在这种背景下应运而生的。所有的第二代测序都采取了有别于 Sanger 测序法中细菌克隆培养扩增待测样本的策略，在随机片段化基因组 DNA 后，直接在体外连接上共同的接头序列（adaptor sequence），然后通过乳胶 PCR 扩增或桥连 PCR 扩增等不同的方法产生一簇富集的扩增子，并最终被各自定位在固态反应基底的不同位置上。测序过程包括了一系列酶促生化反应和图像收集的自动循环。相对于 Sanger 测序，第二代测序技术所采取的体外构建测序文库、体外扩增测序模板以及更高密度的阵列化测序更大地提高了测序的自动化和平行化，从而极大地降低了测定单位碱基所消耗的各种生化试剂，大大降低了测序成本，当然第二代测序读长较短，数据精确度不高，有待于进一步改良（图 14-4）。

1. Roche454 焦磷酸测序

（1）检测原理：454 系统是第一个商用第二代测序平台。在待测 DNA 被片段化并接上接头序列后，454 系统采取了乳胶 PCR 扩增（emPCR）的方法进行扩增。首先将双链 DNA 变性成单链，并稀释到以每个磁珠至多一个 DNA 分子的水平，DNA 分子被一端连有引物的磁珠捕获，随后每个磁珠在油包水的封闭乳胶小泡中经 PCR 扩增得到原来模板的数千个拷贝，并再次经过变性去除未固定在磁珠上游离的 DNA 分子，带有大量扩增子的磁珠被富集后，被激光刻蚀在光纤载片上的阵列容量在 pl 级的小槽内，测序引物在正确的方向和位置上与共同的接头序列杂交，在 DNA 聚合酶的催化下以 4 种天然核苷酸为底物开始合成待测模板的互补链，用焦磷酸测序仪对所产生的序列进行检测，当某个新添加的核苷酸被整合到延伸的 DNA 链中，它所释放的焦磷酸被硫酸化酶转化成 ATP，而荧光素酶则利用这个 ATP 催化荧光素生成氧合荧光素，最终释放的光信号被光纤束连接的 CCD 所检测（图 14-5）。

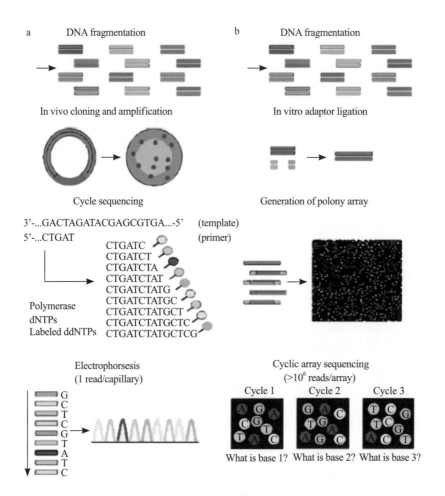

图 14-4 传统 Sanger 测序与第二代测序流程对比

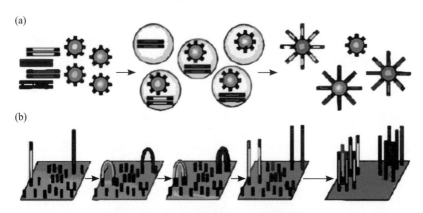

图 14-5 乳胶 PCR 和桥接 PCR 扩增测序模板

（2）技术特点：454 焦磷酸测序技术是基于合成的实时测序技术，可直接监测核苷酸整合时相应产物诱发的光信号。由于没有对底物核苷酸进行任何末端终止的修饰，该测序方法是异步的，且不能避免在一次循环周期中多个连续整合事件，因此 454 焦磷酸测序对一连串同一核苷酸形成的同多聚串的长度检测只能间接由荧光信号的强度来推断，碱基缺失和插入成为该平台最主要的测序错误。相对于其他第二代测序平台，454 平台最显著的优点是其读长较长（平均读长已超过 330bp），测序时间较短（一轮测序只需 0.35d），数据量较大（每轮测序可产生 0.45Gb 的数据）。虽然到目前为止，该平台测序每碱基的成本比第二代测序中的 SOLID 和 Solexa 都高出很多，但却更适用于对读长要求较高的项目，如从头拼装测序、元基因组测序等。

2. Illumina 基因组分析仪

（1）检测原理：该分析仪又称为 Solexa，采用与 454 平台相同的 DNA 片段化和接头序列连接方式，但采用桥连 PCR 方法进行模板的扩增。该方法中正、反向 PCR 引物事先被连接在固相基底上，使单一模板产生的扩增子被固定和簇集在阵列的同一位置上。扩增全过程包括：第一步各个单链模板与基底上的引物随机杂交起始互补链合成，随后经 DNA 变性及从邻近引物起始桥连扩增的周期循环，最终每个模板生成约 1 000 个扩增子。不同模板生成的扩增子集群散布在固相基底的不同位置，形成阵列。测序过程，测序引物与待测模板末端的共同接头序列杂交，在 DNA 聚合酶的催化下以 4 种经化学修饰的核苷酸为底物开始合成待测序列的互补链。这 4 种核苷酸在 3' 羟基位置上被加了一个可切除的修饰基团，阻碍了下一个核苷酸的整合，类似于一个可逆聚合反应终止子的作用，保证在每轮链延伸过程中只有一个碱基整合。另外，每个核苷酸还带有一个可切除的荧光标记，用于序列信号的检测。在每轮链延伸和相应的荧光图像信号监测后，链终止修饰基团及荧光标记基团被切除，为下一轮反应做好准备。因此 Illumina 平台的测序反应是同步的。

（2）技术特点：由于荧光标记和终止修饰基团的切除反应可能不完全，测序过程中会出现信号衰减和去同步化等现象，随着合成链的不断延伸、测序质量大幅度降低，从而导致 Illumina 平台的有效读长相对 454 平台短很多。即使采取对每个测序模板进行配对的双末端测序策略，读长也只能达到 100 或者 150bp。由于使用了可逆的链延伸终止核苷酸，Illumina 平台对多聚串的检测精确度较 454 平台要高，但该平台最主要的测序错误为碱基替换。另外，由于 Illumina 分析仪由 8 个独立的反应通道组成，每个通道可以对一个独立文库进行测序，每个通道中又可以分布几百万个相互独立的扩增子集群，这就导致 Illumina 平台的测序通量较 454 平台大得多，测序成本更低。

3. ABI SOLID

（1）检测原理：SOLID 系统在 DNA 片段化、接头序列的连接以及模板扩增等步骤上均与 454 平台相似。经扩增后带有大量模板 DNA 拷贝的磁珠被固定在平面基底上，形成一个密集而无序的阵列。测序过程中链延伸的反应并非由 DNA 聚合酶催化，而是由 DNA 连接酶催化完成。通用的测序引物与小磁珠上待测序列末端的接头序列杂交后，每轮测序过程都涉及 DNA 连接酶催化的被荧光标记的简并八核苷酸探针的连接反应。

（2）技术特点：SOLID 系统目前采用双碱基编码探针，即简并八核苷酸探针的第一位和第二位碱基决定探针所带的荧光标记的颜色。一个测序引物与模板 DNA 杂交后便启动了 1,2- 位编码的八核苷酸探针与模板的杂交，随后便历经连接酶催化连接、采集荧光信号、切除探针后三位核苷酸及所标记的荧光标签的循环。10 次这样的循环产生 10 个对应的荧光标记信号，每个标记对应于 DNA 序列上每 5 个碱基中的前两个碱基序列，10 次循环结束后，经变性恢复模板单链，然后选用一个 "n-1" 引物，开始新一轮的 10 次连接反应循环，"n-1" 引物重新设定了被检测碱基的位置，所得到的 10 个荧光标记对应的碱基均向左移了一位。这样分别用 5 个依次位移的引物起始互补链的延伸，再将得到的不同颜色的荧光标记按顺序线性列出，并最终将它们比对到参考基因上，解码出 DNA 序列。这种两碱基编码的好处是提高了对不同颜色的检测及对单核苷酸差异（SNV）检测的精确性。SOLID 系统最主要的测序错误也是碱基替换，其测序通量为所有平台中最大，但读长较短，仅达到 50 ~ 100bp（图 14-6）。

(a) Solid sequencing process

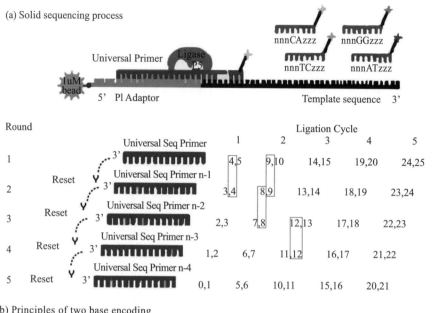

(b) Principles of two base encoding

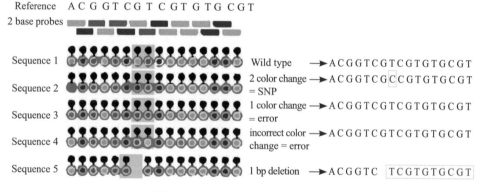

图 14-6 SOLID 测序流程示意图

虽然第二代测序技术在文库及模板的准备阶段均采用体外直接操作的方法，省略了 Sanger 测序法中所涉及的细菌克隆等步骤，但为了达到较易检测的信号强度，仍然保留了基于 PCR 的克隆扩增。该过程中不仅可能引入突变对测序结果造成影响，而且对不同模板序列的扩增效率也不相同，给 RNA-seq 等需要测定序列丰度信息的实验带来人为影响。由于信号检测实际上来自同一模板大量拷贝的信号叠加，一旦合成过程中出现去同步化现象，将会带来信号噪声，并最终导致信号检测错误，或只能得到较短的读长。由于对荧光标记和终止修饰基团的切除反应可能不完全, 链延伸反应可能不完全, 每次加入的核苷酸或探针的数目可能不一致, 去同步化现象较为常见。由此可见, PCR 扩增这一步限制了第二代测序技术的测序质量, 提高了测序成本。

4. 单分子测序

(1) 检测原理: HeliScope 单分子测序法采用与 Illumina 相似的测序原理和流程, 该方法只采用前者高度敏感荧光检测装置, 没有模板扩增这一步。DNA 经片段化并加上接头序列后, 直接与固定在固相反应基底上的测序引物杂交起始互补链的合成。

(2) 技术特点: 由于只对单分子测序, 不存在去同步化的问题, 不需要对核苷酸进行阻断链延伸的修饰。HeliScope 单分子测序法对同多核苷酸串的检测不够精确, 常通过控制核苷酸整合速率来缓解这个问题, 也运用一连串同多核苷酸整合时引起的荧光淬灭现象, 推测所整合的核苷酸数目。HeliScope 的最主要测序错误也是碱基缺失, 可通过变性去除第一条模板序列, 并对刚合成的固定在基底上的链进行第二轮测序, 来降低错误率, 提高测序的准确性。

Pacific Biosciences 的测序平台中, DNA 聚合酶被固定在 Zero Mode Waveguide 的基底表面, 将 4 种带有不同荧光标记的核苷酸以最适于 DNA 聚合反应的浓度添加到反应体系中, DNA 聚合酶与结合了引物的单分子模板序列结合, 并催化链的延伸。Zero Mode Waveguide 纳米结构使得激光对荧光染料的激发被限制在 10~21L 空间内, 从而只激发处于该范围内的正被 DNA 聚合酶整合进入延伸链的核苷酸所标记的荧光染料, 排除反应体系中其他所有带荧光标记的核苷酸的干扰。由于 DNA 聚合反应所需的带荧光标记的核苷酸的最适浓度在微摩尔级别, 解决了大多数单分子荧光检测方法要求荧光基团最适浓度达到皮克或纳摩尔级别的问题。一旦核苷酸被整合到 DNA 链中, 连接荧光标记的焦磷酸副产物很快扩散出 Zero Mode Waveguide 的检测区域, 于是荧光信号也随之衰减到背景水平, 随后模板移动到下一位, 开始新一轮核苷酸的整合和信号检测。所以, 该技术属于实时监测的测序平台, 也是所有新测序平台中读长最长的测序方法, 读长可达 1 000bp 或更长。由于两次核苷酸被整合事件之间的间隔时间极短, 而且有些核苷酸在被整合入 DNA 链之前就被释放, 该方法测序精确度不高, 只有 80% 多。实验中, 通过对同一模板进行 15 次或更多次序列测定，可将精确度提高到大于 99%。

Life/VisiGen 技术通过构建带有荧光染料的 DNA 聚合酶来提高对信号的敏感度，在核苷酸整合过程中，被 γ- 标记的核苷酸通过荧光共振能量转移放大待测信号。LI-COR Bioscience 在碱基上接上一个荧光淬灭基团，使游离核苷酸只产生极低的荧光信号。一旦该核苷酸被整合入 DNA 链，释放带有荧光染料标记的焦磷酸，才产生强烈的荧光信号。

纳米孔测序策略则完全有别于这些基于链合成的测序。该方法将核酸分子驱动通过一个纳米孔，逐个检测单碱基与纳米孔的相互作用，或者检测 DNA 通过纳米孔时电导系数的变化，推测核酸分子序列。目前仍有大量技术问题有待解决，尚未正式投入使用。

5. 新测序平台的应用 新的高通量测序平台由于各自的诸多优点，已被广泛应用于对各种生物学问题的研究，包括通过对全基因组或者特定区域进行重测序从而发现个体间的诸如单核苷酸变体（SNV）以及结构变体（SV）等遗传变异，拼装细菌或低等真菌生物基因组，测定不同生物、组织、细胞的转录组和表达谱，通过元基因组研究进行物种鉴定和分类，发现新基因等。

SNP 作为目前最好的遗传标记，不仅在人类基因组遗传图谱的绘制上发挥了巨大作用，也为确定疾病的遗传学基础提供了信息。早期的传统测序方法及芯片技术已检测到大量人类常见 SNP，而 HapMap 工程将这些 SNP 的共有模式进行分类，形成单体型，找出这些单体型的代表性标签 SNP，从而有效地增加了实际操作中能够确定出个体单体型的区域。通过全基因组相关分析（genome-wide association study，GWA study，又称 GWAS），许多 SNP 在疾病发生过程中的作用被发现。虽然少数疾病相关 SNP 被定位于已知基因的蛋白编码序列，解释了疾病发生的机制，大多数的疾病相关 SNP 却定位于了解甚少的基因区间，因此，这些 SNP 可能只是真正导致疾病的遗传多态性的邻近标记，人们还需要对该区域进行更精细的研究，直到找出参与调控疾病发生的 SNP。由于不能通过对标签 SNP 进行 GWAS 分析找出不与周围 SNP 连锁的位点，必须用新的方法才能研究这部分 SNP。

常见的 SNP 或 SV 只能解释极少数常见疾病的遗传机制，说明稀有 SNP 及 SV 在很多疾病发生的过程中起了重要作用，而这些也只能通过直

表 14-1 新一代测序平台的特点及应用比较

平台	文库/模板准备	测序反应	读长/base	测序时间	测序通量/Gb		优点	缺点	生物学应用
454 GS FLX	片段化乳胶 PCR	焦磷酸测序	330	0.35	0.45		读长较长有利于重复片段的测定；测序时间较短	试剂成本高；测定多聚体错误率高	从头拼装测序；元基因组
Illumina/Solexa's GA II	片段化桥接 PCR	可逆末端终止	75 或 100	4.9	18/35		目前运用最广的平台	样本倍增力低	重测序
SOLID 3	片段化乳胶 PCR	连接测序	50	7.14	30/50		双碱基编码提供内部纠错机制	测序时间长	重测序
HeliScope	片段化单分子	可逆末端终止	32	8	37		测序模板数量的无偏	高错误率	RNA-seq
Pacific Bioscience	片段化单分子	实时测序	964	N/A	N/A		读长最长	高错误率	全转录组测序

接测定这些遗传变化的个体来研究。同样，单体型分析也不适用于研究导致癌症等疾病的体细胞突变，只有对大量个体进行深度测序才有可能阐明这些问题，GWAS 结果显示拷贝数多态性区域（CNVR）影响很多疾病的易感性、复杂的表型和环境适应性，运用新一代测序技术显然比基于芯片的检测能够更好、更准确地界定这类 CNVR 中 DNA 插入或删除的边界序列。

为了阐明癌症发生机制，从而对癌症进行更好的预测和治疗，人们正在开展癌症基因组工程，对各种癌症组织的基因组、表观遗传组、转录组、癌症患者体内大量的体细胞突变引起的 DNA 片段的插入、删除、易位等进行系统性深度序列分析。此外，服务于个性化医疗的个人基因组测定计划，都依赖于高通量、低成本的新一代测序技术。

DNA 中编码的遗传信息受到各种复杂的调控，包括 DNA 甲基化、组蛋白的甲基化和乙酰化等表观遗传修饰，各种转录因子，转录、翻译复合物与 DNA、RNA 的相互作用，增强子、绝缘子与各自反式作用因子间的相互作用及染色质高级结构等。随着第二代测序技术的发展，一系列针对这些问题的实验，如 MeDIP-seq、Methy lC-seq、ChIP-seq、DNase-seq 及染色体构象捕获结合高通量配对末端测序等被广泛应用。与经典的芯片技术相比，这些方法对全基因组有更敏感和更完整的覆盖率，对序列的边界有更好的分辨率，也能区分高度相似的序列。另外，序列测定的高通量特性使人们能够大规模鉴定各种顺式调节因子并研究其功能，深入探索各种生命现象的调节机制。

相较于 RT-PCR 只能测定极少数 RNA，芯片分析很难分辨低丰度和高相似性核酸序列，高通量第二代测序技术不仅具有更高的敏感性和精确度，而且可以发现新的转录物和变异体，准确地定位转录起始位点。另外其测序读长较短的特点使得它非常适合小 RNA 测序，如鉴定 miRNA 并对其与靶 mRNA 的作用进行分析。

四、基因芯片

应用传统的实验方法如 RT-PCR 或 Northern 印迹法研究基因的表达调控规律，受电泳泳道数量的限制，每次一般只能研究很少量的靶基因。随着功能基因组学研究的不断深入，迫切需要能同时监测大量靶基因表达的实验手段。以期迅速准确地在基因组水平上阐述不同生物组织或细胞中各种转录物的变化规律。基因芯片（DNA chip），又称 DNA 微阵列（DNA microarray）技术就是在这种情况下应运而生的。

（一）基因芯片技术

基因芯片是一种小型分析装置，能够快速和准确地研究生物体、组织、器官或细胞内基因组的遗传信息。

1. 检测原理 制作基因芯片时，可用机械臂将大量已知或未知序列的 DNA 片段点在玻璃片（通常为 2cm×2cm）、金属片或尼龙膜上，再经过物理吸附作用使之固定化。也可以直接在玻璃板或金属表面进行化学合成，从而得到寡核苷酸芯片。将芯片与待研究的 cDNA 或其他样品杂交，经过计算机扫描和数据处理，便可以观察到成千上万个基因在不同组织或同一组织不同发育时期或不同生理条件下的表达情况。荧光标记的 cDNA 与芯片上相匹配的 DNA 序列发生杂交反应，使得芯片上的点呈现出荧光信号，荧光信号的强度和基因表达的丰度成正相关。

2. 技术特点 基因芯片这种微型化装置具有巨大的容量，使科学家能在一个实验中分析整个基因组的变化。用基因芯片进行研究一般包括五个步骤：生物学问题的提出、样品制备、生化反应、检测和数据模型分析。

（二）基因芯片的点制过程

1. 简易基因芯片 制作简易基因芯片时，使用机械臂把 DNA 片段点在玻璃片或尼龙膜上，再经过物理吸附作用（85℃）烘烤或化学处理使 DNA 分别固定在载体上。将芯片与待研究的 cDNA 或其他样品杂交，经过计算机扫描和数据处理，便可以观察到大规模的基因群在不同组织或同一组织不同发育时期或不同生理条件下的表达调控情况。简易芯片上的基因数最少（一般不超过 2 000 个基因），主要用于研究小部分特定的基因表达状态。简易芯片一般可以用手工点样或者机械臂点样。

2. 大规模基因芯片 大规模基因芯片通常涉及基因组规模与数量（一般大于 10 000 个基因），可采用接触式点样、非接触式点样或者半导体技术制备样品。其主要工作流程如下：①经大规模 PCR 扩增获得独立的 cDNA 片段；②用机械臂将 PCR 产物点在合适的介质上，变性、固定；

③分别从不同器官、组织或细胞中分离 mRNA，反转录生成 cDNA；④用不同的荧光染料标记不同的 cDNA 样本；⑤将标记好的 cDNA 与点好的芯片进行杂交；⑥激光扫描芯片杂交结果，计算机处理；⑦分析杂交数据。

（三）基因芯片数据分析

基因芯片数据分析包括两部分：数据可靠性分析和生物学意义分析。

1. **数据可靠性分析** 因为用基因芯片进行杂交分析，每次实验结果都会有些变化，包括靶 DNA 浓度、探针浓度、杂交双方的序列组成、盐浓度以及温度等许多因素影响了杂合双链的形成和稳定性，所以，需要进行重复试验以确保数据的准确。主要的方法是通过两次平行杂交反应，将每个基因在两个反应中的表达水平做成对应散点图，只要绝大多数基因的杂交结果都在 45° 斜线附近，就说明实验结果是可靠的。

为了保证基因芯片数据的可靠性，芯片中还需要加上多个管家基因（housekeeping genes）作为内对照。管家基因是维持细胞正常生长发育的必需基因，其表达水平在细胞内基本不变，如呼吸作用的酶类和细胞骨架蛋白基因等。数据处理时，认为管家基因的反应信号在两种组织中不变，依此确定其他基因表达信号的相对变化。

2. **生物学意义分析** 主要指通过分析芯片杂交数据，研究差异表达基因的生物学意义。通常，在芯片中某一器官或发育时期可能有成百上千个差异表达基因。例如，基因芯片分析植物根部可能有 400 多个特异表达的基因，如果要将这些基因的来龙去脉都搞清楚，可能要追溯超过 4 000 篇以上的文献（假设 1 个基因需要查阅 10 篇文献），这种没有重点的方法既耗时又耗力，所获得的结果也往往不一定有意义。因此，首先将差异表达基因定位于不同的生化代谢途径，统计每条生化代谢途径中固有的基因数量和被基因芯片定位的差异表达的基因数量，可以计算出特定器官或特定发育阶段表达有显著差异的代谢途径。

五、临床应用

（一）概述

感染性疾病是由病原微生物感染机体所致，通常包括病毒、细菌、真菌、原虫等病原体感染，它是人类最常见和最重要的一大类疾病。近年来，某些已被控制的感染性疾病又重新流行，新发感染性疾病也不断出现，尤其是严重急性呼吸综合征的暴发、新型冠状病毒肺炎（COVID-19）的全球大流行和人感染高致病性禽流感、甲型 H1N1、猪流感病毒等流感病毒的流行，给医学界提出了严峻挑战。分子生物学技术在未知病原微生物感染、具有潜在生物安全危害和难于培养的微生物感染的诊断方面，正在发挥越来越重要的作用。

分子生物学检验技术在感染性疾病诊断和治疗中的应用主要包括对病原生物进行鉴定、分型、耐药基因检测和治疗过程中的疗效监测等方面。虽然，分子生物学技术是近年公认的发展迅速、敏感性高、特异性好的一类诊断与研究技术，但是，对于不同的疾病，该技术的临床价值有所不同。在某些疾病中，分子生物学技术是确定诊断必不可少的最敏感、特异的方法；而有些疾病它只是辅助细菌培养或者辅助免疫学检测的一种手段；或者，其主要临床价值在于判断传染性、监测治疗效果，而并不在于疾病的诊断。因此，我们需要根据具体疾病的种类、临床与实验室特征正确选择检验方法和指标。

其次，还要正确选择检验的标本类型，正确收集和保存标本。例如，乙型肝炎病毒的分子生物学检验常选用血清标本，流感病毒最好选用呼吸道标本等。这些都是达到预期检验目的的必要条件。关于标本的选择和检验前、中、后的注意事项，在本章的相应部分有所阐述。

（二）性传播疾病的分子诊断

1. 分子生物学检测

1）HIV 核酸检测：针对 HIV 核酸的检测包括 HIV 核酸 RNA 的检测和对 HIV 感染细胞核酸上整合的 HIV 核酸反转录片段（cDNA）的检测。一般情况下，通过筛查试验和确证试验检测 HIV 抗体，可以对 HIV 感染与否做出诊断。HIV 核酸检测的目的主要是在急性感染的"窗口期"可以发现早期感染者，可以作为治疗效果的评判指标之一。

① HIV 核酸定性检测技术：从病毒感染到机体产生抗体的这段时间内，病毒大量复制，而常规的抗体检测结果为阴性，这个时期称之为"窗

口期"。因此，仅通过抗体检测对血液进行筛查仍有一定的风险。核酸检测技术可以发现处于"窗口期"的感染，进一步提高血液的安全水平。

核酸检测技术用于血液筛查，最早是从血液制品领域开始的，自从采用核酸检测技术对献血者的血液进行常规检测以来，全球范围内发现了不少 HIV-1 核酸检测阳性而抗体检测为阴性的献血者。核酸检测技术本身在应用过程中也在发生着一些变化，其中自动化检测设备和单人份检测（individual donation test，IDT）越来越成为未来发展的趋势，单人份检测相比 Pooling PCR 灵敏度更高，可以更进一步缩短"窗口期"。

② HIV 核酸定量检测：HIV 感染后病毒载量的变化与疾病的进展有密切的相关性，HIV 载量的检测可以判断疾病的进展和预后、作为疗效监测的主要指标之一。病毒载量用血浆中每毫升 HIV RNA 的拷贝数（copies/ml）来表示，也采用国际单位（IU/ml），不同方法与拷贝数间对应不同的关系。

RT-PCR 通过反转录酶的作用将样品中的 RNA 反转录合成 cDNA 后进行聚合酶链反应（PCR）。实时荧光定量 RT-qPCR 主要采用 Taqman 技术，在 PCR 反应体系中加入荧光基团，利用荧光信号积累实时检测整个 PCR 过程，最后通过标准曲线对未知模板进行定量分析。

2）病毒分型的检测：HIV 是一种变异性很强的病毒，HIV 发生变异主要包括反转录酶无校正功能导致的随机变异，宿主的免疫选择压力、不同病毒 DNA 的 ARV、病毒 DNA 与宿主 DNA 之间的基因重组，以及药物选择压力等。HIV 各基因的变异程度不同，以 env 基因变异率最高。根据 env 基因核酸序列差异性，目前已经明确 HIV-1 分为 3 个不同的病毒组（M 群、N 群和 O 群）13 个亚型，其中 M 群含有 11 个亚型（A～K）以及多种流行重组型（CRF），N 和 O 各含一个亚类；HIV-2 分为 8 个亚型（A～H），各地区流行具有差异，早期 HIV-1 的基因分型是在分析单个基因片段基础上完成的，以后随着分子生物技术的发展，分离得到的 HIV 病毒株越来越多，HIV-1 的基因型也不再局限于某一个基因片段，而是对多个基因片段（gag、pol、env）或者全基因序列分析的基础上完成的基因型的鉴定，一种新亚型的确定必须对至少三个无关联的全基因流行序列进行鉴定后才可以确定。

DNA 序列测定法通过测定病毒基因的全长序列或某一段具有识别意义的序列来分型，是确定 HIV-1 基因亚型最直接、最准确的方法。其中，基因片段扩增测序法是对主要的结构基因 *env* 以及 *gag* 和 *pol* 进行扩增和序列测定，根据三个片段的检测情况确定基因亚型，基因测序检测结果可靠直观，并且可以鉴别病毒变异位点。另外，为了研究 HIV 的分子流行病学特点，明确病毒的基因分型，鉴别新的亚型和 CRF，对全序列进行基因多态性分析，需要对 HIV 的全长序列进行扩增和测序，设计位于长末端重复序列内保守区的序列作为引物，选择扩增长片段的聚合酶进行扩增，HIV-1 病毒基因全序列测定，可以全面分析 HIV-I 病毒基因的序列特点。

3）变异与耐药突变的检测

①基因变异突变的检测：HIV 的一个显著特点是其基因的高度变异性，使其在人群传播过程中产生变异，形成不同亚型的毒株，并且会在其特定的高危人群或地区中传播。随着现代分子生物学的发展，序列测定成为解释变异的最准确的方法。因此，可以说序列测定对 HIV 的检测和研究起到不可替代的作用。HIV 基因可能发生变异，而这些变异可能造成病毒毒力和感染性的变化，进一步引起感染者临床表现的改变，这些变化只能通过 DNA 分析被检测，新毒株的出现往往需要通过 DNA 序列测定分析才能得以确认。

②耐药株的检测：HIV 复制过程中随机产生各种突变，其中某些突变会造成对抗反转录病毒药物敏感性的降低，同时会产生耐药株，使患者耐药。另外，不规范的抗病毒治疗是导致耐药性的重要原因。近些年，我国 HIV 感染者迅速增长，随着我国进口抗 HIV 药物价格的逐年下降，我国艾滋病患者用药量逐年增加，HIV 容易对抗病毒药物产生耐药性，对耐药基因的检测将对患者的临床用药起指导作用。

2. 淋病奈瑟菌分子生物学检测

检测样本多为阴道和宫颈分泌物。

1）菌种的鉴定：淋球菌的核酸检测国内主要采用核酸探针法、PCR 法及连接酶链反应，临床检测多采用 PCR 方法，该方法具有操作简便、快捷的特点。

目前探针和引物的设计位点多采用外膜蛋白的结构基因，如以 *OMPPIII*

基因（opacity）或菌毛素（pilin）为靶分子设计引物进行检测，其灵敏度可分别达到 100% 和 98%。该检测与细菌培养法一起被作为评价其他诊断方法的"金标准"，其他常用的靶分子为 cppB 基因和 16S rRNA，cppB 基因96% 存在于隐蔽性质粒上，不含隐蔽性质粒的菌株其染色体上整合有该基因，因此 cppB 基因的检测可针对所有淋球菌。

2）耐药基因检测：随着抗生素的广泛应用，淋球菌对常用的抗生素产生了不同程度的耐药性，淋球菌临床分离株对青霉素、四环素、红霉素、环丙沙星的耐药率逐年上升，传统一线药物已经不适合作为治疗首选药物，耐药基因检测常采用多重 PCR 方法，检测青霉素耐药相关的内酰胺酶 TEM 基因、与四环素耐药相关的 tetM 基因，与红霉素耐药相关的甲基化酶基因 ermF 和外排基因 mefA 等 4 种主要耐药基因。

3. 梅毒螺旋体分子生物学检测

可采用 PCR、FQ-PCR、PCR-RFLP 和核酸杂交技术检测 TP DNA，扩增的靶序列有 tpp47、bmp、tpf1、tyf1 和 tmpA 等基因，可用放射性核素或非放射性核素（如生物素、地高辛），标记探针后与待测标本的 DNA 或扩增后的 DNA 进行斑点杂交，用 PCR-RFLP 检测 23S rRNA 是否存在基因突变，同时进行耐药分析。

4. 人乳头瘤病毒分子生物学检测

由于 HPV 的体外培养尚未成功，且缺少合适的动物模型，过去常用细胞学方法辅助诊断，还可用电镜法、免疫学方法检测。由于电镜法较麻烦，细胞学检测不能对 HPV 感染的危险度进行分级，因此分子诊断学方法在 HPV 检测中具有显著优势，主要包括 HPV DNA 检测和基因型检测。

1）HPV DNA 检测：联合 HPV DNA 检测和细胞学检测筛查宫颈癌的敏感性显著提高，灵敏度可达 98%～100%，阴性预测值可达 99%～100%，常用的检测方法有杂交捕获技术（hybrid capture system，HC）、PCR、PCR-RDB 和液相基因芯片等，检测方法的灵敏度高、特异性好，简便、高效、重复性好，适合大样本量筛查。

PCR 方法包括常规 PCR 法、FQ-PCR、多重巢式 PCR 等，该方法可以检测低至 10～400 个拷贝的 HPV 病毒，所用引物序列均设计在 HPV DNA

的高度保守区，以保证检测结果的特异性。

2）HPV 分型：HPV 基因序列中选择同源性高的共同保守区，设计共同引物检测 HPV，也可设计特异性引物对 HPV 进行分型，其中内标法多重荧光定量 PCR 可一次检测 13 种高危型 HPV，能对低危型 HPV6、11 和高危型 HPV16、18、31、33、35、39、45、51、52、56、58、59 和 68 进行型别鉴定，特异性和敏感性均较高，且操作简便。

20 世纪中期以来，生物学技术正在各个学科之间广泛渗透，相互促进、不断深入和发展。科学工作者从宏观和微观、最基本和最复杂等不同方向展开研究，也从分子水平、细胞水平、个体和群体等不同层次深入探索各种生物学现象，逐步揭开生命的奥秘。

分子生物学的快速发展，决定了 21 世纪的分子生物学将是生物学范围内所有学科在分子水平上的统一，促进了基因组学、转录组学、蛋白质组学以及代谢组学等相关组学研究的不断发展和进步。同时由于分子生物学和不同学科的相互渗透，有力地推动了相关科学的发展。因此分子生物学将是当前自然科学中进展最为迅速、最具活力和生机的领域，也必将是 21 世纪的带头学科，必将为人类文明和社会进步做出新的贡献。

参考文献

［1］查锡良. 生物化学与分子生物学［M］. 北京：人民卫生出版社，2013.

［2］杨建雄. 分子生物学［M］. 2 版. 北京：科学出版社，2015.

［3］ROBERT F. WEAVER. 分子生物学［M］. 郑用琏，译. 北京：北京科学出版社，2016.

［4］袁红雨. 分子生物学［M］. 北京：化学工业出版社，2012.

［5］TURNER. 分子生物学［M］. 3 版. 刘进元，译. 北京：北京科学出版社，2010.

［6］李钰，马正海，李宏. 分子生物学［M］. 武汉：华中科技大学出版社，2014.

（刘宁）